U0253556

现代临床麻醉新进展

宋际明 等 主编

江西科学技术出版社

江西·南昌

图书在版编目（CIP）数据

现代临床麻醉新进展 / 宋际明等主编 . -- 南昌：
江西科学技术出版社 , 2020.9（2024.1 重印）
ISBN 978-7-5390-7511-2

Ⅰ . ①现… Ⅱ . ①宋… Ⅲ . ①麻醉学 Ⅳ . ① R614

中国版本图书馆 CIP 数据核字 (2020) 第 180253 号

选题序号：ZK2019446

责任编辑：王凯勋　万圣丹

现代临床麻醉新进展
XIANDAI LINCHUANG MAZUI XINJINZHAN

宋际明　等　主编

出版发行	江西科学技术出版社	
社　　址	南昌市蓼洲街 2 号附 1 号	
	邮编：330009　　电话：（0791）86623491　　86639342（传真）	
经　　销	全国新华书店	
印　　刷	三河市华东印刷有限公司	
开　　本	880mm×1230mm　　1/16	
字　　数	297 千字	
印　　张	9.38	
版　　次	2020 年 9 月第 1 版　　2024 年 1 月第 1 版第 2 次印刷	
书　　号	ISBN 978-7-5390-7511-2	
定　　价	88.00 元	

赣版权登字：-03-2020-307

编　委　会

获取临床医生的在线小助手

开拓医生视野
提升医学素养

微信扫码

临床科研	介绍医学科研经验，提供专业理论。
医学前沿	生物医学前沿知识，指明发展方向。
临床资讯	整合临床医学资讯，展示医学动态。
临床笔记	记录读者学习感悟，助力职业成长。
医学交流圈	在线交流读书心得，精进提升自我。

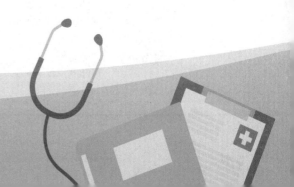

前 言

现代麻醉学是随着医学和科学技术的发展以及临床工作的需要，集中基础医学、临床医学和其他学科的有关理论建立起来的学科。随着外科手术及麻醉学的发展，麻醉已远远超过单纯地解决手术止痛的目的，工作范围也不仅仅局限于手术室。那么，如何更安全的运用这项工作，怎么能够最大限度的降低风险，如何做到更加的规范化，这都是我们所关注的问题。正是基于这一点，我们特组织一批在麻醉领域具有丰富临床经验的专家学者，各位在繁忙的工作之余，参考大量最新的文献资料，并结合自身临床经验，认真编写了此书，希望能为各位同道提供参考，开阔视野，进而为我国麻醉的发展有所帮助。

本书首先介绍了临床麻醉概述、麻醉前准备等基础理论，接着详细阐述了急诊与创伤手术麻醉、神经外科手术麻醉、心血管外科手术麻醉、普外科手术麻醉、骨外科手术麻醉、妇产科手术麻醉以及小儿患者的麻醉、老年患者的麻醉。本书内容新颖、语言精练、重点突出、理论与实践相结合，对各级医疗机构中从事临床麻醉实践的医务人员都具有重要参考价值。

由于本书编者众多，且编校水平有限，书中难免有疏漏及不足之处，还请广大读者见谅，并予以批评指正，以便更好地总结经验，促进共同进步。

编 者

2020 年 9 月

目　录

第一章

临床麻醉概述

第一节 麻醉科的组织、设备及常备用药

一、组织

1. 科室设立

一般的综合医院应设立麻醉科。在省级以上医院的麻醉科内要建立麻醉实验室。

2. 人员编配数量

麻醉医师人数必须与外科等手术科室的床位数、人员数以及手术台数相适应。县和市级医院手术台与麻醉科医师人数的比例，至少应达 1：1.5；省级医院及 500 张床位以上的综合性医院手术台与麻醉科医师比例，至少应达到 1：1.5～2.0。如成立麻醉恢复室或 ICU，则视床位和收治范围另行定编。教学医院按科内编制总数，每 10 人增加麻醉科医师 1 或 2 人。另外需配备一定数量的辅助人员，包括技师、检验师等。

3. 人员结构及职责

经过系统的专业训练，有较高的理论和技术水平。在职称方面，医师、主治医师、副主任医师和主任医师（医学院校则为助教、讲师、副教授和教授）都应有。麻醉科护士负责麻醉科药品和器械的管理，在麻醉科医师的指导下进行以技术操作为主的一般性麻醉管理，担任麻醉科医师的助手。各级麻醉人员均胜任工作职责。

4. 基础设施

设有办公室、麻醉准备室、储藏室、实验室、男女值班室、麻醉研究室、麻醉恢复室和 ICU。

5. 组织工作

形成医、教、研三者的统一体。不断应用医学新成果和麻醉新器械。开展临床创新工作，发挥自己聪明才智，保证麻醉科整体医疗质量，提高麻醉安全性。

二、设备

1. 麻醉给药设备

麻醉机包括普通麻醉机、多功能综合型麻醉机、微量注射泵等。

2. 气管插管用具

包括喉镜、气管导管、套囊、管芯及各种接头等。

3. 血压计

立式、表式和电子自动式等。

4. 必备用品

如听诊器、手电筒、光源、麻醉记录台和吸引装置等。

5. 各种穿刺针

包括神经阻滞、腰椎穿刺和硬膜外等穿刺针，硬膜外导管。

6. 全麻附件

如麻醉面罩、开口器、舌钳、通气管（道）、滴瓶、钠石灰罐和简易呼吸器等。

7. 监测设备

无创性血压计、脉搏监测仪；有创性血流动力学监测仪；脉搏血氧饱和度监测仪；呼吸末 CO_2 浓度监测仪；神经肌肉阻滞监测仪；电子测温监测仪；心电图监测除颤仪（应附有示波、起搏、除颤和记录装置）；呼吸容量测定仪和神经刺激仪等。

8. 支持器材

氧气、自动充气囊、人工呼吸机；纤维光束喉镜或纤维支气管镜；针头、注射器、套管针等。

9. 需配备的设备

在有条件的单位，麻醉科应有以下配备：生化血气分析仪；呼吸气体分析仪；脑电图机；热交换器等。

10. 其他

电冰箱、温度计等。

三、常备用药

1. 麻醉药

（1）吸入麻醉药：氧化亚氮、氟烷、恩氟烷和异氟烷、地氟烷和七氟烷等。

（2）静脉麻醉药：硫喷妥钠、地西泮、咪达唑仑、羟丁酸钠（ $\gamma-OH$ ）、氯胺酮、丙泮尼地、羟孕酮酯钠、阿法多龙、依托咪酯和丙泊酚等。

（3）局部麻醉药：可卡因、普鲁卡因、丁卡因、利多卡因、丁哌卡因、辛可卡因、氯普鲁卡因和罗哌卡因等。

（4）肌肉松弛药及对抗药：琥珀胆碱、筒箭毒碱、戈拉碘铵、氨酰胆碱、泮库溴铵、哌库溴铵、阿库氯铵、阿曲库铵和维库溴铵、罗库溴铵、杜什溴铵、米库氯铵等。肌松药的拮抗药有新斯的明、依酚氯铵、加兰他明、吡哆斯的明等。

（5）镇痛药及对抗药：吗啡、哌替啶、芬太尼、舒芬太尼、曲马朵、瑞芬太尼、美沙酮、丁丙诺非、喷他佐辛、烯丙吗啡、纳洛酮、丙烯左吗喃和纳曲酮等。

（6）降压药：硝普钠、樟磺咪芬、硝酸甘油、三磷腺苷、尼卡地平、六甲溴铵、酚妥拉明、拉贝洛尔和乌拉地尔等。

（7）镇静催眠药：苯巴比妥钠、异戊巴比妥钠（阿米妥）、戊巴比妥钠和司可巴比妥（速可眠）。

（8）神经安定药：氯丙嗪、异丙嗪、乙酰丙嗪、氟哌啶醇、氟哌利多、利血平等。

2. 急救药

（1）抗胆碱药：阿托品、东莨菪碱等。

（2）强心药：毛花苷 C、毒毛花苷 K 和地高辛等。

（3）升压药：肾上腺素、去甲肾上腺素、异丙肾上腺素、麻黄碱、甲氧明、间羟胺、氨力农、去氧肾上腺素、多培沙明和多巴胺等。

（4）中枢兴奋药：尼可刹米、咖啡因、洛贝林、野靛碱、多沙普仑、二甲弗林、戊四氮和哌甲酯。

（5）抗心律失常药：普萘洛尔（心得安）、美托洛尔、艾司洛尔和维拉帕米等。

（6）扩冠药：亚硝酸异戊酯和硝苯地平等。

（7）止血药：酚磺乙胺、氨甲苯酸和巴曲酶等。

（8）纠酸药：碳酸氢钠、乳酸钠等。

（9）脱水药：甘露醇、山梨醇等。

（10）利尿药：呋塞米、依他尼酸等。

（11）抗高血压药：硝酸甘油、乌拉地尔、可乐定、利舍平、硝普钠和尼卡地平等。

3. 其他常备药

（1）晶体液：生理盐水、复方氯化钠、平衡盐液、氯化钾、氯化钙、葡萄糖酸钙、镁剂、高张溶液等。

（2）大液体：如葡萄糖类。

（3）抗凝血剂：肝素、枸橼酸钠和华法林等。

（4）激素类：氢化可的松、地塞米松等。

（5）血浆代用品：右旋糖酐、羟乙基淀粉（代血浆）、明胶制剂、聚明胶肽（血代）等。

麻醉药品和精神药品按"四专"加强管理，即专人、专柜加锁、专册登记、专用处方。

第二节　麻醉机

麻醉机是吸入麻醉的最重要器械，是麻醉科医师的重要武器，用以达到麻醉和救命的目的。麻醉工业技术的飞速发展，为麻醉医师掌握各种先进麻醉机增加了困难，但为了麻醉的安全，对麻醉机的彻底了解还是必需的。

一、基本性能

1. 功能全面

（1）麻醉功能：运送挥发性麻醉气体，调节麻醉气体的吸入量，施行吸入麻醉。

（2）控制呼吸功能：辅助和控制患者呼吸功能，便于给氧吸入和呼吸管理。

（3）监测安全功能：监测和报警等多项功能和多种用途。

2. 性能稳定准确

引进世界最先进的技术，其性能要求对患者具有高度的安全性，设备必须达到高标准。

（1）蒸发罐高精确度：主机有高精度蒸发罐，所有读数标准刻度应准确无误。

（2）气流量和药物浓度准确：气流量控制高精确度，无论在高流量或低流量，温度和压力在一定范围内改变，但吸入麻药浓度要绝对准确。

（3）回路科学：回路系统要科学，符合机体生理功能，阻力低，减少对手术室空气的污染。

（4）呼吸机功能准确：配有设计精密而功能齐全的呼吸机。

3. 安全可靠

有安全设备，并配备安全监护仪和报警系统。灵敏准确可靠。

4. 结构紧密

灵活轻便、坚固耐用、美观经济、随意移动，适合不同的环境条件。

二、种类

1. 国外麻醉机

目前国内使用的理想的、多功能的麻醉机多来自国外。

（1）德尔格公司：世界上最早生产麻醉机的国家是德国，其 Drager 公司自 1889 年创立起已有百余年的历史。总部在德国卢布克，在美国还有工厂。分公司和分支机构遍及世界各地。早在 20 世纪 50 年代我国就成立了上海德尔格医疗器械有限公司。其产品自成系列，最新产品有麻醉呼吸机 AV-1 和 800 系列的麻醉机 Remulus 800（组合式）、Tiderius 800（台式）、Sulla 800（三角架）、Trajan 800（壁挂式）以及新一代的 808 麻醉机，该系列中的 Sulla 808V 全能麻醉机是国内使用最多的。新近推出了国内较适用的 RemulusA 型全能麻醉机。20 世纪 90 年代为中国市场专制的新产品有 Titus 铁塔牌全能麻醉机、Dragercato 全能麻醉机、SAZ 系列全能麻醉机、SAZ-A、SAZ-B、SAZ-C 等，有质量高、体积小、领导潮流的 Tulian 全能麻醉机以及现代最高级的 CICERO（赛思路）麻醉机，后者麻醉、呼吸、监护一体化、电脑化的回路，新生儿、儿童和成人均可应用，有循环、呼吸和代谢全面监测的功能，具有 50 项以上监测指标及麻醉记录自动化。新近推出专为中国市场设计的 Fabius 普及型和 FabiusGs 全能麻醉机，具有一体化设计、报警中文显示、重量轻、符合医院环境、操作简易、有利于施行低流量麻醉、满足中国麻醉医师的特殊要求等优越性。该公司的北美 Draeger 公司其系列产品有 NarRomed 1 型、NarRomed 2A 型、NarRomed 2B 型麻醉机及最新一代电脑麻醉机 NarRomed 3 型。尤以 NarRomed 2A 型在国内使用最多，已过百家。NarRorned 4 型国内也已使用。20 世纪 90 年代有北美最佳的麻醉机 Narkomed GS 新产品，是高标准的麻醉机。

（2）英国槟榔（Penlon）公司：其系列产品有 Penlon AM 1000 和 Penlon AM 1100 等。AM 1100 是最新型高档麻醉机。

（3）美国欧美达（Ohmeda）公司：该公司生产 Modulus 1 型和 2 型及优胜 110 和 210 型（Ohmeda Exce 1210）、后期有 Aestiva 5 和 Aestiva 3000 全能麻醉机。该公司在 20 世纪 90 年代末与 Drager、Penlon 占据了高档麻醉机市场的半壁江山，现为 Datex-Ohmeda 公司。将会制造出高质量的现代麻醉机。

（4）德国 STEPHAN 厂：生产 ModularRM 型全能麻醉机。

（5）英国 Blease 公司：生产上将型麻醉机和水晶型麻醉机。最近推出 Frontline 690 型新产品，安全、可靠、实用。

（6）英国 TrieorRedltd 公司：其生产的欧霸 II 型麻醉机（EuropaMark II Anaesthetic Machine），英国 Eastof Oxford 生产的 Eastox 麻醉呼吸机。

（7）芬兰（F.STEPHAN）斯蒂芬公司：其生产的 NARROMAT 牌 M 型麻醉机。DATEX 公司的麻醉监护仪。

（8）瑞士美加美（Megamcd）公司：系列麻醉机。

（9）荷兰 HOEKLOOS 公司：其生产的 DORMODULE 和 AT600 型麻醉机，是较理想的多功能麻醉机。

（10）丹麦登美加（Dameca）公司：其生产的登美加全能麻醉机。

（11）日本泉工医科工业株式会社：生产的 MD-500 型麻醉机；日本阿克玛（Acoma）公司：生产的 KMA-1300F II 型麻醉机和 PH-3F 型麻醉机；日本木村的 FC-84 型及 KF-500V 型麻醉机。日本 SHARP 伊藤超短波株式会社的 SLW-180ER "新锐" 经济型全功能麻醉机。

（12）瑞典 Engstom 公司：生产的 Enstaom 300 型麻醉呼吸机等。

（13）英国 Kontron 公司：新出新一代麻醉机，有 5000 型及 ORSA-3 型多功能麻醉机。特别是 ORSA-2TR 型及 ORSA-1 型全能麻醉工作站，是麻醉、呼吸、监测（循环、气道及麻醉气体）相结合为一体的多功能典范，其机型、外观设计较合理，使用方便，是 20 世纪 90 年代的最新产品。该公司还生产有床边及中央监护仪器。

2. 国产麻醉机

（1）上海医疗设备厂：最早生产麻醉机的企业之一，已有 30 年的历史。国内各医院早期使用的麻醉机几乎都是该厂产品。20 世纪 60 ~ 70 年代产品有 101 型、102 型、103 型、104 型、105 型、106 型、107 型和 108 型多用麻醉机，8 个型号已不再生产。20 世纪 80 年代生产了 MHj- I 综合、MHj- II 立式和 MHj- III 综合麻醉机等。近来与德国 Drager 公司合作组装了该公司的 Sulla808V-SC 全能麻醉机，已在国内各级医院中使用。

（2）北京航天长峰医疗器械公司：该公司是国内生产麻醉机的新秀，有 ACM 603、ACM605、ACM 606、ACM 607、ACM 608 及 ACM 618 系列全能麻醉机。兼生产 ACM 803 微机控制呼吸机，SH-500B、SH-500C 及 ACM 807 多功能呼吸机，以及 ACM 504、ACM 506 及 ACM508、INSIGHTACM 518 多功能监护仪产品。

三、基本构造

麻醉机的种类繁多，但构造和功能基本相同。分为基础和安全装置两大部分。主要由麻醉蒸发罐、呼吸回路、麻醉呼吸机及监测安全保证系统组成。

（一）生产厂家

Sulla 808V-SC 是在 Sulla 808V 的基础上发展的，由我国上海医疗器械四厂同 Drager 公司合作组装，为国内当前的主要机型。Sulla 808V 是德国 Drager 公司 20 世纪 80 年代研发的产品，具有设计合理、工艺精细、功能齐全、操作方便和使用安全等特点，其安全系统是根据德国麻醉和深切治疗学会及德国工业标准所的安全规则生产的。

（二）结构特点

该机为三角形组成式麻醉机，其呼吸回路、呼吸机和流量单元均在同高度由左至右排放。其体积小、可移动，并能随意安放多种监护仪，其麻醉系统和呼吸系统全是气动气控，在电源失效或无电地区都能正常使用。麻醉蒸发罐能随意选择，更换方便。流量表单元大小可调，高低明显。呼吸回路能方便选择，其高度随意可调，方向随便转动。与患者接触的所有部件都能用高温消毒（120℃），通过更换系统能适合所有年龄患者的呼吸需要。

（三）基础部分

基础部分包括供气源、呼吸机、蒸发罐和呼吸回路等。

1. 供气源

按麻醉机所需要的医用气体，如氧气、空气和麻醉气体（如笑气），由中心管道供气和瓶装供气源供应。中心管道供气道主要是用在有条件的医院，在安装中心管道供气的病房和手术间，通过接头相连，能直接快速地得到所需气体，省去对贮气瓶的来回搬动，不受时间限制，安全程度较高，但国内还未能大量采用，特别是装有气体发生器的中心管道供气设备。来自中心管道供氧的压力通常为 3 atm（314 kPa）的高压气体，需经过减压装置降低压力（由 314 kPa 降至 154 kPa）后使用。当中心管道供氧压力低于预定水平（209 kPa）就会报警。瓶装供气是将压缩气瓶装在氧气移动架上。此法在大部分医院使用。Sulla 808V 主机能同时供给氧气、空气和笑气三种气体。压缩气体经各自的压力表由减压阀减压，并通过流量表指示供给患者。流量计为浮旋表式，双流量管分别显示其高低流量，氧气低流量为 0.1 ~ 2 L/min，高流量为 2.5 ~ 15 L/min；笑气低流量为 0.05 ~ 1 L/min；高流量为 1.25 ~ 10 L/min；空气流量为 0.8 ~ 15 L/min。氧气紧急供应阀（旁通）能在紧急需要时迅速大量供应氧气，其流速为 35 ~ 55 L/min，且不受其他气体的影响。

2. 呼吸机

现代麻醉机都配备呼吸机，诱导后即行机械通气。为气动型呼吸机，定容型时间切换，以压缩空气或氧气作动力，气体压力为 0.003 ~ 0.006 kPa。通过人为调节其吸入流速，推动风箱上下运行，风箱容积为 50 ~ 150 mL 和 150 ~ 1 600 mL 两种，供小儿和成人分别使用。呼吸频率 6 ~ 60/min，呼吸相时间比范围为 1 : 1 ~ 3，吸气流速调节范围为 20 ~ 80 L/min，呼气末正压可随意调节。其呼吸功能有 IPPV、PEEP 及 IPPV + PEEP，板面上有常用呼吸参数供选择。呼吸机上有废气收集排出口，呼吸机的呼吸回路部分能迅速方便地更换和消毒。呼吸机的风箱移动清晰可见，附设于麻醉机内，且更换容易。开启开关置于"0"点时，呼吸机即关闭。

3. 蒸发罐

蒸发罐是麻醉机的核心部分，用以蒸发液态全麻药，并可控制麻醉气体的浓度。Sulla 808V 有恩氟烷、异氟烷和氟烷三种不同的常用蒸发罐，是专用而不能换用的。蒸发罐是安置在回路系统之外。浓度范围：恩氟烷和异氟烷均为 0.2% ~ 5%，氟烷为 0.2% ~ 4%，精确度均为 ±10%。温度补偿范围 + 15 ~ + 35℃，压力补偿范围 200 mbar（毫巴），即只要压力波动 < 2.5 kPa，输出浓度误差在 ±0.2%，流量补偿范围较广，为 0.5 ~ 15 L/min。"0"为开启锁点，避免误动。麻药液面指示清晰，加注和排放方便。麻药不得少于液面加注线的 1/2。

4. 麻醉回路系统

氧或氧与麻药的混合气体气流经共同出口流出，通过麻醉呼吸回路输至患者，同时将患者呼出气通过麻醉呼吸回路回入麻醉机，这一功能靠麻醉机的活瓣等部件完成。Sulla 808V 的回路系统采用 ISO（国际）标准，包括回路系统支架、吸气和呼气螺纹管、面罩、吸和呼气导向活瓣、CO_2 吸收罐、多功能转换阀门、贮气囊、可调限压阀、废气排放阀及管和可供选用的小儿呼吸回路。呼气和吸气管、贮气囊和面罩均由抗静电的橡胶制成，螺纹管能防止弯曲和扭折时的气道阻塞。贮气囊大小为 2 ~ 3 L，其功用：呼出气的贮存；吸气时供足气体；便于监测患者的自主呼吸的频率、幅度、呼吸道阻力；随时施行辅助或控制呼吸；便于氧和麻醉气体的混合；缓冲高压气流（操作失误）对肺的损害；便于使萎陷的肺膨胀；提供麻醉通气系统内吸气和呼气的缓冲地带。呼吸回路支架能使回路系统的方向随意转动，并能调节回路系统的高度。两个 CO_2 吸收罐是采用有机玻璃和金属材料制作的。其容积为 1 L，通常两个串联在一起使用，插接头式有密封和具有紧固性的功能。四周均能观察吸收剂的变化，吸收剂与 CO_2 起化学反应，清除呼出气中的 CO_2。

5. 特设多功能换气阀

转动阀门方向，按患者需要，进行自主呼吸、手法控制呼吸和机械呼吸，在施行麻醉时选择半开放、半紧闭式或紧闭式。该阀有 3 种位置与之相适应。当转阀向上时，气体将通过压力控制阀排出，其排出压力可用手调节，其压力限为 5 ~ 40 mbar，为半紧闭式，可用于手压通气和机械通气，并可超压排气。当阀转向水平时，呈全紧闭式，能进行紧闭式循环呼吸，可降低流量，节省麻药。当阀转向下时，有一单向活瓣，气体从此排出，呈半开放式，可用于患者自主呼吸。

（四）安全装置

麻醉机对患者的监测装置有。

1. 潮气量、分钟通气量。

2. 气道压力监测仪（平均压、平台压、峰压）。

3. 氧浓度监测仪。

4. 呼吸气的 CO_2 监测仪。

5. 麻醉药浓度监测仪。

6. 呼出气流、气流呼吸阻力、胸肺顺应性监测仪等。

报警系统中，当出现呼吸机故障、接头松脱、漏气、氧浓度过低等情况时，都会立即发出声和光的报警。

四、使用要求

现代最好的麻醉机，尽管备有各种监测仪，包括微机处理等，但也取代不了麻醉科医师的责任心，对麻醉机的使用要求为：

1. 用前检查

麻醉前应按适当的检验步骤，对麻醉机进行检查，保证其功能正常。依次检查氧气和吸入麻醉药是否适量。以保证麻醉的安全。

2. 用后整理

麻醉机上各种零件必须保持清洁完整。用后，整复还原，不可随意乱放。

3. 吸收剂状态

麻醉前检查 CO_2 吸收剂是否新鲜和曾经使用的时间，必要时备新鲜的。至少备 2 个钠石灰罐。

4. 连接管系统

所备的各种连接管的内径必须够大，最好与气管内导管的内径相等。

5. 活瓣功能

施行麻醉前、中，必须经常检查呼吸活瓣是否灵活好用。

6. 测试紧急通气和流量计

麻醉机经检查确实、各种零件准备齐全后，转动快速给氧开关，将贮气囊充满氧气。关闭快速给氧开关。开氧流量计之开关至一定流量刻度（至需要量），将橡皮螺纹管接面罩或 Y 形管。

7. 检查呼吸系统是否漏气

检查贮气囊及麻醉机各部是否漏气。手控或机械通气测试人工呼吸或控制呼吸是否能达到目的。

8. 吸收剂的正确使用

麻醉中，CO_2 吸收罐应按时间替换使用，一般 30 ~ 60 分钟替换 1 次；或将两个 500 g 的钠石灰罐串联在一起使用，要比单个交替效能好。

9. 准备吸收剂

用往返式 CO_2 吸收罐时，需将碱石灰装满，用前应将粉末和尘土滤净。

10. 防火防爆

正在使用麻醉机的手术间内，不能有明火，以防火灾和爆炸。在口腔、面颈部或开胸手术中不得使用电烙器和电凝器，以防火灾与爆炸。

11. 吸收剂使用时间

应将 CO_2 吸收剂的使用时间、日期记明于罐上。

12. 防止吸收剂过热

在应用 CO_2 吸收罐时，应注意勿使罐内温度过高，必要时要及时更换，可在罐上放一冷湿布包绕，或将换下的罐放冷凉处，以帮助降温。

13. 证实吸收剂的效果

麻醉中应随时注意 CO_2 吸收剂的效力确实可靠。一瓶 500 g 的碱石灰，如间断使用，有效吸收时间为 6 ~ 8 小时。如连续使用，每罐仅能维持 2 小时。当有如下指征时，应考虑 CO_2 吸收剂是否失效。

（1）观察颜色：吸收剂指示剂由粉红色变为白色，或兼有白色变为紫色。

（2）测试温度：紧闭式麻醉时，罐不发热（低温麻醉下 CO_2 排泄减少时，也可能不发热）。

（3）辨别味道：碱石灰颗粒变硬，舌尖舔无刺激性（无涩味）。

（4）观察症状：患者有 CO_2 蓄积症状；血压上升，但继之下降；脉搏增速，脉压增大；呼吸增深，继而减浅、增速或出现"下颌抽搐"样呼吸；肌肉张力增强，甚至发生惊厥，手术困难；瞳孔散大，眼睑睁开；皮肤、面色潮红（毛细血管扩张）、发绀、多汗；手术野渗血增多，且面色变暗紫色。

14. 控制麻醉剂浓度

蒸发罐内的全麻药液不可超过指定的平面线。

15. 正确使用四头带

用橡皮四头带固定面罩时，不可牵拉过紧，最好 1 小时放松一次。

16. 预防吸收剂失效

用完 CO_2 吸收罐后，应立即关闭，密封盖严，以免长时间暴露在干燥空气中，含水量迅速降低而失效。

17. 保证流量计的准确性

麻醉机上的各种流量计，非经请示上级医师，不得代替使用。

第三节　呼吸机

呼吸机既是麻醉机的组成部分，又是辅助呼吸的重要设备。麻醉机机身的作用是产生麻醉混合气体，并送到呼吸回路，与患者气道相连接。呼吸机的作用是经呼吸回路，使吸入气以新鲜气体为主，减少呼出气的重复吸入，以减少 CO_2 蓄积及缺氧。

一、呼吸回路

（一）分类

分为重复吸入及无重复吸入两种。根据有无贮气囊和重复吸入，通常分为开放、半开放或半紧闭及紧闭式回路。

1. 无重复吸入（无 CO_2 吸收装置）

（1）开放式（无贮气囊）、开放面罩、T 形管。

（2）半开放式（有贮气囊）。

（3）Magill 回路。

（4）Bain 回路。

（5）Jackson-Rees 回路。

（6）Mera-F 回路。

2. 有 CO_2 吸收装置（复吸入）

（1）半紧闭式，新鲜气流量＞患者摄取量。

（2）紧闭式，新鲜气流量＝患者气流量。

（二）呼吸回路的作用

一是提供麻醉混合气，另一是保证患者充分氧合，并排出 CO_2。

1. 氧合

患者的氧合依靠吸入气的氧浓度，增加吸入气内的氧浓度，即使通气量很小也仍能达到充分氧合的目的。

2. CO_2 排出

取决于肺泡通气量。肺泡通气量＝（潮气量－无效腔气量）× 呼吸次数。麻醉过程中患者氧合情况良好、不缺氧并不等于患者没有 CO_2 蓄积，这是两个不同的问题。

3. 无效腔

无效腔气量包括：

（1）解剖无效腔，即从口鼻腔到终末细支气管不参加气体交换的气体。

（2）肺泡无效腔，进入肺泡而未能参加气体交换的部分气体，如一侧肺动脉栓塞，该侧肺泡有空气但不能进行气体交换。

（3）机械无效腔，分动态及静态两部分。静态，呼吸回路中能发生等量气体往复的部分，如接头；动态，半开放回路中当新鲜气流低到一定程度时，原先传送气体的部分管道成为机械无效腔，即发生重吸入。在应用无 CO_2 吸收装置的半开放回路时，足够的新鲜气流极为重要。

（三）Magill 回路

即 MaplesonA 回路。1920 年，Magill 设计此种呼吸回路。它也是 T 形管的一种改良型，用大口径的螺纹管作主管，弯形接头一端接患者，接头上方有一呼气活瓣，以便排出患者的呼气气。螺纹管的末端接新鲜气流（包括麻醉气体），其附近再连一容量 2 L 的贮气囊，足够一次深吸气容量。应用此呼吸回路，新鲜气流量如相当于患者肺泡通气量，即可避免复吸入。适用于自主呼吸时，吸气期回路内压力低，呼气期回路内压力高，呼出气自呼气活瓣排出回路。作控制呼吸时，吸气期回路内压力高，有相当一部分新鲜气流从呼出活瓣吹出而浪费，呼气期回路内压力低，呼出气进入螺纹管及贮气囊。为了防止呼出气的重吸入需要大流量。自主呼吸：新鲜气流量 100 mL/（kg·min）或 5 ~ 7 L/min，即成人肺泡通气量的 2 倍。控制呼吸：新鲜气 10 ~ 14 L/min。

（四）Bain 回路

Bain 回路是 MaplesonD 回路的改良，1972 年首先由 Bain 提出，叫同轴环路装置，又称双套管装置，或 Bain 同轴环路装置。其装置有长 1.8 cm、直径 22 mm 的透明螺纹管，作为呼气管用；其内有一内径 7 mm 的细管，一端固定近于面罩，另一端接新鲜气流出口，供氧和麻醉气体用。它适用于控制呼吸，其优点是螺纹管由塑料制作，重量轻而且长，因此，麻醉科医师能远离手术野，适应于头颈手术。其优点还有：

1. 无复吸入存在。

2. 湿度合适。

3. 可向远处排出废气。

4. 可以自主呼吸或控制呼吸。

5. 适用于任何年龄和手术。新鲜气流量：自主呼吸为 100 ~ 150 mL/（kg·min）；控制呼吸为 70 mL/（kg·min）；小儿为 3 L/min。

Bain 回路的危险是：

（1）内外管接错或内管漏气。

（2）内管前端接头脱落、内管扭曲不通致死腔过大或吸气阻力增高；

（3）外管过短、过长、发生扭曲、增加阻力或阻塞。

（五）Jackson-Rees 回路

由 Jackson-Rees 1950 年所设计提出，又叫 Mapleson D 回路，大致如 Magill 回路，只是将呼气活瓣和贮气囊接在非患者一端，新鲜气则从弯形接管附近输入。由于没有呼出活瓣，故阻力小，适合于小儿麻醉。其新鲜气流量：在控制呼吸时，若小儿体重为 10 ～ 30 kg，100 mL/（kg·min）+ 1 L；> 30 kg 时，50 mL/（kg·min）+ 2 L；自主呼吸时，新鲜气流量为病儿每分通气量的 2.5 ～ 3 倍。

用 Mapleson D 回路作控制呼吸，于呼气末持续的新鲜气流，可以迫使无效腔气及肺泡气向呼气活瓣外逸，挤压贮气囊，新鲜气压吹向患者肺内。故用此回路作控制呼吸，无复吸入。

（六）Mera-F 回路

国内用得少，日本用得多。是将循环回路变成同轴管路，其中附加一个吸气活瓣和呼气间接活瓣，新鲜气流从内套管输入，呼气则由外螺纹管经呼气活瓣排出。也可用 CO_2 吸收器，小流量循环紧闭式。

（七）Lack 回路

由 Lack 提出，叫 Lack 同轴环路装置，与 Bain 回路比较，新鲜气流是从外套管输入，呼气则由中心管经逸气活瓣排出。自主呼吸时，每分呼出量相当于新鲜气流时，即可避免重吸入的发生，如新鲜气流大一些更好，一般气流量为 58 mL/（kg·min）。控制呼吸时，此流量与 Magill 回路相同，近来认为减少新鲜气流可预防重吸入，此法是一种成功的方法，其特点是在回路与患者间设置一个使氧通过的 Venturi 装置。

（八）紧闭式呼吸回路

此回路是 CO_2 吸入回路，为一个全紧闭系统，与大气隔绝，剩余气体不需排出，可通过 CO_2 吸收器在回路中循环。补充氧量，300 ～ 500 mL/min，> 500 mL/min 不属于紧闭式呼吸回路。

其优点：

1. 复吸入，节省用氧、用麻药，避免手术室空气污染。

2. 保持吸入气一定的温度及湿度。

3. 便于辅助或控制呼吸。

缺点：

1. 呼吸阻力增加。

2. 患者氧耗量可能增加。

（九）半紧闭式 CO_2 吸入回路

回路中有开放的排气阀，通常是新鲜气流大于患者需要量。

1. CO_2 吸收器敞开于回路外，能避免重吸入，新鲜气流将近等于每分呼出量。

2. CO_2 吸收器在回路内，其新鲜气流小于每分呼出量。

二、使用要求

（一）定容型呼吸机

1. 特点

（1）在吸气相能将预定量的气体送入肺内，呼吸机的切换以完成预定送气量为转移。

（2）以高压气源为动力，直接或间接驱动气囊或风箱来完成定量送气。

（3）输出系统中备有安全限压阀门，当肺顺应性或气道阻力改变时，对通气量影响不大。

（4）机械无效腔增大时，通气量减少。

（5）无同步功能。

（6）性能稳定，坚固耐用，结构复杂笨重，部分以电力驱动或气动。

2．操作步骤

（1）接通气源或电源，开启开关。

（2）设定潮气量（8 ～ 12 mL/kg，或根据患者具体情况定）。

（3）设定呼吸频率（成人 12 ～ 14/min）。

（4）设定呼吸比（呼吸功能正常患者 1 ∶ 1.5 ～ 2，阻塞性肺疾患等 1 ∶ 2.5 ～ 3 或 1 ∶ 3.5 ～ 4）。

（5）设定氧流量，保持深而慢的呼吸，须防低氧或氧中毒。

（6）注意手法挤压和呼吸机的转换操作。

（7）使用完毕，关闭电源或转换开关。

（二）定压型呼吸机

1．特点

（1）呼吸相：在吸气相通过文丘里效应（喷射回路）装置，产生恒压可调气压送入肺内。当气道压力达到预定阈值时，呼吸机换成呼气相。

（2）禁忌证：属恒压发生器式。对肺顺应性下降或气道阻力增加患者应用时，易导致肺内通气不足和布气不均，从而不利于肺泡的气体交换。

（3）随时调整呼吸参数：当肺顺应性下降时，在流量、压力参数不变时，呼吸机吸气相将缩短，使呼吸频率加快和潮气量减少，故应随时调整。

（4）机械无效腔增大时可得到补偿，对潮气量影响不大，但吸气时间延长。

（5）动力：高压气为动力，设计结构相对简单、轻便灵巧，但耗气量大，吸入气的氧浓度不稳定。

（6）有同步功能，适合自主呼吸患者，加强监测。

2．使用

此型附于麻醉机上很少，只能做同步呼吸时使用。

3．呼吸回路使用

使用呼吸回路应注意以下 3 点：

（1）呼吸阻力：呼吸回路的阻力与机械因素有关，调节患者呼吸阻力的方法之一是气管内插管。

（2）呼吸回路故障：为避免各种机械故障和出现呼吸意外，故临用前应仔细检查，使回路性能处于良好状态。

（3）加强监测操作：使用中常规监测，发现问题及时寻找原因并予以纠正。

三、用氧安全

氧是生命活动中不可缺少的气体。医用氧在医疗救护中发挥着重要作用。医用氧纯度在 98.5% ～ 99.5%。一般工业用氧其纯度低于 98%，含有杂质及有害气体，一般严禁医用。医用纯氧有的压缩在密闭的氧气瓶内，有的由中心管道供应。大医院管道供氧是麻醉机主要气源，

压力为 50 psig，为麻醉机的正常工作压力。特殊氧气瓶为无缝钢制成，用铋钢比用碳钢或锰钢减轻重量 20%。瓶壁厚 0.94 cm。瓶内容积为 0.075 ～ 6.9 m³，共 9 种规格。麻醉多用高压大气瓶和低压小气瓶两种。瓶内贮气多少以压力表示（kPa 或 bf/in²）。bf/in² = 磅力 / 平方吋 = psig；1 psig = 6.89 kPa。当灌足氧气时瓶内压力很高，在 120 ～ 150 kg/cm²。规定为 138 atm（大气压 = 2 000 psig）。瓶内压从 2 200 psig 调节至近 45 psig。

（一）气瓶标记

为了便于识别，各种麻醉气体的气瓶外层均涂以规定的颜色油漆。

1．颜色标记

各国颜色标记不尽一致。我国虽无统一规定，但基本趋于一致，即氧为浅蓝，笑气为灰色，二氧化碳为黑色（表 1-1）。

表 1-1　麻醉用压缩气瓶外表的颜色标记

气体类别	ISO（国际标准组织）R_{12}	美国 CCAC9	英国 BSS1319	法国 NFX08-107	中国（无统一规定）
氧	白	绿	筒体黑，筒肩白	白	浅蓝
氧化亚氮	浅蓝	浅蓝	浅蓝	紫	灰
二氧化碳	灰	灰	灰	浅灰	黑
氢	棕	棕	棕	栗色	
环丙烷	橘红	橘红	橘红	橘红	

2. 钢印标记

为保证安全使用，在压缩气瓶的筒肩上，工厂均已刻有各种钢印标记，包括：

（1）审核管理建构代号。

（2）气体的化学名称符号。

（3）瓶体（包括瓶阀）重量。

（4）最大工作压力，为工厂不准超过的灌气压力限度，常以 bf/in² 表示。

（5）测试压力，为钢瓶所能忍受的最大静水压力，比实际最大工作压力高出 30% ~ 50%，否则不应再使用。

（6）一般规定钢瓶每 5 年检测一次最大静水压忍受力试验，标出复检年份。

（7）气瓶阀门装有合金堵栓的气瓶，在瓶肩上刻有"Spun"标记。

（二）操作步骤及注意事项

1. 安全开启

打开瓶顶气阀门时必须站在瓶顶压力表左后方，气阀门出气口嘴不许朝向人，开启 1/4 ~ 3/4 圈，以免快速开大发生危险。用前检查是否漏气。

2. 防止接错

选用规程适宜、功能正常的压力表和压力调节器（减压阀）与氧气瓶出气口衔接，二者螺丝口径必须匹配时，才能相互连接。绝不能凑合，防止接错。

3. 开关开启步骤

打开氧气瓶开关前，首先将麻醉机各开关关闭，待氧气瓶的开关徐徐打开后，方可将麻醉机上的开关打开，最后打开氧气流量计的开关。麻醉完毕后，先关氧气瓶开关，使气压表的压力降至零，将贮气囊的余气排空后，关上麻醉机上的氧气开关与流量计。气流量计的螺丝不可拧得过紧。注意防止高压气流猛烈冲击压力调节器和麻醉机。氧气瓶开启后连接患者。

4. 减压装置

瓶中之氧必须经过氧气瓶气阀门的减压器减压后使用。满瓶氧的压力一般为 140 kg/cm²，经减压阀的调节，可降至恒定的 3 kg/cm² 左右的低压，再引至麻醉机的流量计比较安全。氧气瓶上的压力表，有的只有高压表，指示瓶内压力，有的还有低压表，指示减压后的压力，减压后再使用时才不致误伤人。打开流量计下端的螺旋开启，其浮标开始浮动，浮标顶面平面指示每分钟流出的氧量（L/min），以调节氧气流量。

5. 开关方向

一切开关顺时针为关，逆时针为开。

6. 防燃烧爆炸

（1）氧气瓶如漏气，不能用油堵或胶布粘封。

（2）绝对禁忌将脂和易燃品与高压表阀门等接触，禁用沾满油腻的手去安装各种附件。

（3）用氧手术室内，绝对禁忌有明火。

（4）不在头面颈部用电凝电刀。

（5）经常清除气阀门和接头上的灰尘，或开氧气瓶开关时先开 1/4 ~ 3/4 圈，让气流冲掉积聚在气阀门和接头上的灰尘后再开大。

（6）氧气瓶禁挂衣帽。

（7）不能混用高压表，氧气高压表只能用在氧气瓶上。

（8）已损坏的高压表不能使用。

（9）高压氧气瓶应放置在阴凉通风的地方，周围温度 < 52℃，冬天不能离暖气片太近，夏天不能在烈日下暴晒，不能放在阳面窗下，不靠近火焰，绝不碰震。

（10）严禁氧气与其他气瓶互灌氧气。

7. 保存标记

贴于瓶肩上的灌气量、灌注日期、经手人等记录标签在使用期不应揭掉。禁止将两瓶内的气体自行归并入一个瓶内，并禁止自行从大瓶内往小瓶内灌氧气。

8. 瓶内留有少量氧

高压力表上指针位于"0"时，瓶内仍处于 1atm（1atm = 14.7 bf/in^2 = 760 mmHg = 101.08 kPa = 15 psig）压力；如果表值在"0"以上时，实际表内压力为表值 + 1atm，即为瓶内的绝对压。每瓶氧不得全用完，要留有 1/2 ~ 1 kg/cm^2 气压较为安全。阀门也应关严，防止空气或杂质进入瓶内，以免在再充氧时引起爆炸。卸高压表前，应先将气阀门关紧。暂不使用的气瓶，罩好瓶帽作保护。

9. 氧气瓶运输

运送氧气瓶前，应关紧气阀门，搬运时尽量避免冲撞，特别注意对瓶帽部的保护。

10. 氧气瓶维修

氧气瓶的重新油漆或维修只许在供氧厂进行。

（三）管道氧源注意事项

1. 备氧瓶

作为管道无法供气时备用。

2. 存在不足

一是氧压力不足；二是管内压力过高。会造成供氧失败，严重时导致病人死亡。

3. 故障监测

一旦怀疑管道氧有问题时，首先打开氧气瓶，关闭管道气。

第四节　麻醉管理

一、记录单的填写与管理

麻醉记录单是麻醉科最重要的医疗档案之一。麻醉记录单填写的好坏，反映一个麻醉科的工作水平，代表着麻醉科医师的服务态度和科学作风的好坏。麻醉记录单又是进行临床研究和教学的原始资料和依据。也是该例麻醉手术患者的法律资料。麻醉患者术中生命体征平稳与否、采用何种麻醉方法、麻醉用药、麻醉并发症、麻醉效果等应详细记录，也是麻醉科医师手术过程中对患者生命安全负责的佐证。应逐项认真填写，必须字迹整洁、清晰，不得涂改。麻醉小结及随访记录也要及时、有重点、科学性地填写。

1. 记录单首页

其各项内容及术前准备结果，应在麻醉前逐项填写清楚。

2. 麻醉危险性评估

术前根据患者全身情况、手术方式及范围等估计麻醉手术的危险性，做出判断，并采取有效措施预防。后按"优""佳""劣""危""急"圈划之。

（1）优：患者基本健康，发育营养良好，心肺肝肾功能正常，可以耐受麻醉和手术的侵袭，而且手术本身危险性又小者。如施行斜疝修补术或胸壁良性肿瘤切除者。

（2）佳：患者重要器官、呼吸或循环代偿基本正常或有轻度损害。有某些比较轻微的疾病，能耐受一般麻醉和手术的侵袭，麻醉经过一般平稳。如患者有轻度高血压而实施阑尾切除术或简单的良性肿瘤切除术者。

（3）劣：患者一般情况不良，并有较重的疾病，心肺肝肾功能有明显损害，但仍在代偿范围内，对手术和麻醉有相当大的危险者。如心脏病患者施行肺叶切除者。

（4）危：有严重的疾病、极度衰竭或有恶病质、严重贫血、中毒性休克、心力衰竭等功能代偿不全，不能耐受麻醉或手术者，麻醉危险性很大，很可能在手术过程中死亡。如心脏病患者施行心内直视手术，或有心力衰竭的患者施行任何一种大手术者。

（5）急：施行急症手术者。可于上述标准中的任何一项圈住为（急症无优级）急（佳）、急（劣）、急（危）。后者指病情危重，或属紧急抢救手术，麻醉危险性极大者。

3. 特殊情况

将施行麻醉时应特别注意的事项。如休克，肝、肾、呼吸、循环功能不良，术前曾施行某种特殊治疗（如洋地黄的使用），扼要记载于麻醉记录单"特殊情况"栏内。记录麻醉前用药的药名、剂量、用药方法及用药时间，患者入手术室的血压、脉搏和呼吸。

4. 麻醉开始与结束

麻醉与手术的开始与终了分别用"×""⊙""⊗"简单符号记载于附记栏内。

5. 监测记录

当血压、脉搏和呼吸持续监测，一般平稳时，尽可能每5～15分钟记录一次。将各次记录连成曲线，血压和呼吸用蓝黑墨水、脉搏和体温用红墨水记录。

6. 麻醉诱导经过

麻醉诱导期的经过据实加以圈画，遇特殊情况另加注解。

7. 麻醉期间特殊变化

若麻醉期间有血压、脉搏、呼吸或其他特殊改变、意外发现，如发绀、呕吐等，应按发生时间连同处理措施详细地记录于附记栏内（事后说明原因）。

8. 麻醉前用药效果

麻醉前用药和基础麻醉效果，根据患者的镇静情况和诱导情况判断之。一般以"满意""过迟""消失""过重""不足"等记录。

9. 麻醉及手术操作重要步骤

麻醉与手术操作的重要步骤、特殊事项，必须按时记录于附记栏内。为事后判断麻醉经过，某些并发症及处理效果的重要根据，不应有任何忽视或遗漏。

10. 麻醉期间治疗用药

在麻醉和手术过程中，所进行的各种治疗用药应按上述方法记载之。

11. 麻醉期间输血输液

麻醉期间输血、输液应按给予时间、输血或液体种类记载之。遇有特殊情况，如动脉输血、加压输血、加快输血等，应另在附记栏内注明。手术终了后，应将输血、输液总量准确记录在相关项目内。小儿、老年及心脏病患者将输血、输液总量分开清晰记录。

12. 麻醉深浅

麻醉深浅应只记录手术麻醉期，根据麻醉的深浅按时间，用曲线记录于相关栏内，采用普鲁卡因麻醉或其他麻醉可不记录。

13. 麻醉方法

麻醉方法应分别于记录单内相应项目内圈出或注明。

14. 气管内插管

施行气管内麻醉时，插管与拔管分别用"⊖""○"符号记在麻醉记录单相应时间栏内。并在插管方法项下圈画"经口""经鼻"等。

15. 麻醉药应用

应将麻醉药品种类，按诱导期和维持期分别记录。如恩氟烷 4.5 mL + 3.5 mL，即表示诱导期 4.5 mL，维持期 3.5 mL；辅助麻药也应写明。吸入氧气的时间和量也应记录清楚。

16. 机械通气

应用机械呼吸时，应将所用正负压的实际数字，通气量、每分钟通气次数，按时记清楚。如 $500 \times 20 - 6 + 8$，即表示潮气量 500 mL，每分钟通气 20 次，压力为 -6 至 $+8 \, cmH_2O$。

17. 控制性降压

如用控制性低血压时，应记录术中体位改变及开始体位改变的时间，术中出血是否减少，或出血颜色有无改变等，应在附记栏内记录。

18. 低温麻醉

低温麻醉时，应将水温、室温、降温时间和并发症记录于附记栏内，体温每下降一度即在相应时间格内以"△"标记。

19. 签名

将术后诊断，已行的手术名称，手术者及其助手，器械和巡回护士、输液护士签入指定格内。

20. 麻醉恢复

患者的手术体位、手术室内麻醉恢复期苏醒情况，在指定项内分别圈划。遇特殊情况，如发绀、呕吐、应另注明。

21. 术后麻醉单存档

麻醉结束后，将一份麻醉记录单留麻醉科，另一份随病历送回病室。

22. 麻醉单保存

留在科内的麻醉记录单，首先由专人进行登记，然后放入柜内按月分类保存。并将术后病室巡视所见逐项填入术后情况栏内（每日巡视一次以上者及有特殊情况者，亦应填写时间）。

23. 麻醉小结

每个麻醉病例在终了后，做出小结。自评麻醉效果，麻醉并发症的登记，处理等。

24. 麻醉评级

按评级标准给每份记录单进行 Ⅰ、Ⅱ、Ⅲ、Ⅳ 评级。

二、文件管理

（一）记录单的保管

麻醉记录单实行专人管理，每月分类归档。用表格或卡片的形式进行登记、统计。按年次顺序编号、排列，根据麻醉种类分别装入病历袋内，妥善加以保管。

（二）统计内容

1. 每月统计。

2. 全年统计，将每月麻醉种类相加。

3. 危重患者麻醉登记：包括休克患者、颅脑手术患者、体外循环手术、高血压病、糖尿病、肝功严重障碍、肾功严重障碍者等。

4. 麻醉期间医疗缺陷、失误、麻醉并发症及术后并发症登记。

5. 其他：如麻醉患者死亡登记，麻醉失败病例分析，麻醉药物使用与消耗，心电监测、血氧饱和度监测统计等。

三、呼吸管理

呼吸管理是麻醉中不可缺少的一部分，是麻醉科医师做好麻醉和抢救的基本功，是保证麻醉或重危患者安全的关键。

（一）呼吸管理方法

包括呼吸的观察、监测、维持有效的呼吸交换量和正常的呼吸功能,处理呼吸紊乱和治疗呼吸衰竭等。

1. 辅助呼吸

患者自主呼吸保留,但不能保证足够的通气量(如呼吸频率太快,或过慢,或幅度和频率不规律);必须要在吸气期用手挤压贮气囊,以加大呼吸通气量。辅助呼吸又分为间歇加压辅助呼吸、连续加压辅助呼吸、压力递增辅助呼吸和连续加压呼吸 4 种。

2. 控制呼吸

控制呼吸是有意识地消除患者的自主呼吸,主动地控制其呼吸功能(幅度、频率、通气量等),使其接近正常生理。当干扰呼吸的诱因解除后,自主呼吸在短期内即可恢复。

3. 人工呼吸

和控制呼吸的操作方法基本一样,所不同的是患者的呼吸暂停是由疾病因素引起的。人工呼吸是被动的抢救措施。自主呼吸待病因消除后才能恢复。

（二）呼吸观察

任何麻醉方法或麻醉药,都会对麻醉患者的呼吸产生干扰。随着呼吸的改变,也使循环和其功能受到影响,甚至危及生命。呼吸监测仪器应提倡应用,但它替代不了观察。对呼吸的观察是麻醉监测的常规操作,以保证患者的安全,可作为判断全身麻醉的深浅的指标之一,方便手术的操作。

无论采取什么麻醉方法和药物,麻醉期间都应具体结合病情、手术范围和时间长短等情况,进行全面的观察,直至麻醉手术结束,患者恢复正常为止。

连续细致的观察、监测,能随时发现问题,及时处理,防患于未然。一旦发生呼吸紊乱,应及时正确的处理。

1. 观察重点

患者有无缺氧和二氧化碳蓄积。

2. 观察项目和方法

结合麻醉医师的经验和设备条件,因地制宜进行综合观察。

(1)观察呼吸运动的频率、节律、幅度和方式的变化等。

(2)观察黏膜、皮肤和刀口出血的颜色。

(3)监听双侧肺呼吸音。

(4)用呼吸仪器监测,如血氧饱和度的监测等。

（三）控制呼吸的优点

控制呼吸是麻醉期间主动管理呼吸的基本方法。用控制呼吸充分给氧及通气,是麻醉与复苏时期最简便、迅速和有效的呼吸管理方式,在麻醉中广泛应用。其具有以下优点:

1. 肌肉松弛

控制呼吸可减少麻药及肌松药的用量,能使较浅的麻醉产生满意的肌肉松弛效果。

2. 呼吸平稳

控制呼吸可使手术野保持静止而便于手术操作,利于胸腹部手术的顺利进行。

3. 矫正纵隔摆动

既可消除矛盾性(反常)呼吸所引起的呼吸、循环功能紊乱,也可满足保持手术野静止的要求。

4. 降低能量消耗

改患者主动呼吸为被动呼吸,降低了患者的代谢,可节约氧气和机体能量的消耗,有利于垂危患者的抢救。

5. 保证气体交换

氧气充分供给,肺泡充分扩张,患者能够充分地进行气体交换,防止了缺氧和二氧化碳的蓄积。

（四）消除自主呼吸的方法

消除自主呼吸,对呼吸进行调节和控制,常采用肌松药、过度换气、降低 PCO_2、加深麻醉、使用吗啡等呼吸中枢抑制药等方法。

（五）控制呼吸的操作方法

1. 间断加压吸入法

间断加压吸入法又称间隙正压呼吸或补偿呼吸，IPPV 或 IPPB，是最常用的一种方法：患者吸气时，人为地对贮气囊加压。使压力较快地上升，达到预定限度后即为呼气。呼气时自由呼出，直至呼气终末压与大气压相等。此方法操作容易，对生理功能影响最小。使通气 / 灌注比值维持在 0.8 左右。

2. 持续加压呼吸

持续加压呼吸又称持续正压通气或持续加压呼吸，CPAP 或 CPPB。方法：于吸气或呼气时都加压，吸气时高些，呼气时低些。用于纠正肺不张、肺间质水肿等治疗。使肺泡气体交换面积得以加大，肺静脉血混流得以改善，提高动脉氧分压。

3. 吸气加压和呼气终末加压

吸气加压和呼气终末加压又称压力递增呼吸，或呼气末加压呼吸，或 PEEP，或阻力呼吸，属于连续加压呼吸另一型。即呼气末保持一定的正压（$5 \sim 8\ cmH_2O$），高于大气压。吸气时也像 IPPV 一样。用于肺顺应性差、肺泡壁肥厚、弹性消失及急性呼吸衰竭的患者、特发性婴儿呼吸困难综合征等治疗，可增加肺功能残气量，阻碍肺泡塌陷，降低静脉血混合，提高 PaO_2，减轻心脏工作量。

4. 吸气加压及呼气负压

吸气加压及呼气负压又称正负压呼吸，或正负压交替呼吸。吸气时加压 $15\ cmH_2O$，呼气时气压低于大气压，一般 $-3 \sim 5\ cmH_2O$，有利于静脉血液向心脏回流。适应于个别需要提高回心血流量及心力衰竭者的治疗。

（六）控制呼吸次数

控制呼吸的频率，以 $16 \sim 20$（$12 \sim 24$）/min 为最适宜，接近正常生理，对酸碱平衡扰乱最小。呼吸次数过多或过少均有危害性。

（七）控制呼吸气流的压力

全麻过程中，应当按照具体情况灵活掌握控制呼吸的气流压力。一般吸气压力为 $7 \sim 15\ cmH_2O$ 为宜。足以维持正常通气量，防止忽高忽低。压力过大时可引起呼吸和循环功能变化，甚至使肺内压力迅速瞬间剧烈上升，致双肺破裂。压力过小时则引起呼吸通气量不足，都可引起缺氧。

（八）呼吸幅度

一般吸气和呼气所占时间保持 $1 : 1 \sim 2$。遇有下列情况时吸气和呼气所占时间比值为 $1 : 3 \sim 4$。

1. 下气道阻塞。

2. 通气功能下降。

3. 通气功能障碍等。在胸腔手术时若要使各肺叶适当扩张，保证潮气量的恒定充足。控制呼吸的潮气量一般为 $400 \sim 650\ mL$，肺气肿者再增加 $50 \sim 250\ mL$。

（九）全麻深浅的辨认

可以从控制呼吸辨认麻醉深度。

1. 呼吸阻力

呼吸阻力增加时表示麻醉浅。若控制呼吸很易掌握，贮气囊无阻力，即麻醉已相当深。

2. 呼吸动度

停止控制呼吸后微弱呼吸出现，表示麻醉较浅。反之，麻醉较深，或控制呼吸所用压力过大，过度通气所致。

3. 浅麻加肌松药

应用肌松药后，以其作用时间的长短及剂量的大小来决定呼吸情况。一般情况下用浅麻，做长时间的控制呼吸，比较安全。

（十）管理注意

1. 操作得当

控制呼吸要防止气流压力过大，否则可引起肺泡破裂、张力性气胸和纵隔气肿。

2. 正确辨认麻醉深浅

监测血压、脉搏，观察呼吸类型、深度、眼球的位置、眼内压力、瞳孔的大小、肌肉弛缓程度、皮肤颜色、末梢循环等，以判断麻醉深度，保证患者安全。

3. 保持气道通畅

麻醉期间必须保持气道通畅。应及时吸出气道内的痰、血和脓液，以免液体随气流压入肺泡，影响气体交换；为减少气道阻力，所选用的气管导管不可太细；麻醉机的呼吸活瓣不可失灵；插入气管内的导管尖端斜面不可贴到气管壁；避免钠石灰质量差、作用减退或无作用；一旦出现支气管痉挛时，应及时给氨茶碱等药物治疗。

4. 警惕失误

用循环紧闭式麻醉控制呼吸时，切忌开大麻醉蒸发罐，以防止麻醉过深而出现意外。

（十一）呼吸紊乱的原因

呼吸管理方法的选择应用，必须针对发生呼吸紊乱的原因。麻醉期间发生呼吸紊乱的原因如下：

1. 患者因素

为呼吸系统的原发病及并发症等所引起的呼吸异常。如肺炎、哮喘、肺心病等。

2. 麻醉因素

（1）麻醉操作失误：气管导管插入过深，或过浅而脱出；导管扭折；导管过细；导管尖端斜面贴紧气管壁；痰堵导管；腰麻平面 > 胸 4；高位硬膜外阻滞或硬膜外麻醉平面过广；错用药物及药物合用后出现不良反应等。

（2）麻醉器械故障：麻醉机及呼吸机部件失灵；活瓣失灵；无效腔和阻力过大，钠石灰失效等。

（3）麻醉药的影响：全麻药、镇痛药、镇静药、肌松药、抗生素等都可引起呼吸紊乱。

（4）发生呼吸系统麻醉并发症。

3. 手术因素

（1）手术体位：如俯卧位、侧卧位及头低足高位等体位可致呼吸紊乱。

（2）手术部位：颅脑、胸科及腹部手术及操作等都对呼吸有影响而致紊乱。

（十二）辅助呼吸的操作方法

辅助呼吸必须与患者的呼吸同步，是纠正低氧血症最常用的操作方法，根据患者情况而选择不同通气方式。

1. 间歇加压辅助呼吸

适用于呼吸交换量不足或呼吸运动受限的患者。在吸气时，每隔 2 或 3 次对贮气囊适当加压辅助，使肺泡有足够的通气量进行气体交换，呼气时不加压贮气囊，靠胸廓和肺的弹性回缩，自由呼出。压力 $7 \sim 15\,cmH_2O$（$0.686 \sim 1.47\,kPa$）。

2. 连续加压辅助呼吸

连续加压辅助呼吸亦叫补偿呼吸。用于呼吸过分浅表、剖胸后纵隔摆动及反常吸明显者。于每次吸气时均施加压力，但时间不宜过长，可以和间歇加压呼吸交替使用。

3. 压力递增呼吸

压力递增呼吸适用于呼吸浅速，f > 35/min 者，剖胸手术中或关闭胸腔鼓肺时等。于每次吸气时加压 $7 \sim 15\,cmH_2O$（$0.686 \sim 1.47\,kPa$），加压到呼气时，使肺内气不完全排出。患者 2 次吸气时，再吸入部分气体，这时不予加压。呼气时继续加压 $7 \sim 15\,cmH_2O$（$0.686 \sim 1.47\,kPa$）。第 3 次吸气时，再吸入部分气体，呼气时放松贮气囊，使肺内气体全部排出。可充分地增加肺泡的换气量，使萎陷肺膨胀。此法仅短时间使用，应严格掌握适应证。

4．连续加压呼吸

连续加压呼吸，只用于治疗肺水肿、肺充血和肺不张等，或短时间用于肺手术时，检查支气管残端是否漏气、关胸后排出胸腔气体时。于吸气时施加 $7 \sim 15\,cmH_2O$（$0.686 \sim 1.47\,kPa$）压力，呼气时 $2 \sim 4\,cmH_2O$（$0.196 \sim 0.392\,kPa$）。本法呼与吸均为正压，对循环功能干扰大，应严格掌握适应证。以血气分析作为调节通气量、氧浓度及碱性药应用的指标。

四、血容量管理

血容量管理即术中液体管理，液体管理是麻醉科医师面临的临床常见问题和基本功之一，是手术中患者治疗的基础，只有补充足够的血容量才能维持各类创伤性休克及手术中失血、患者的心排血量和组织灌注，也是保证机体内环境稳定，预防进一步病理生理改变、对肾等重要脏器进行保护、防止肾功能衰竭的重要措施。手术者预后较差时常与组织灌注不足有关。故血容量的管理备受关注。

（一）血容量紊乱的病因

1．分类

分为容量不足和容量过多 2 类。

2．容量不足（低血容量）

低血容量的病因有 8 类。临床患者低血容量的原因可为一个或更多个。

（1）失血：由于创伤、出血和外科手术操作性失血，是外科患者最常见的血容量失调原因，是直接的细胞外液丧失或体液再分布造成的血管内低血容量。

（2）经胃肠道液体丢失：常见有呕吐、胃管引流、腹泻、胆道、胰或小肠瘘等原因，是直接的细胞外液丧失或体液再分布造成的血管内低血容量。

（3）烧伤：直接的细胞外液丢失或体液再分布造成的血管内低血容量。也有体液转移的原因。

（4）多尿：有尿崩症和渗透性利尿等。

（5）第 3 间隙丧失：即指体液（包含水分）转移进入无功能的间隙，即第 3 间隙，引起血管内低血容量。其原因有肠梗阻、腹腔手术、腹膜炎、挤压伤和腹水等。第 3 间隙丧失常伴随有炎症和毛细血管渗透性改变，血管通透性增加。

（6）机械通气：也可引起体液过多丧失。

（7）多汗：高温、高热作业，剧烈劳动等引起。

（8）血管扩张：致体液转移引起的血管内低血容量。

3．低血容量的治疗学分类

可将低血容量分为 5 类。即全血丢失、血浆丢失、体液丢失、血管容积改变等为主低血容量和未控制的大出血性休克。

4．容量过多（高血容量）

主要病因有 2 类。

（1）排出失常：包括肾衰、肝衰、充血性心衰、抗利尿激素（ADH）分泌异常综合征（SIADH）。

（2）输液过量：单位时间内输液过快，或输液总量不恰当，使血容量过多。特别是对于颅内高压、肾衰竭、心衰、肝衰者及小儿等易发生输液过量。

（二）容量紊乱的治疗

1．低血容量

及时补充血容量和组织间液。其目的是恢复和维持血容量。

（1）治疗程序：低血容量治疗要有合理的程序，液体和治疗措施选择适当。

①循环容量的维持：创伤和手术患者易发生低血容量性休克。主要原因是补液不足，速度不够快。因对急性失血量或体液丧失量低估，或对手术时体液的丧失 $4 \sim 8\,mL/（kg \cdot h）$ 也估计不足，补充晶体液要占失血量的 $2 \sim 3$ 倍的量不够，麻醉后增加血管内容积不够等，均可出现血容量不足，造成器官的灌注不足，而发生急性肾衰，加重酸中毒和心血管功能障碍等病情病理。

②保持血氧携带能力，提高血细胞比容（HCT）至30%左右：主要通过输全血或红细胞，并充分给氧。也可用携氧液体制剂去基质血红蛋白或过氟碳液。

③恢复正常凝血状态和内环境稳定：对创伤手术或大量失血患者要补充血小板、新鲜血浆和凝血因子。并维持 $PaCO_2$ 在正常水平，而不应过度通气。当动脉血液 pH < 7.25 时，少量多次补碱性液。

（2）溶液选择：溶液补充在失血、大手术和创伤的早期，应以含钠的溶液为主。

①晶体液：最先选用乳酸钠林格液（平衡盐液），其成分与细胞外液相似，输注后可达到快速补容和电解质平衡，对抗代谢性酸中毒，对肾功能有保护作用；无过敏、无免疫原性、无毒性；可快速利尿排出，造成容量负荷过重的危险性较少，可降低血液黏滞度。但不能携带氧，在血管内存留时间 < 1 小时，在急性复苏期后可能引起全身水肿和肺水肿，引起血液稀释性凝血障碍和胶体渗透压降低现象，比胶体液所需要量大 2 ~ 3 倍。生理盐水、葡萄糖也最常选用。但生理盐水有高氯血症、葡萄糖致低钠水肿之缺点。

②胶体液：单纯用平衡盐液治疗低血容量是不妥当的。常用清蛋白、血浆蛋白液（SPPS）、新鲜冷冻血浆（FFP）、全血和血液成分、右旋糖酐、羟乙基淀粉和明胶制品等胶体液。因其在血管内存留时间长，半衰期为几个小时，不引起水肿，增加心排血量作用强；无致热原、无抗原和无毒性；能达到一定胶体渗透压（COP）；代谢排泄完全，无毒害，无副作用。故在后续液体复苏中，应使用胶体液，以减轻心、肺和脑等重要脏器的水肿负担。缺点是易引起电解质失衡和容量负荷过重等。且右旋糖酐、明胶溶液和羟乙基淀粉等人工胶体溶液只能限量输入。

③高渗液：用 3% ~ 7.5% 氯化钠输注能快速升高血压，增加心排血量，改善患者循环功能，且对心肺功能干扰小，不增加颅内压和用量小等优点。静脉输入 3 ~ 4 mL/kg 高渗盐水（2 400 mmol/L）后，可显著改善微循环功能。适用于心肺功能差者，复苏效果好。但会造成局部组织损伤，且经血管渗出，使血容量很快下降。加入 6% 右旋糖酐 70 制成的高渗高张溶液（HSD），可减少以后的输液量，为低血容量治疗的新型溶液。

（3）低血容量缺乏的程度：根据中枢神经系统、心血管系统、胃肠道、代谢、组织等方面的症状和体征，可以判断低血容量缺乏的程度。循环对缺乏有效血容量的反应为 3 期：Ⅰ和Ⅱ期容易治疗，Ⅲ期治疗除补充容量外，需要药物治疗，以恢复血压和增加组织灌注。仍以多巴胺、多巴酚丁胺和氨力农等较好。如某些患者在达到Ⅲ期前，不能恰当纠正低血容量时便会转变成休克的"不可逆"期。

（4）低血容量治疗的监测：因临床上低血容量的体征很不可靠，故监测心率、血压、CVP、PCWP和 HCT 在急性出血后是有价值的，对危重患者不可靠，在大手术后常采用，但不能反映血容量的快速变化和对治疗的反应能力。除监测血流动力学变化外，更可靠的方法是测定心排血指数、氧释放和氧消耗。CVP 或 PCWP 的监测，代表心充盈压，其变化参考为：当 CVP 或 PCWP < 3 mmHg 时应继续输液；当为 3 ~ 5 mmHg 时暂停输液，10 分钟后再估计；当 > 5 mmHg 时应中断输液。

2. 血容量过多

应及早识别血容量过多，因其造成容量负荷过重和肺水肿等，一旦发现，尽快正确处理，以减少后遗症。处理方法如下。

（1）限制液体输入。

（2）用利尿药：如果发生肺水肿，用呋塞米和氨茶碱等利尿药利尿。

（3）慢性肝衰所致高血容量的治疗：由于肝蛋白合成受损和门脉高压，使血管内液体向间质内转移。在降低总体液量时，要维持血管内容量和肾灌注，可采用襻利尿药和增加血管内渗透压的利尿药、腹腔穿刺放液（4 L/d）、限钠饮食［50 mmol/（L·d）］和静脉输注白蛋白（腹腔穿刺术后 40 g）等治疗。

3. 未控制出血性休克的低血容量

创伤和手术中意外大出血时，低血容量治疗是一个很棘手的问题。

（1）低血容量面临的治疗问题：未控制出血所致的低血容量治疗面临的问题：①大量输液的同时大量出血的现象导致急性冲洗性贫血，HCT 急骤降至 10% 以下，极易发生心搏骤停，大量输液可加快死亡；②确定低血压的耐受程度和时间限制；③要确定最佳治疗方案，预防多脏器功能衰竭。

（2）治疗重点：未控制出血性低血容量的治疗应以预防心搏骤停为重点。在有效止血前，既要防止大量输液造成过低血细胞比容，也要防止血压过低。

（3）限量输液：为了避免大量补液的危害，提高限量输液的效果，为输血和有效止血争取时间，用以下几种液体治疗。

①去基质血红蛋白：为高度纯化的血红蛋白分子，其氧离曲线与红细胞相同，在循环中半衰期为7小时。有携氧作用，可提高组织氧分压；有吸收血浆中NO、使血管收缩的作用，静脉收缩强于动脉，加强组织内血液向心回流，起到抗休克裤的作用；增加心、肾、脑血流，减少肌肉皮肤血流，胃肠血流保持不变，对防止未控制出血患者心搏骤停很有益，但有价格昂贵、半衰期较短的缺点。

②高渗溶液：输注高渗 - 高浓度氯化钠和右旋糖酐液250 mL，可有效防止心搏骤停，提高存活率。

③过氟碳乳胶液：有携氧作用，可提高血氧含量，同时应充分吸氧。

（4）术前准备：在麻醉前输血；监测指导低血容量治疗，积极争取时间进行治疗，不必等待实验室化验结果。要正确掌握手术指征，为此要不断学习。

（三）电解质、酸碱平衡紊乱的处理

1. 高钠血症

钠是构成细胞外液主要的渗透活性溶质，容量不足时伴有高钠血症等。常见有水分摄入减少、经胃肠道或皮肤的丧失增加，利尿和尿崩症等。处理高钠血症患者的补液速度很重要。若要避免快速补液产生的脑水肿，对急性高钠血症患者，起初12小时之内输入所预计的容量缺乏的一半；对几天之内发生的容量缺乏，补充要在2 ~ 3天内完成。

2. 低钠血症

发生低钠血症可伴有低血容量或高血容量。

（1）低血容量：当伴有低血容量时，患者有不断从胃肠道引流或进入第3间隙的液体丢失，或不恰当地补充了低张液体。解除病因的同时，补钠、补水，根据生化检验结果，补充合适的液体。

（2）高血容量：伴有高血容量时，常继发于充血性心力衰竭或肝硬化。治疗要限制输液，利尿，当血钠达125 mmol/L时，应停用高张盐水。

3. 酸中毒

低血容量性休克常伴有代谢性酸中毒，可用碳酸氢钠输注纠正。

五、早期拔管的管理

手术结束后，由于麻醉药物的残留作用，还需要有一定的时间来代谢和排泄。经手术创伤打击的机体，呼吸、循环和各个脏器的功能受到不同程度影响，术后也要有一个恢复过程。近年来早期拔管是"快通道"心脏外科麻醉的重要环节，早期拔管减少了术后呼吸系统并发症，对心血管系统无明显不良影响，减少了患者在ICU的停留时间，降低了医疗成本。但麻醉后早期拔管会出现许多问题，严重者可危及生命，其管理非常重要。

（一）拔管要求

拔管后的要求是，患者应有满意的通气量、正常的呼吸模式、完善的保护性反射及肺功能，没有异常的呛咳和躁动，循环系统更应平稳。但是临床上在拔管时及拔管后往往会出现一些问题，未能完全达到上述要求，必须加强管理，确保术后安全。

（二）拔管标准

早期拔管的时机，一般应选在心外科手术后4 ~ 8小时。早期拔管不仅使肺部转归得到改善，且可减轻术后护理强度和费用。拔管的临床标准如下：

1. 生命体征平稳

血压、脉搏、呼吸在正常范围。吞咽反射恢复、呛咳反射活跃是拔管的必要指征。且术后无活动性出血、无心律失常及重要脏器并发症。CPB术后血细胞比容 > 0.25，中心温度 > 36℃。

2. 清醒

患者辨时、辨向、辨位，辨认等能力恢复。应答反应好。

3. 心肺功能恢复满意

充分逆转全麻药及肌松药作用、纠正各种病理性或医源性的通气不足。如果有残余肌松药作用或器官功能不全，难以维持满意的心肺功能时则不宜拔管。以呼吸模式、呼吸肌力、气道功能、气体交换情况及血流动力学稳定性等，为评价心肺功能的标准。

4. 呼吸肌力的评价

逆转残余肌松药作用，使自主呼吸和肌力恢复，要求达到如下标准。

（1）四个成串刺激（TOF）：> 0.7，表明呼吸肌力已恢复满意，或双倍强直刺激比 TOF 更重要。

（2）抬头试验：患者能抬头 5 秒试验是最简单可靠的指标。此时 TOF 为 0.7 ~ 0.8，但临床上 TOF 少用。

（3）最大呼气压（MIP）：MIP 必须达到 > - 150 mmHg，才能维持满意的分钟通气量。MIP 为 - 225.6 mmHg 时，100% 的患者拔管成功。当 MIP < - 300 mmHg 时，仍可能发生拔管后气道阻塞时，可插入口咽通气道，以保证气道通畅。

（三）拔管技术

拔管操作的技术性、技巧性均很强，是麻醉医师的基本功之一，必须引起足够的重视。应按以下顺序顺利完成拔管。

1. 确认拔管指征

拔管前，应先确认呼吸功能已恢复至满意程度，已完全达到拔管指征，拔管后不会出现气道阻塞等问题。

2. 吸痰

拔管前必须充分吸痰，吸净咽腔内的血块及分泌物。拔管前先正压吸入纯氧，利用套囊下方压力 > 套囊上方压力之差，将分泌物推入咽腔，然后吸净咽腔痰液，排空套囊后拔出导管。

3. 窥视

拔管前用喉镜轻柔地窥视咽喉部，及早发现咽喉水肿或损伤、出血等，在直视下吸净咽腔内血块等。

4. 苏醒

患者清醒后拔管易发生呛咳或喉、支气管痉挛，对于气道特别敏感的患者，深麻醉下拔管也可取。

5. 用药

在拔管前适当时刻（1 ~ 2 分钟）静注适量利多卡因（1 ~ 2 mg/kg），是拔管很实用的技术。抑制呛咳和拔管时的呼吸和心血管应激反应，可有效地防止 ICP 和眼内压升高。拔管前用 β 肾上腺素受体阻滞药艾司洛尔、拉贝洛尔或硝酸甘油等静注，也可起到相似的有效作用，对冠心病更有意义。

6. 分步拔管法

对可能发生气道阻塞等危险者，有心血管功能异常者，适当选用利多卡因等药物，在呼气期避免任何刺激性操作，正压吸入 100% 氧，然后在吸气期拔除气管导管，可以最大限度地减少呛咳、喉痉挛及心血管反应的发生率。

7. 开放气道

对于清醒不彻底者或气道平滑肌仍有松弛时，拔管后应立即托起下颌或使颈后伸位，以开放气道。用面罩以 30 ~ 60 mmHg 正压辅助呼吸，吸入 100% 氧，持续监测 SpO_2 和血气变化，此操作可判断患者呼吸模式、通气量及气道开放满意与否，如有异常，立即处理。

（四）拔管时生理功能紊乱的处理

1. 气道改变的处理

拔管后鼓励患者深呼吸，尽量避免二次插管，当出现各种呼吸功能异常时，分别处理如下。

（1）喉痉挛：是由于刺激引起喉上神经强烈兴奋，致环甲肌持续内收和声门长时间关闭的后果。这是气道的一种保护性反射，当进行咽腔吸引或因导管移动、局部受到血液或分泌物刺激时，都可诱发喉痉挛发生，导致通气量锐减，迅即发生低氧血症。自主呼吸时，喉内收神经兴奋阈值随呼吸周期而发生明显变化，呼气期阈值较低，此时拔管最易发生喉痉挛。一旦发生喉痉挛，应即正压吸入100%氧。情况十分紧急时，可用18号输血针头行环甲膜穿刺，导入氧气，急救效果显著。

（2）上气道肌肉松弛：为一常见的拔管后气道阻塞原因，是肌松药残余效应所致。阻塞部位在舌、软腭或会厌。是因这些组织松弛下垂与咽壁密贴，使气体不能进入气管而梗阻。采用仰头、伸颈、举颏等方法处理，使舌骨前移，可有效地开放气道。

（3）上气道组织水肿：舌、软腭、悬雍垂及咽喉等部位的水肿，也可阻塞气道。水肿原因有器械损伤、导管或通气管压迫、粗暴地吸引操作、妊娠期激素应用、消毒液刺激及过敏反应等。预防：口腔手术时，压舌板持续压迫舌根，引起静脉和淋巴回流障碍，导致舌肿胀，若定时松开口器，能消除或减轻这种危害；注意勿使头颈过度屈曲，也可避免其静脉回流障碍。

（4）颈部血肿：见于颈部手术后，局部血肿形成后可发生严重气道阻塞，既可直接压迫气道，又可使头面部、咽喉部静脉、淋巴回流受阻，因发生组织水肿而阻塞气道。应立即清除血肿，行面罩通气或再插管。

（5）声带麻痹：因喉返神经或其分支损伤所致，常见于颈部手术；气管导管过粗、插管动作粗暴或气囊充气过度且位置不当等，也可因压伤甲状软骨内板黏膜下的喉返神经前支引起。一侧声带麻痹表现为声嘶，双侧麻痹则立即导致气道阻塞，须迅速再插入气管导管或气管造口术进行急救。

（6）喉关闭不全或吞咽功能改变：喉关闭不全较多见，且是易被忽视的拔管后并发症，因导管压迫或肌松药残余效应所致。可致拔管后误吸。患者清醒后、并逆转肌松药作用后拔管可减少其发生率。颈部活动受限的患者应置口咽气路。

2. 呼吸中枢调节功能改变的处理

全麻中吸入麻醉药及阿片类药等，均可抑制呼吸中枢对缺氧或 CO_2 的调节，且可持续到拔管后较长时间。

（1）吸入全麻药：抑制呼吸中枢作用以恩氟烷最强，氟烷次之，异氟烷、七氟烷和地氟烷最轻。

（2）阿片药：可产生与其剂量相关的呼吸中枢抑制作用，吗啡和芬太尼全麻后，呼吸可有再抑制现象，为体内蓄积的药物再次释放入血所致。处理为吸氧、刺激呼吸、适当采用头高位等。

（3）咪达唑仑：抑制呼吸中枢对缺氧和 CO_2 蓄积的快速通气反应，但较阿片类药要轻，且这种抑制作用可被氟马西尼拮抗。

（4）肌松药：能抑制颈动脉窦胆碱能受体，而削弱呼吸中枢的通气反应。

3. 肺功能改变的处理

全麻及手术均可导致肺功能显著改变，且持续到拔管后一段时间。

（1）功能残气量（FRC）：拔管后 FRC 明显下降，大多在拔管后 1 小时下降，尤其胸部或腹部手术。FRC 下降可引起肺不张和 V/Q 失调，损害气体交换和降低氧储备等作用功能。良好的术后镇痛，可使 FRC 恢复正常。

（2）低氧血症：低氧血症拔管后常见，即 SpO_2 低于 90%。分为两类：①术后早期低氧血症：因通气不足、气道阻塞、V/Q 失调、$P_{(A-a)}O_2$（肺泡气 – 动脉血氧分压差）增大、弥散性缺氧、肺内分流增大、HPV 抑制及心排血量减低等。处理：辅助吸氧。②术后晚期低氧血症，原因有 V/Q 失调、原有肺疾病、高龄及过度肥胖等。处理：辅助吸氧。

（3）呛咳：因各种刺激所致，使通气量迅速下降，减低肺容量和 FRC，导致肺不张。

4. 循环改变的处理

拔管操作可引起短暂而强烈的血压上升和心率加快，持续 5 ~ 15 分钟。对于下列患者有重要意义。

（1）冠心病：术后拔管时心脏射血分数明显下降。

（2）冠状动脉旁路移植术：拔管时有心肌缺血。

（3）妊娠高血压：剖宫产术后拔管可致强烈心血管反应，可增加脑出血及肺水肿的危险。

（4）儿茶酚胺：大手术拔管后 5 分钟内，肾上腺素从 $0.9\,\mu mol/mL$ 迅速上升到 $1.4\,\mu mol/mL$，去甲肾上腺素无明显变化。

（5）加强术后镇痛：术后良好的镇痛，可使术后缺血率从 40% ~ 48% 降至 15% ~ 19%，利于患者术后翻身排痰，早期下床活动，减少术后肺炎和肺不张发生率，改变肥胖患者肺功能，加速恢复。

六、麻醉质量检查

麻醉科应由科主任或主治医师对麻醉工作质量进行不断的检查。分两种形式，一是定期（15 ~ 30 天）检查。检查后进行小结、讲评，并将结果进行专门保存；二是临时检查。配合上级医疗行政部门或为了达到某一目的而随时进行。及时发现薄弱环节，有利改进工作，提高麻醉质量。

（一）质量判定内容

应针对具体患者具体分析。应区分选择性手术与急症手术、一般患者与重危患者、有严重并发症与无并发症等，分别对待。一般说来，衡量一次麻醉的质量可从以下方面考核。

1. 麻醉诱导

是否平顺，如硬膜外阻滞麻醉的穿刺、置管及诱导期有无特殊周折；气管内麻醉诱导插管时是否顺利等。

2. 麻醉效果

是否满足手术要求。

3. 麻醉深度掌握

是否恰当，麻醉期间患者生理参数指标维持是否稳定，如果不稳定，能否及时纠正。

4. 并发症处理

并发症及后遗症处理是否正确、及时，麻醉时有无差错、意外等。

（二）质量衡量依据

衡量麻醉工作质量的依据有 7 项：

1. 麻醉成功率。

2. 麻醉中意外事件的发生率和致死率。

3. 麻醉后遗症的发生率。以上 3 项应统计总数，但也应区别性质并做客观分析。

4. 开展麻醉的种类，麻醉方法的改进和新技术的应用情况。

5. 麻醉医疗文件的质量及资料保管情况。

6. 教学质量、训练成果和论文、专著数目。

7. 科研成果和科技开发成果。

微信扫码
◆临床科研
◆医学前沿
◆临床资讯
◆临床笔记

第二章

麻醉前准备

麻醉前病情估计与准备是保障患者安全的重要环节,通过麻醉前复习患者病史,分析实验室检查,访视患者、系统诊检,对患者全身情况和重要脏器生理功能做出充分估计,并尽可能纠正患者病理生理状态。同时取得患者的合作和信任,建立良好的医患关系,使患者在体格和精神上均处于可能达到的最佳状态,以增强患者对麻醉和手术的耐受能力,提高手术和麻醉安全性,减少麻醉中不良事件及麻醉后的并发症。

第一节　麻醉前访视与检查

一、内容

1. 了解患者的精神状态,患者是否对手术和麻醉有紧张和恐惧心理,并判断患者的合作程度。

2. 了解患者的麻醉史和手术史,麻醉中及麻醉后是否出现特殊情况,有无意外。对有麻醉史的患者应重点了解:①对麻醉药物的敏感性;②有无气管插管困难史;③围手术期有无麻醉意外,如恶性高热。

3. 了解患者的体格及发育情况,有无贫血、脱水、发绀、发热、过度肥胖。小儿麻醉必须常规称体重。

4. 了解患者疾病的症状、体征、治疗的近期变化,估计患者对手术的耐受能力以及是否处于可能达到的最佳的身体状态。

5. 对患者进行全面的体格检查,了解各项生命体征(血压、心率、呼吸频率、血氧饱和度),判断围麻醉期保持呼吸道通畅的困难程度和心、肺、脑的功能。

6. 了解近期所用药物种类和剂量,应对是否继续使用、停药的潜在反应、与麻醉药的相互作用等问题做出思考与决定。

7. 检查术前准备是否充分,术前应完善相关检查,全面了解心、肺、肝、肾、脑等生命器官的功能状况。

8. 了解患者过敏史,术前做好预防,以防不良事件的发生。

9. 了解患者是否对麻醉药物过敏或禁忌,围麻醉期用药所致的意外异常不良反应较为多见,应注意区别是变态反应还是药物反应。

10. 术前患者病理生理状态纠正情况,是否达到满足手术的最佳状况。

二、复习病历

1. 通过临床诊断、病史记录和治疗经过,初步了解对患者病情。

2. 做出对患者重点询问和检查的计划。

3. 了解与麻醉和重要脏器功能相关的检验项目是否完善。

三、访视和检查

1. 了解患者的精神状态，告知患者有关麻醉、围手术期治疗以及疼痛处理的事项，以减轻患者的焦虑和促进恢复。

2. 通过与患者的沟通，建立相互信任的关系。

3. 了解患者平日的体力活动能力和重要脏器的代偿功能。

4. 了解个人史、过去史、既往手术麻醉史及吸烟史。

5. 观察患者的体型、张口度和脊柱曲度等，估计呼吸道管理、气管内插管、血管和椎管穿刺难度。

6. 判断围麻醉期保持呼吸道通畅的困难程度，心、肺、脑的功能，脊柱、四肢状况等。

7. 测量血压，对疑有大动脉病变患者应测上下肢血压，了解其压差；测脉搏的节律及频率；观察呼吸的节律、频率及呼吸方式。

8. 注意有无遗漏的重要病史及并存疾病（如急性呼吸道感染、哮喘、糖尿病、甲亢、冠心病和青光眼等）。

9. 对有过敏史的患者详细询问其过敏原，过敏症状和对治疗药物的反应。

10. 了解手术的部位、方式、时间长短及是否有特殊要求。

第二节　麻醉风险评估

根据麻醉前访视结果，将病史、体格检查和实验室检查资料与手术麻醉结合起来，进行综合分析，对患者的全身情况和麻醉手术耐受力做出比较全面的估计并运用美国麻醉医师协会（ASA）的分类方法进行分级。

美国麻醉医师协会（ASA）于麻醉前根据患者体质状况和对手术危险性进行分类，共将患者分为六级（表2-1）。Ⅰ、Ⅱ级患者麻醉和手术耐受力良好，麻醉经过平稳。Ⅲ级患者麻醉有一定危险，麻醉前准备要充分，对麻醉期间可能发生的并发症要采取有效措施，积极预防。Ⅳ级患者麻醉危险性极大，即使术前准备充分，围手术期死亡率仍很高。Ⅴ级为濒死患者，麻醉和手术都异常危险，不宜行择期手术。

表 2-1　美国麻醉医师协会（ASA）分级

ASA 分级标准	围手术期死亡率
Ⅰ级：体格健康，发育营养良好，各器官功能正常。	0.06% ~ 0.08%
Ⅱ级：除外科疾病外，有轻度并存病，功能代偿健全。	0.27% ~ 0.40%
Ⅲ级：并存病情严重，体力活动受限，但尚能应付日常活动。	1.82% ~ 4.30%
Ⅳ级：并存病严重，丧失日常活动能力，经常面临生命威胁。	7.80% ~ 23.0%
Ⅴ级：无论手术与否，生命难以维持24小时的濒死患者。	9.40% ~ 50.7%
Ⅵ级：确证为脑死亡，其器官拟用于器官移植手术	

第三节　麻醉前患者的准备

麻醉前一般准备工作包括以下几个方面：

一、精神状态准备

1. 术前患者情绪激动或彻夜失眠可导致中枢神经或交感神经系统过度活动，削弱对麻醉和手术的耐受力，术中术后容易出现休克。

2. 术前应尽可能解除患者思想顾虑和焦躁情绪，向患者解释清楚，鼓励、安慰患者，取得患者信任，争取合作。

3. 过度紧张而不能自控的患者，手术前数日即开始服用适量的安定类药物，晚间给催眠药，手术日晨麻醉前再给适量镇静安眠药。

二、营养状态准备

1. 若患者营养不良，蛋白质和某些维生素不足，常导致低血容量、贫血、组织水肿和营养代谢异常，可使患者对麻醉和手术的耐受力明显降低，术中容易出现循环功能或凝血功能异常，术后抗感染能力低下，易出现肺部感染。

2. 营养不良的患者术前应尽可能经口补充营养；如患者不能口服可通过少量多次输注血浆、白蛋白和维生素等进行纠正。

三、适应手术后需要的训练

术后饮食、体位、大小便、切口疼痛或其他不适，以及可能需要较长时间输液，吸氧、胃肠减压、导尿及各种引流等情况可能会导致患者不适。麻醉前应该向患者解释说明其临床意义，争取得到配合；如有必要手术前应进行锻炼。如合并肺功能改变的患者，术前应训练深呼吸、咳嗽咳痰。

四、胃肠道准备

防止手术中或手术后反流、呕吐，避免误吸或窒息等意外，择期手术都必须常规禁饮食。成人麻醉前禁食 12 小时，禁水 4 小时，如末次进食为脂肪含量很低的食物，也至少应禁食 8 小时，禁水 2 小时；建议对 ≤ 36 个月的小儿禁奶和固体食物 6 小时，禁饮 2 小时，＞ 36 个月的小儿，禁食 8 小时，禁饮清淡液体 2 小时。

五、膀胱的准备

应嘱患者进入手术室前排空膀胱，危重患者或复杂大手术均需要安置留置导尿管。

六、口腔卫生的准备

患者住院后应早晚刷牙，饭后漱口；有松动龋齿者应术前向患者交代有牙齿脱落的可能；进手术室前应将活动义齿摘下，以防麻醉时脱落。

七、输液输血的准备

1. 输血前充分了解患者输血史，特别是以往输血反应记录。对于中等以上的手术前，应检查患者的血型，准备一定数量的全血。

2. 对于有水、电解质或酸碱失衡的患者，术前均应积极纠正。

八、治疗药物的检查

麻醉手术前，常有内科治疗用药，应决定是否继续用药或停药。

（一）抗高血压药

一般情况下，除利尿药外，不主张停用抗高血压药，应一直用到手术当日，以免围手术期血压反跳，但应该调整剂量。

（二）洋地黄

对 Ⅲ、Ⅳ 级充血性心功能不全的患者，围手术期应继续使用地高辛。但心房纤颤的患者应用受限。

（三）β - 肾上腺受体阻滞药

主要用于抗高血压、心绞痛、心律失常。已用 β - 受体阻滞药的患者，不主张停药。

（四）抗心绞痛药

包括硝基类、钙通道阻滞剂、β - 受体阻滞剂，应继续保持常用剂量和间隔时间，使用到手术前。

（五）抗心律失常药

围手术期抗心律失常药应使用至手术前，但应注意有些抗心律失常药的副作用，以及与麻醉药之间的相互作用。

（六）胰岛素和口服降糖药

糖尿病患者应使用胰岛素维持最佳血糖水平，手术日晨间不应使用口服降糖药。

（七）糖皮质激素

长期使用过皮质激素和促肾上腺皮质激素的患者，围手术期应补充适量皮质激素，

（八）抗癫痫药

一般使用至手术当天，但应注意抗癫痫药降低肝脏微粒体酶系功能，改变药代动力学。

（九）抗精神病和抗抑郁药

1. 单胺氧化酶抑制剂

接受单胺氧化酶抑制剂治疗的患者对升压药极为敏感，可引起高血压危象。与吩噻嗪类药相互作用，引起锥体外系反应和高血压。所以必须在术前 2～3 周停药。

2. 碳酸锂

可增强肌松药的组织效果，注意减量。

3. 三环类抗抑郁药

合并吸入麻醉时可引起惊厥。使用氟烷和（或）泮库溴铵等有抗胆碱能作用药物，可引起心律失常，应术前停药 2 周以上。

（十）非甾体抗炎药

可影响血小板功能引起凝血机制异常。阿司匹林应术前停用 1 天以上，其他非甾体抗炎药至少停用 48 小时。

第四节　麻醉选择与麻醉前用药

手术治疗的质量、效果和预后在很大程度上取决于麻醉方法。正确麻醉方法的选择也是麻醉质量、手术患者内环境保持稳定和麻醉前评估与处理正确的前提和标志。由麻醉医师决定每例手术用何种麻醉方法。

一、麻醉选择原则

（一）选择原则

临床麻醉的方法和药物选择十分重要，总的原则是既要达到无痛，便于手术操作，为手术创造必要的条件，满足手术的需要，又要保证患者安全、减少麻醉意外和并发症、主动维护和控制患者的生命体征。在保证麻醉期间呼吸循环生理功能稳定的前提下，达到镇痛良好、安全、舒适、简便，为满足手术需要创造必要的条件。

（二）评价标准

1. 安全

掌握适应证和禁忌证恰当，麻醉药和方法不危及患者的生命和健康，麻醉意外少，无麻醉致死或其他不良后果。

2. 无痛

能够保证麻醉效果，使手术能在完全无痛（基本无痛）和无紧张的情况下实施。

3. 无害

麻醉药作用快，毒性小，无蓄积作用。对患者生理功能的影响限制在最小范围。能维持正常的生理功能，或对生理干扰小，即对心率、呼吸、血压影响小，对重要脏器损伤轻。将所产生的毒性和并发症能降到最低限度，且影响是可逆的。万一发生意外，能及时抢救，能快速有效地排除干扰，使手术自始

至终地安全进行。

4. 满足手术要求

麻醉效果能达到预期目的，能为疑难手术创造良好的条件，包括时间、深度、手术部位、范围等。例如心脏、大血管手术的低温；胸腔手术的控制呼吸，便于手术操作；腹腔手术有足够的肌肉松弛；高血压患者手术及出血多的手术要及时控制降压等。使既往不能施行的手术成为可行，使不能耐受手术（或麻醉）的患者变得可以耐受。

5. 睡眠无记忆

防止觉醒，因为术中觉醒给患者带来潜在的心理障碍性后遗症，听觉模糊记忆影响术后行为。

6. 保持适当应激反应

能降低应激反应，阻断向心性手术刺激，血流动力学稳定，减少术中、术后出血，减少输血及其并发症，预防负氮平衡，降低病死率。

7. 术后恢复快

麻醉中合理地利用了各药物之间的协同和拮抗作用，麻醉结束患者即醒，可以早期拔管，并在短时间内尽早完全恢复。

8. 简便易行

麻醉技术难度不高，方法实用，使用简便，麻药花费不过大，容易掌握，平战能结合。

（三）选择参考依据

1. 患者一般情况

依据患者年龄、性别、体格及心、肺、肝肾功能等情况、病理生理改变、患者意见，手术患者病理和病情是主要的参考因素。

2. 手术的性质和意图

取决于手术部位、切口、手术卧位、范围、深浅、繁简、创伤和刺激大小、手术时间的长短、是否需要肌肉松弛及手术时可能发生的意外等，如施行胸椎手术、胸壁手术、肾及肾上腺手术等，易误伤胸膜而发生气胸，故采用气管内插管全麻。

3. 麻醉设备条件

包括器械设备、药品条件和麻醉医师的技术水平条件（如能力和熟练程度）。

4. 麻醉药及麻醉方法

根据麻醉药的药理作用、性能和对患者病情的影响、麻醉方法本身的优缺点等，正确选择适当的麻醉药和麻醉方法，达到灵活机动，及时调整。

5. 麻醉医师技术能力和经验

根据麻醉医师的技术能力、理论水平和经验：①充分参考术者的意见，选择安全性最大、对机体干扰最小的麻醉方法；②选择自己操作最熟练的方法；③若是危重患者或急症患者时，术前讨论或向上级请示，以保证患者的安全，减少麻醉意外和并发症；④用新的麻醉方法时，要了解新方法的优缺点，还要注意选年轻、健壮的受术者作为对象。

二、根据手术部位选择麻醉

（一）头部

可选局麻或支气管内插管吸入全麻。如颌面、耳鼻喉和颅脑手术。颌面外科患者，常因颞下颌关节疾病、瘢痕挛缩、肿瘤阻碍或对组织器官的推移、变位等，造成张口困难、头后仰受限、上气道的正常解剖位置异常等因素，往往导致气管内插管困难，故需要用鼻腔盲探插管法。颅内手术的麻醉选择，应考虑以对颅内压的影响最小的原则，去选用各种麻醉药和麻醉方法，并根据手术的具体要求及患者全身情况等，来权衡其利弊。

（二）颈部

最常见的是甲状腺手术，包括甲亢手术。可考虑颈丛或硬膜外阻滞。若颈部肿块过大，气道已有压迫或推移，致气管扭曲等已有呼吸困难者，或精神过于紧张而不合作者，可考虑选择气管内插管、复合全麻，以策安全。此类患者如有气管插管困难者，宜采取清醒气管内插管较安全。

（三）胸部手术

1. 胸壁

可选局麻、硬膜外或肋间神经阻滞、静脉复合或吸入麻醉。

2. 胸内手术

以气管内插管静脉复合或吸入静脉复合麻醉为佳。也可选局麻或硬膜外阻滞，但应注意开胸后对呼吸生理的扰乱，肺部病变对呼吸功能的影响，肺内分泌物的控制。

（四）腹部

硬膜外或腰 – 硬膜联合阻滞比较理想而常选用，也可选腰麻，患者对硬膜外阻滞有禁忌、过度肥胖、过分紧张或全身情况较差或有危重休克、感染或内出血性患者，可用静脉复合或静吸复合、气管内插管全麻。达到无痛、肌松良好、抑制自主神经反射，术后对胃肠功能扰乱少。全麻时，配合肌松药，可减少对循环及肝、肾等功能影响，能提高麻醉手术的安全性。

（五）肛门会阴部

可选鞍麻或骶管麻醉较满意。有时选硬膜外阻滞，静脉复合全麻或静吸复合全麻。盆腔与妇产科手术绝大部分可在骶管麻醉、鞍麻或持续硬膜外麻醉下完成。

（六）脊柱四肢手术

1. 脊柱手术

选局麻往往效果不佳，可用硬膜外阻滞或气管内插管静脉复合或静吸复合全麻。

2. 上肢

臂丛阻滞和硬膜外阻滞最常用。高位硬膜外阻滞不如臂丛阻滞安全，臂丛阻滞也要预防气胸等并发症。必要时选气管内插管，静脉复合全麻或静吸复合全麻。

3. 下肢

可选用腰麻、腰硬膜联合或硬膜外阻滞，能满足手术需要；气管内插管静脉复合或静吸复合少用。

4. 断肢再植

该手术时间甚长，要求循环功能稳定，血管不发生痉挛，使再植的肢体供血良好，避免血栓形成。因患者失血量较多，血容量不足，常有代偿性的血管痉挛。要预防休克、补充血容量、输右旋糖酐 –40 等胶体液；改善微循环、预防血栓形成；纠正酸中毒，补充碱性药，防止发生毛细血管内凝血，减少血栓形成的机会。患者要处在比较安静的状态下，以保证手术的顺利进行及再植血管、神经的功能。麻醉的选择必须全面考虑，并作必要及时的处理。上肢选用持续臂丛阻滞或硬膜外阻滞，下肢选用硬膜外阻滞，麻醉要辅以足够的镇静或麻醉性镇痛药，减少患者因紧张情绪或疼痛刺激，所致的血管痉挛，满足手术要求。个别精神紧张或重度创伤，或严重休克者，可选用气管内插管，静脉复合或静吸复合全麻，但手术时间冗长，要控制麻药量，以防药物蓄积作用。术中应尽量避免用升压药物，要保温，避免室温过低刺激血管痉挛。

（七）烧伤及瘢痕整形手术

患者曾经过多次手术，对疼痛敏感，上肢可选用臂丛或硬膜外阻滞，下肢可选用硬膜外阻滞，麻醉中辅助一定量的镇痛、镇静药物，均可满意完成手术。手术面积大者或病情严重者，可选用气管内插管、静脉复合或静吸复合全麻。早期创面渗液丢失多，要及时补充血容量，预防休克。特别是头面部烧伤、颈胸或颈颏瘢痕粘连手术者，存在张口困难或颈部不能活动、头向前倾、呼吸困难等病理改变者，往往气管内插管操作十分困难。先要用鼻腔插管或行气管切开或瘢痕松解后方可上麻醉药。气道烧伤、呼吸困难者，应气管造口术。

三、特殊患者的麻醉选择

（一）常见特殊患者

1. 有过敏史患者

即使选用局麻，也应注意过敏问题。对静脉麻醉药或吸入麻醉药发生过敏者少见。

2. 贫血患者

用腰麻或硬膜外阻滞时，应预防血压下降。严重贫血或大失血者应禁用腰麻或硬膜外阻滞。以选气管内插管静脉复合全麻较安全。应给予较正常浓度高的氧气吸入。

3. 癫痫患者

注意避免抽搐的因素，麻醉前苯妥英钠 0.1 ~ 0.2 g 或地西泮 10 ~ 20 mg 口服，以预防发作。选气管内插管，硫喷妥钠加琥珀胆碱诱导，维持麻醉不选用普鲁卡因或利多卡因静脉注射。

4. 发热患者

无论采取何种麻醉方法，都应采取降温措施并充分供氧。

（二）高危及危重患者

1. 全身衰竭

宜用局麻或神经阻滞，禁用腰麻，包括硬膜外阻滞。需用气管内插管，以浅全麻为妥。硫喷妥钠诱导时应减量，或清醒气管内插管，或用咪达唑仑、芬太尼、维库溴铵、丙泊酚静注诱导，气管内插管，浅全麻加肌松药维持，是安全、常用的方法。也可用气管内插管加硬膜外麻醉方法。

2. 休克

由于休克患者对麻醉药的耐量低，对巴比妥类药物较敏感。创伤性休克要充分补充血容量，近年来，应用高渗盐水和右旋糖酐溶液有较好的疗效。严重休克时肾过滤率减低，肾排药物不宜应用。一般选用气管内插管、浅全麻维持，用对循环功能影响小的药物，并保持适当的呼吸交换量及供氧。禁忌椎管内麻醉方法。也可用气管内插管加硬膜外麻醉方法。

3. 瘫痪

由于患者长期卧床，血容量潜在不足，循环代偿功能差，瘫痪平面高者，影响呼吸功能，或并发坠积性肺炎。T_7 以上损伤或病情严重者宜选气管内全麻，尽量不用琥珀胆碱，因其诱发高血钾；保证足够通气和循环稳定。T_7 以下损伤或病情较好者，可选硬膜外阻滞。

4. 呼吸系统疾病

应根据以下情况选择：

（1）气道炎症：不宜选用吸入麻醉药，以静脉复合麻醉较理想。

（2）哮喘：术前应用色甘酸钠进行有效的药物控制，宜选哌替啶，均不宜用吗啡、硫喷妥钠和筒箭毒碱等，腰麻及高位硬膜外阻滞均应慎重。

（3）"湿肺"及活动性肺结核：由于有大量分泌物或咯血（肺结核活动期、肺炎、支气管感染、支气管扩张、肺脓肿和肺肿瘤等），应选支气管内插管。如用双腔管插管，可保证术中安全，并防止下气道阻塞和感染扩散。肺叶切除范围较大者，选用对气道刺激小的麻醉药。注意气道的管理。

5. 心血管疾病

（1）非心脏手术：应把重点放在心脏问题上。若心脏功能差，术前、术中应适当地应用强心药物。心脏代偿功能较差的心脏病患者，只要不过分紧张，尽量采用局麻，或神经阻滞，配合镇静药。若选用气管内插管、静脉复合全麻时，深度应浅，肌松药均可选用。不宜使用抑制心脏功能的麻醉药和麻醉方法。心脏功能代偿较好的患者，仍可选用硬膜外阻滞，但应慎重。

（2）心血管手术：大而复杂的手术，如心内直视手术，应考虑气管内插管静脉复合全麻、低温麻醉和体外循环。选用药物及方法应避免导致缺氧、CO_2 蓄积和低血压，诱导应避免兴奋和挣扎。

（3）病态窦房结综合征患者：均选用静脉复合全麻，心率缓慢用阿托品等对抗，术中监测心电和血压，术前备好起搏器；经食管心房起搏安全。

6. 神经系统疾病

包括颅脑外伤、颅内肿瘤摘除及脊髓手术，禁用腰麻，宜选气管内插管，适宜用效能微弱的麻药，如氧化亚氮、羟丁酸钠、氯胺酮或局麻比较安全。颅内术中充分供氧，预防脑肿胀、颅内压剧增。

7. 肝病

对肝功不全者，应选择对肝功能影响小的麻醉药或麻醉方法。避免用毒性较大的全身麻醉。用局麻、腰麻或硬膜外阻滞较好。全身情况差者在气管内插管下静脉复合全麻。选用羟丁酸钠、芬太尼、氟哌利多、地西泮及氯胺酮等对肝功能影响小的药物，全麻中应防止缺血、CO_2 蓄积和低血压。肝功能障碍者手术选用低温麻醉时，可加重凝血机制的扰乱，应十分审慎。

8. 肾病

忌用对肾有毒害、由肾脏排泄药物的麻醉方法。如戈拉碘铵、溴己氨胆碱和地高辛等。局麻、腰麻和硬膜外阻滞常用，全身情况差者，在气管内插管下静脉复合全麻。肾炎有水肿、尿少、严重贫血、血浆蛋白低下、腹水，并常有血压的变化，均与麻醉有关，应避免选择影响血液酸碱平衡及易造成缺氧、CO_2 蓄积、血压波动大的麻醉药及麻醉方法。尿毒症患者，伴有昏迷、酸中毒和抽搐等，宜选局麻、神经阻滞；气管内插管静脉复合全麻时，可选用羟丁酸钠、氟哌利多、芬太尼等静脉麻醉药；选用不从肾排泄的肌松药，不选用硫喷妥钠。硬膜外阻滞及腰麻平面应控制得当，可慎选。

9. 孕妇

忌全麻。腰麻要慎重，因为麻醉平面不好控制。宜选硬膜外阻滞（临产的平面最好不超过脐部）和局麻。

10. 小儿

在基础麻醉下加局麻。较复杂、较大的手术用静脉复合全麻也较恰当。腰麻、硬膜外阻滞或神经阻滞，只要施用得法，效果很好，但必须慎用，骶管阻滞效果也好。但要配合基础麻醉。

11. 老年人

选用局麻或硬膜外阻滞（慎用，麻醉平面妥为掌握，麻药小剂量、分次）为妥。也选腰－硬联合麻醉。全麻以静脉复合为宜。高血压患者若无心脑肾的并发症，麻醉的选择无问题。凡顽固性高血压经治疗不易下降者，血管弹性较差，血压波动较大，应注意麻醉对血压的影响。全身麻醉掌握得当，对循环影响较小，否则使血压波动剧烈，增加麻醉中的险情。长期服用降压药的患者，术中可能出现严重低血压，不宜选腰硬－联合麻醉。

12. 糖尿病

以选局麻及神经阻滞较安全，也可首选硬膜外阻滞。硬膜外麻醉可减少神经内分泌的应激反应，减少分解代谢并发症，增加代谢稳定性。尽量避免全麻。若选全麻时，要注意控制血糖浓度，大剂量强效阿片类药可阻断应激反应，大剂量芬太尼能有效控制血糖，但要限制使用阿片类药物。选氧化亚氮、硫喷妥钠等对血糖影响小的全麻药。术前、术中应给予胰岛素。

（三）急症手术

1. 全身麻醉

主要用于颅脑外科、心包填塞、心胸外科、五官科的急症手术或多发性复杂性外伤患者。静脉复合或静吸复合全麻。注意防治休克，维持一定的血压等。

2. 硬膜外阻滞

禁忌急症手术，相对禁忌证慎用。注意麻醉管理。

3. 部位麻醉

局麻、颈丛、臂丛用于颈部、颌面部、上肢手术等。

4. 小儿

选基础麻醉加局麻、部位麻醉或椎管内麻醉。

四、麻醉药选择

（一）一般要求

1. 用良好的麻醉药

良好麻醉药应具备以下标准。但目前尚无一种麻醉药能满足以下要求：

（1）诱导快：无刺激性、患者舒适，乐于接受。

（2）不影响生理：对生理无不良影响，在病情危重情况下也能使用。

（3）物理性能稳定：能与钠石灰接触，与光接触或长期贮存均不起变化。

（4）不燃烧爆炸：可用于多种麻醉方法。

（5）无蓄积：无个体差异或个体差异很小。

（6）作用强：麻醉效力强，能产生良好的催眠、止痛作用，并能随意控制麻醉深浅、苏醒快，安全可靠。

（7）对呼吸循环无影响：对呼吸无影响，循环易维持平稳。

（8）满足手术要求：如提供满足手术要求的肌肉松弛及其他特殊手术要求等。

2. 联合用药

在目前尚未发现单一麻醉药具备以上标准之前，临床上多采用两种以上的麻醉药联合应用，取长补短，发挥其各自优点，减少不良反应和危害，尽可能满足手术要求，是目前广泛应用的方法。近年来，国内外麻醉发展较快，众多新药物的引进，为麻醉药的多种选择提供了条件，但要达到最佳选择。

（二）吸入麻醉药

1. 安全

从患者生存利益出发，首先考虑吸入麻醉的安全性。

（1）麻醉药所需的浓度与氧浓度比例：如氧化亚氮需要高浓度时，氧浓度降低，易致缺氧。

（2）燃烧爆炸性能：目前应用氧化亚氮及氟类吸入全麻药，无燃烧爆炸的危险。

（3）稳定性：氟烷与加热的钠石灰接触即变质，产生剧毒物，说明化学性质不稳定；物理性质也不稳定，在蒸气饱和下，腐蚀锡、铝、黄铜和铅，又能溶解于橡胶和塑料，而后徐徐释出。

（4）安全性：氟烷安全界限小，扰乱心肌正常的应激性，对肝有毒性，肝炎、休克、心功能不全、心肌损害患者禁用。

（5）对自主神经系统功能：氟烷易使血压下降；恩氟烷吸入高浓度时，心排血量减少、血压下降、心率减慢等严重心肺功能不全、肝肾功能损害、癫痫、颅内压高患者勿用。控制性降压时，可选用氟烷配合。重危、重症肌无力和嗜铬细胞瘤患者皆选用恩氟烷。异氟烷心律稳定，增加脑血流量轻微，癫痫患者和颅脑外科首选异氟烷。

（6）对机体的毒性：氧化亚氮在无缺氧时无毒，对肝肾功能则无影响，肝肾功能不全者选用适宜。恩氟烷对肝肾功能损害的危险性存在，肝肾功能不全患者慎用。异氟烷是不引起肝损害的。

（7）对代谢与酸碱平衡的影响：氧化亚氮对大脑代谢有轻度刺激作用，并增加脑血流量（CBF）；氟烷对肝的代谢明显抑制；七氟烷麻醉时 CBF 及脑氧代谢率（$CMRO_2$）明显减少，分别下降34%和52%；地氟烷使脑氧代谢下降，抗分解代谢强作用等。注意氟离子释放后的多尿性肾衰。

（8）麻醉后反应：氟烷、恩氟烷、异氟烷、七氟烷及地氟烷等苏醒后无呕吐反应。

（9）环境污染：废气排放虽可减少空气中麻醉气体浓度，但污染仍存在。

2. 患者易接受

吸入全麻药的气味和刺激性常使患者不乐意接受。氟烷有水果样香味，七氟烷易被患儿乐于接受，氟类麻醉药对气道黏膜无刺激，分泌物不增多，地氟烷对气道有轻度刺激作用。

3. 麻醉效能强

（1）镇痛及麻醉效力：氧化亚氮麻醉效力弱，常作为辅助麻醉并用，氟烷、恩氟烷、七氟烷和地氟烷等效能强，可以单独使用。

（2）作用快慢：氟烷、恩氟烷、异氟烷、七氟烷和地氟烷作用快，诱导快。

（3）苏醒时间：氟类吸入全麻药苏醒快，可减少术后并发症的发生率。

（4）肌肉松弛效果：氧化亚氮肌松作用较差，氟类吸入全麻药中，地氟烷肌松作用最强。氟烷肌松作用最差。

4. 药物价格高

恩氟烷、异氟烷、七氟烷和地氟烷效果好，但价格昂贵，广泛应用受到限制。

（三）静脉麻醉药

1. 速效药

静脉麻醉药有对气道无刺激性、无燃烧爆炸危险等优点，适应证广，已被广泛接受。速效静脉药包括硫喷妥钠、丙泮尼地、阿法多龙、依托咪酯和丙泊酚等。

2. 缓效药

包括有氯胺酮、地西泮、氟硝西泮、咪达唑仑、吗啡、哌替啶、芬太尼、阿芬太尼、神经安定镇痛药和羟丁酸钠等。

3. 肌松药

胸部和上腹部手术完全需要肌松药。最适宜的肌松药是阿曲库铵、维库溴铵和米库氯铵等短效肌松药。

五、麻醉前用药

为了减轻手术患者精神负担和提高麻醉效果，在病室内预先使用一些药物，称狭义的麻醉前用药。凡是为了手术顺利和麻醉效果完善及保证患者安全，麻醉前在病室内预先给患者使用的所有药物，为广义的麻醉前用药。包括止血药、抗生素及特殊用药等。

（一）基本原则

1. 必须用药

任何一种麻醉方法都必须有麻醉前用药。

2. 按时投药

任何麻醉前用药都应按时给予，根据患者具体病情需要而适当掌握用量。麻醉前有疼痛的患者，宜加用吗啡或哌替啶等镇痛药。2岁左右的小儿需用较大剂量的镇静药。

3. 灵活运用

遇有年老、体弱、久病、孕妇、休克、糖尿病、酸中毒及毒血症等患者，若用强效麻醉药时，镇静药用量酌减或免用。麻醉前需多种药物复合应用时，因其有协同作用给予减量。急症、休克患者应在入手术室后静脉给药。如患者体温高、甲状腺功能亢进、身强力壮、过度兴奋、情绪紧张、长期嗜酒或经常使用催眠药时，或用局部神经阻滞或使用效能较弱的全身麻醉剂时，镇静药的用量宜酌情增加。

4. 及时补充

麻醉开始前，如麻醉前用药量不足时，则及时从静脉补充，特别是休克患者。

5. 特殊者减量

对老年、体弱和肝功能有严重损害者，哌替啶或吗啡用量应减少 1/2 ~ 1/3。心脏病和高血压患者，宜用适量的吗啡或哌替啶。哮喘患者宜用异丙嗪。

6. 禁用中枢性镇痛药者

颅内压增高、严重肺感染、肺气肿、支气管哮喘、呼吸受抑制、急性气道梗阻（如巨大甲状腺囊肿压迫气管）、产妇、口腔手术及<两岁小儿，禁用吗啡等中枢性镇痛药。

7. 颠茄类药的用药原则

对老人、小儿、迷走神经紧张症、消化道手术、口腔手术、硫喷妥钠麻醉等，麻醉前给药应给予阿托品。

而高热、严重脱水、甲状腺功能亢进、高血压病、心脏病及心动过速等，应给予东莨菪碱，而不用阿托品。对青光眼患者，颠茄类药应减量应用。对气道有浓稠痰液者，术前应充分清除分泌物，清除后再给予颠茄类药物，其用量可适当减少。

8. 丙嗪类禁忌

凡术前应用利血平等类药，或年老体弱、有失血性或中毒性休克及严重脱水未纠正者，麻醉中易于产生严重低血压，麻醉前用药中，丙嗪类应列为禁忌。即使是体质健壮的年轻患者，也宜谨慎。必须使用时，用药后严密观察血压，注意体位性低血压的发生，一旦低血压时，应及时予以处理。

9. 防止用药过量

若术中呼吸循环受抑制是因麻醉前用药过量时，应暂停手术，或以局麻进行手术。

10. 门诊手术

应按上述要求进行准备，术后若需要观察者，留门诊观察室观察。

11. 小儿

应按年龄、体重和体表面积（m²）计算。

（二）麻醉前用药目的

1. 充分镇静

患者麻醉前得到充分镇静，可减低患者对手术和麻醉的紧张情绪和恐惧心理，使麻醉诱导平稳，也便于麻醉操作的顺利进行。

2. 减少麻醉药用量

降低患者麻醉前新陈代谢，提高机体对手术的耐受力，减少麻药用量和氧的消耗，使麻醉的安全性增加。

3. 降低应激性

降低患者麻醉前的应激性，预防某些麻药或麻醉方法引起的不良反应，减低和对抗麻醉药毒性。如巴比妥可对抗局麻药的毒性。

4. 加强麻醉作用

提高痛阈，辅助某些麻醉效力不强的麻醉药（如氧化亚氮麻醉）的作用，增强镇痛，以便获得满意的麻醉效果。

5. 减少分泌

减少口腔、气道和消化道腺体分泌，保证气道通畅，防止窒息。降低胃反流和误吸的危险，便于术中呼吸管理，减少术后肺并发症的发生。

6. 保持自主神经平衡

降低麻醉中副交感神经过度兴奋，保持自主神经的平衡及稳定性，避免迷走神经的反射而发生心律失常和心搏骤停。

（三）麻醉前用药方法

根据麻醉方法、患者的精神状态、全身情况、是否伴有并发症和手术的性质等原则，恰当合理地选用麻醉前用药，以达到预期效果。

（四）常用药物

1. 麻醉镇痛药（阿片类）

（1）吗啡：5 ~ 10 mg/次，术前 30 ~ 60 分钟，皮下或肌注。

（2）哌替啶：50 ~ 100 mg/次，术前 30 ~ 60 分钟，皮下或肌注。

（3）芬太尼 0.1 mg/次，术前 30 分钟，肌注。

2. 颠茄类

（1）阿托品：0.4 ~ 0.8 mg/次，术前 30 ~ 60 分钟，皮下或肌注。

（2）东莨菪碱：0.3 ~ 0.4 mg/次，术前 30 ~ 60 分钟皮下，或肌注。

3. 镇静药

（1）巴比妥类：长效和短效巴比妥类多用。苯巴比妥 0.2 ~ 0.3 g，术前晚或术前 60 ~ 120 分钟，口服；阿米妥（异戊巴比妥）0.1 ~ 0.2 g，术前晚或术前 60 ~ 120 分钟，口服；速可眠（丙烯戊巴比妥）0.1 ~ 0.2 g，术前 60 ~ 120 分钟，口服；苯巴比妥钠 0.1 ~ 0.2 g，术前 30 ~ 60 分钟，皮下或肌注；阿米妥钠 0.1 ~ 0.2 g，术前 60 分钟，皮下或肌注。

（2）丙嗪类：氯丙嗪 25 ~ 50 mg，术前 60 分钟，深部肌注，6.25 ~ 25 mg，静脉注射，麻醉前 15 ~ 20 分钟；异丙嗪 25 ~ 50 mg，术前 60 分钟，肌注或 12.5 ~ 25 mg 麻醉前 15 ~ 20 分钟，静注；乙酰丙嗪 10 ~ 20 mg，术前 60 分钟肌注，或 5 ~ 10 mg，术前 15 ~ 20 分钟，静注。临床应用中将两者或三者合用，减少用量，副作用小，作用更全面；或组成冬眠合剂，肌注或静注较常用。

（3）丁酰苯类：氟哌利多 5 mg/次，术前 30 分钟，肌注；氟哌啶醇 5 mg/次，术前 30 分钟，肌注。

（4）地西泮 10 ~ 20 mg/次，术前 30 ~ 60 分钟肌注或静注。或 5 ~ 7.5 mg，术前晚口服。长效如劳拉西泮等。咪达唑仑 2.5 ~ 5 mg，术前 30 ~ 60 分钟，肌注。

（5）萝芙木类：利血平不单独作麻醉前用药，但长期服用利血平治疗者，其他镇静药应减量或免用。

第三章

急诊与创伤手术麻醉

急诊手术患者情况紧急、病情危重、术前准备不充分，因此急诊手术麻醉死亡率较择期手术约高 2～3 倍，对此要有足够的重视。

第一节　急诊与创伤患者的评估

了解急诊（emergency）手术患者的病理生理特点，准确评估病情，进行必要的术前准备，加强术中监测并积极做好各种抢救准备，对提高急诊手术患者麻醉的安全性、保证手术的顺利完成和改善患者的术后恢复具有重要的意义。

一、急诊与创伤患者的特点

1. 情况紧急

创伤发生后，早期、正确的处理最为关键，伤后开始至伤后一小时以内的时间被称为"黄金一小时"，它是以伤后在院前、院内抢救的连续性为基础，提高生存率的最佳时间。严重创伤患者的抢救强调快而不乱。初步检查后，对危及生命的急症需立即进行处理，待病情稳定后再作全面的检查。有时需手术中边了解病情，边处理。

2. 病情复杂、危重

严重创伤均伴有失血失液，常因急剧血容量丢失而造成失血性休克；烧伤、肠梗阻患者大量体液丢失也可造成低血容量性休克；腹膜炎、急性胰腺炎或其他严重外科感染可导致感染性休克。胸部创伤、颅脑创伤或复合创伤等病情发展迅速，可导致呼吸循环衰竭而死亡。

3. 疼痛剧烈

创伤、烧伤、急腹症尤其是骨关节损伤等多种急症患者均伴有严重疼痛，不仅增加患者痛苦，而且能加重创伤性休克，促使某些并发症的发生。

4. 饱胃

创伤患者多为非空腹。疼痛、恐惧、休克、药物的应用均可使胃排空延长。有人强调指出，急诊患者一律按饱胃处理。

二、急症与创伤后的病理生理改变

1. 失血和血容量减少

创伤后失血、严重外科感染、肠梗阻等造成的体液大量丢失，均引起有效循环血量急剧减少，引发组织低灌注，无氧代谢增加，乳酸性酸中毒，再灌注损伤，以及内毒素移位，细胞损伤，最终导致多器官功能衰竭。

2. 心功能改变

即使发病前心功能正常，患者仍可能出现心肌收缩力下降、心律失常、心衰，甚至心搏骤停。可能的影响因素包括：

（1）休克导致心肌缺血。

（2）创伤时心肌抑制因子的产生，可降低心肌收缩力。

（3）感染性休克时，大量毒素入血可抑制心肌。

（4）心脏直接受到损伤或挤压、移位。

（5）酸碱失衡及离子紊乱。

3. 肾脏改变

休克早期就会引起肾血流减少，肾小球滤过率降低，尿量减少。创伤后并发急性肾衰竭的死亡率仍高达 60% 左右。

4. 高血糖

创伤后代谢反应中糖代谢紊乱是重要的变化，严重创伤失血后，常发现血糖增高和乳酸血症。抢救休克时因葡萄糖的利用已受限制，不宜应用大量葡萄糖液。

三、急诊创伤患者的病情评估

当伤者到达医院后，须依据高级创伤生命支持（advanced trauma life support，ATLS）指南对创伤患者气道（airway）、呼吸（breathing）、循环（circulation）和伤残 / 神经功能（disability）进行评估，并广泛暴露（explore）进行全身检查。确定威胁生命的损伤，并同时进行治疗。在未证实之前，应假定所有患者有颈椎损伤、饱胃和低血容量。

1. 气道评估

包括检查异物、面部和喉部骨折(可触及的骨折和皮下气肿)，以及扩张的颈部血肿。呼吸困难、咯血、发音困难、喘鸣和气体从颈部伤口逸出都是气道损伤的标志。必须去除分泌物、血液、呕吐物及各种异物（牙齿或义齿）。气道操作期间尽量减轻颈椎活动。如果必须暂时移除制动固定装置，助手必须手法保持患者头部中立位。

当怀疑患者不能保持气道的完整性时，则必须建立确实可靠的气道。对于颈部钝性或穿通伤患者，经口腔气管插管可能会加重喉部或支气管的损伤。由于创伤患者易发生呕吐和误吸，因此必须备有吸引设备。

（1）清醒患者：取决于患者的损伤程度、合作能力、心肺功能的稳定性，有几种处理方法供选择：最常采用快速气管插管；应用喉镜或纤支镜经鼻或经口清醒插管；经鼻盲探插管适于有自主呼吸的患者；个别病例需清醒环甲膜穿刺置管或气管造口。

（2）躁动的患者：若排除神经肌肉阻滞问题，经口快速诱导气管插管是最好的选择。对于躁动的患者务必除外低氧血症。

（3）无意识患者：经口插管通常是最安全最快速的方法。

2. 呼吸

快速评价肺、膈肌、胸壁的功能。对于所有的创伤患者必须通过面罩或气管导管供氧。

（1）通过评估胸壁起伏和双肺听诊确认气体交换是否充分。视诊和触诊能够快速发现损伤，例如气胸。

（2）张力性气胸、大量血胸和肺挫伤是迅速损伤肺通气功能的常见三种损伤，必须及时发现。正压通气会使张力性气胸进一步恶化，并迅速导致心血管衰竭。

（3）创伤患者在气管插管或正压通气建立后，必须再次评价呼吸和气体交换。

3. 循环

（1）通过触诊脉搏和血压测定进行血流动力学的初步评估。

（2）静脉通路：检查已经建立的静脉通路并确认其通畅。至少需要建立两条粗的静脉通路（最好

14 G）。对于腹部损伤（可能会发生大静脉损伤）的患者，静脉通路应建立在膈肌水平以上。在怀疑上腔静脉、无名静脉或锁骨下静脉梗阻或破裂，静脉通路建立在膈肌水平以下则有利。

4. 伤残／神经功能评估

简要的神经功能评估能为脑灌注或氧合功能提供有用的信息，而且是预测患者预后的简便快速的方法。

（1）AVPU 方法描述意识水平：A＝警觉，V＝对声音指令反应，P＝仅对疼痛刺激有反应，U＝对所有刺激无反应。

（2）格拉斯哥昏迷评分（Glasgow coma scale，GCS）：最为常用。最大得分 15 分，预后最好；最小得分 3 分，预后最差；8 分或以上恢复机会大；3～5 分潜在死亡危险，尤其是伴有瞳孔固定或缺乏眼前庭反射者。

5. 全身检查

脱去患者全身衣服，查找受损部位。如果考虑有颈部或脊椎损伤，制动就显得尤为重要。

6. 诊断性检查

（1）实验室检查包括血型、交叉配血试验、血细胞计数、血小板计数、凝血酶原时间、部分凝血活酶时间、电解质、血糖、血尿素氮、肌酐、尿常规，如有指征可进行毒理学筛查。

（2）影像学检查包括对所有钝伤患者侧位颈椎摄片、胸片（CXR）及骨盆前后位摄片。对于所有躯干穿通伤患者，胸片是最基本的要求。其他检查包括胸段、腰段、骶段的脊柱摄片以及胸部和腹部 CT。

（3）所有重大创伤患者均需做 12 导心电图（ECG）检查，有助于判断有无心肌损伤（如挫伤、心包填塞、缺血和心律失常）。

（4）腹部超声检查着重检查肝脏周围、脾周、膀胱周围和心包积液（创伤患者的重点腹部超声），有助于排除腹部钝挫伤患者明显的腹腔内出血。

四、创伤评分

创伤评分（trauma score）是将患者的生理指标、解剖指标和诊断名称等作为参数并予以量化和权重处理，在经数学计算出分值以显示患者全面伤情严重程度的多种方案的总称。创伤评分通常分为院前评分和院内评分两大系统。院前评分指从受伤现场到医院确定诊断前这段时间内，医护人员根据伤员的各种数据（包括：解剖、生理、伤因、伤型和基本生命体征等）对患者进行伤情严重程度定量做出判断的方法。常用院前评分方法包括创伤指数（traumaindex，TI）、创伤评分（trauma score，TS）、修正创伤评分（revised trauma score，RTS）、院前指数（pre-hospital index，PHI）和五功能评分（CRAMS）。院内评分是指患者到达医院后，根据损伤类型及其严重程度对伤情进行定量评估的方法，常用方法包括简明损伤定级（abbreviated injury scale，AIS）、损伤严重程度评分（injury severity score，ISS）和 TRISS 法（trauma score and injury severity score）。

第二节　急诊与创伤手术的麻醉前处理

一、血容量的估计和补充

血容量的丢失，包括血液中无形成分即血浆和有形成分（主要是红细胞）的丢失，血容量丢失过多（＞30%）、过快，机体不能及时有效适应和体液补充，就可发生低容量性休克。因此，失血量的准确评估（包括血液无形成分和有形成分的丢失）对科学、合理输血输液、及时恢复有效循环血容量具有极其重要的临床意义，不容忽视。

（一）院前失血量评估和处理

1. 根据临床表现估计

可根据面色苍白、心率增快、低血压、血细胞比容或血红蛋白下降、患者烦躁、呼吸增快、发绀、低中心静脉压及尿量减少程度来进行评估。创伤出血分的分级及补液原则可参照美国外科学院的急性出血分级表（表3-1）进行，但老人、贫血及衰竭患者即使出血较少，也可出现严重体征。

表3-1 创伤出血的分级

项目	分级			
	Ⅰ	Ⅱ	Ⅲ	Ⅳ
失血量（ml）	750	750～1 500	1 500～2 000	＞2 000
百分比（%）	15	15～30	30～40	＞40
脉搏（次/分）	＞100	＞100	＞120	＞140
血压	正常	正常	降低	降低
脉压	正常或增高	减小	减小	减小
毛细血管再充盈试验	正常	延迟	延迟	不充盈
呼吸频率（次/分）	14～20	20～30	30～40	＞35
尿量（mL/h）	＞30	20～30	5～15	无
意识状况	轻度焦虑	中度焦虑	焦虑，精神错乱	精神错乱，昏迷
液体补充（晶体：血＝3：1）	晶体	晶体	晶体＋血	晶体＋血

2. 休克指数（shock index，SI）

SI＝心率/收缩压，正常值为0.5～0.7，较单纯血压或心率更能反映患者的失血情况。

3. 根据骨折部位

闭合性骨折时，骨折断端出血量估计：前臂骨折，出血400～800 mL。肱骨骨折，出血500～1 000 mL。胫骨骨折，根据失血700～1 200 mL。股骨骨折失血1 500～2 500 mL。胸椎或腰椎骨折，失血500～1 000 mL。骨盆骨折，失血1 500～2 000 mL。如合并有大面积软组织损伤，失血量必然更多。

（二）院内失血量的评估

1. 实际失血量的估算

$$估算血失量（mL）＝\frac{术前HCT－实测HCT}{术前HCT}×体重（kg）×7\%×100$$

2. 显性失血量的评估

（1）浸血纱布中出血量的计算，通常采用称重法，即：出血量（mL）＝［浸血纱布重量（g）－干纱布重量（g）］×1 mL/g－所用生理盐水量（mL）

（2）吸引液中失血量的计算，常用容量测定法：此法估计的失血量可能显著大于实际失血量，这是由于随着血液的不断稀释，出血过程中有形成分的丢失也相应减少。

3. 影响临床工作中显性失血量评估的因素

创面出血或渗血流至敷料、治疗巾或地面上的显性失血；渗出血的质量即渗出血中HCT或Hb水平，后者受原有体内HCT或Hb水平、血液稀释情况的影响；冲洗或清洗创面或胸腹腔的用水量。

4. 非显性失液的评估

主要是手术创面的水分或血浆成分的丢失，与手术部位、创面大小、手术时间长短密切相关。其他如经气道、皮肤丢失的水分。

（三）血容量的评估

容量的概念包括血容量和体液容量两个方面。血容量按体重7%计算，体重50 kg的成年人血容量为3 500 mL。细胞外液（ECF）量为体重20%，约10 000 mL。这部分细胞外液电解质含量与血浆相等，但蛋白质含量低，因此胶体渗透压低于血浆。在出血性休克和治疗过程中，ECF起着重要的作用。当血容量降低时，ECF首先进入血管，补充血容量，使得ECF减少，所以在估计血容量时应同时注意ECF容量。

低血容量时以左房压最敏感，但测左房压技术上有困难，一般以肺毛细血管楔压（PAWP）间接反映左房压。临床上常测定中心静脉压（CVP）来评估血容量，CVP只反映右房压，因此以CVP反映右心功能滞后于左房压，需动态观察。CVP正常值为5～12 cmH$_2$O，CVP偏低为血容量不足；而心功能正常，CVP增高常是血容量过多或心功能不全。

（四）液体复苏（fluid resuscitation）

出血或体液丢失引起的低血压和低灌注会引起细胞缺氧，导致无氧代谢和乳酸堆积。对此类患者，应采取有效的止血措施，同时迅速纠正低血容量，促进循环功能的稳定。

1. 液体的种类与特点

晶体液主要包括生理盐水、乳酸钠林格液和醋酸钠林格液等。胶体分天然胶体和人工合成胶体，天然胶体主要包括白蛋白、血浆和各种血液制品，人工胶体主要包括明胶类、羟乙基淀粉类和右旋糖苷等。

晶体液的优点是费用低廉，使用方便，较少出现免疫变态反应，不干扰凝血系统，增加排尿及可以平衡电解质成分；缺点是维持血容量能力差、无携氧能力、无凝血作用且降低血浆胶体渗透压，有水肿的风险。

胶体液的优点是可以快速恢复心排血量和氧供、改善微循环灌注、致肺水肿和全身水肿的发生率很低；缺点是费用昂贵、易导致凝血功能障碍和变态反应发生及肾功能损害等。

2. 快速补液的选择

液体复苏的选择主要根据所丢失体液的类型来进行，确定应给予的液体量比选择液体的种类更重要。在低血容量的早期首先应使用乳酸林格液或醋酸林格液，补充丢失的细胞外液恢复血容量。生理盐水和乳酸钠林格液可能会导致高氯血症和代谢性酸中毒。大量的晶体液输注还使血浆蛋白浓度下降和胶体渗透压下降，易发生组织和肺水肿。因此在后续液体复苏中，应该使用胶体液，以减轻重要脏器的水肿。对于严重失血患者，应给予输血治疗恢复其携氧功能。

3. 高张（渗）盐溶液（hypertonic saline solution，HS）复苏

此概念起源于80年代，一般情况下高张盐溶液的钠含量为400～2 400 mmol/L。一般认为，HS可使液体从组织间隙转移到血管内，从而扩充容量逆转由于休克或缺血引起的部分非失血性液体丢失。在出血情况下，应用HS可以改善心肌收缩力和扩张毛细血管前小动脉。对存在颅脑损伤的患者，由于可以很快升高平均动脉压而不加剧脑水肿。但是，目前尚缺乏大规模的循证医学证据。高张盐溶液主要的危险在于医源性高渗状态及高钠血症，甚至因此而引起神经脱髓鞘病变、蛛网膜下腔出血的风险。

4. 存在的争议

（1）关于液体复苏时应用胶体和晶体液的争议：这个问题已经争论了30余年。所有学者都赞同液体复苏的根本是纠正低血容量，但对使用哪种溶液仍存在分歧。

（2）液体复苏的时机：目前有关液体复苏开始的时间是液体复苏研究的热点和难点之一，特别是出血性休克，对于院前转运患者，液体复苏并不能改善预后。最好的策略是控制出血，尽快转运。

（3）液体复苏的终点：传统复苏的最终目标是心率、血压、尿量恢复正常。但在满足上述目标后，仍可发生低灌注，长时间的低灌注可导致多器官功能衰竭。目前很多研究在寻求判定复苏终点的最佳指标，包括心排血量和氧耗、CI > 4.5 mL/（min·m^2）、DO$_2$ > 670 mL/（min·m^2）、VO$_2$ > mL/（min·m^2）、酸碱平衡、血乳酸值和特殊器官的监测等。但都存在不足，并不能完全作为复苏的最终目标。

（五）输血问题

危重病患者的血液保护尤为重要，因为其贫血的发生率比一般患者高，诊断性失血也较多。对危重病患者的输血应持慎重态度，尽量采用限制性输血、输红细胞和去白细胞血。对危重病患者进行容量复苏时，要树立容量第一的观点，同时注意晶体液与胶体液的比例。对严重创伤，大量输血时，血液应加温至36℃，并输一定量的新鲜血或成分输血，以补充血小板及凝血因子，纠正凝血功能障碍。

二、反流误吸的预防和处理

急诊创伤患者在麻醉前都应视为"饱胃"而给予必要的处理。饱胃的危险在于胃内容物的呕吐及反流所致的误吸，造成呼吸道梗阻和吸入性肺炎，大量胃内容物误吸的死亡率可高达70%。

（一）增加误吸风险的因素

1. 误吸高风险人群

（1）消化道梗阻患者无论禁食多长时间，均应视为饱胃患者。

（2）孕期超过 20 周及产后 24 小时内的妊娠妇女。

（3）食管裂孔疝或胃食管反流的患者。

（4）术前恶心呕吐的患者，如刚开始使用阿片类药物镇痛的患者。

2. 误吸风险可能高的人群

（1）病理性肥胖的患者（体重指数 > 35）。

（2）糖尿病患者（可能存在胃轻瘫）。

（3）使用阿片类药物治疗急性疼痛而未出现恶心呕吐的患者。

（二）麻醉前饱胃患者的处理

1. 放置胃管

并不推荐急诊患者常规放置胃管，放置胃管可能引起颅内压和眼内压升高。如果有适应证，在应选择大口径双腔胃管。即使放置胃管，也不能完全避免误吸的发生。

2. 应用促胃肠动力药

术前 90 分钟使用甲氧氯普胺，能减少胃内容物，但对胃酸度没有影响。ASA 不推荐术前常规应用。

3. 抑制胃酸药

对误吸高风险患者，应常规使用 H^2 受体阻断药（雷尼替丁 50 mg）或氢泵抑制药（如奥美拉唑 40 mg），能显著提高患者胃液 pH 值和减少胃内容物量。应在手术前 6 ~ 12 小时静脉注入，并在麻醉诱导前 30 分钟重复给药。

4. 应用抗酸药

仅在误吸高风险患者中使用。

5. 应用止吐药

ASA 不推荐使用止吐药降低反流误吸的风险。

6. 应用抗胆碱药

ASA 不推荐使用抗胆碱药来预防误吸。

（三）围麻醉期处理方法

1. 阻塞食管必要时应用带食管阻塞器的导管插管，可减少误吸的风险。

2. 序贯快诱导插管是无困难气道饱胃患者气道处理最常采用的方法。应准备吸引器及粗吸引管备用。给予患者预吸氧，依次静脉给予快起效静脉麻醉药、麻醉性镇痛药及肌肉松弛剂，不行控制呼吸，待药物起效后迅速行气管插管。从患者失去气道保护性反射开始到确认气管导管置入并将套囊充气整个操作期间，均应保持将环状软骨压向颈椎（Sellick 法）。Sellick 法可以预防插管前面罩通气期间，胃内进入太多的气体，并可闭合食管，降低胃内容物反流的风险。

3. 清醒插管：目的在于保留患者的咳嗽反射，避免喷门括约肌松弛导致胃内容反流。清醒插管因肌肉不松弛，有时可能出现声门暴露或插管困难。对神志不清、小儿等不合作患者也不适用。此外，插管时间长，插管反应较大，对心脏病或循环功能不稳定的急症患者也有顾虑。

4. 体位选择：早年有人用头低位的方法预防误吸，现在则认为其不仅不可靠，而且更易引起反流。目前，有人则主张采用头高位的方法预防反流。理论上胃内压通常为 18 cmH_2O，成年人头高位 40°，咽部可高出喷门 19 cm，故胃内容不易反流至咽部。但低血容量患者，头高位后可能出现循环功能不稳定，须同时将双下肢抬高以助静脉回流。

5. 清醒后拔管：术毕待患者完全清醒后在拔除气管导管，以防拔管后反流。

（四）呕吐和误吸后的处理

全麻诱导过程中发生呕吐，应迅速使头偏向一侧，必要时采用头低位，以助呕吐物外流。发生误吸后，应立即行气管插管，先行气管内吸引，再辅助呼吸，并反复彻底吸引气道。必要时可行气管内灌洗。

全身使用抗生素、激素。有缺氧表现时按急性呼吸窘迫综合征处理。误吸有固体物时，须行支气管镜将异物取出。

三、急诊患者麻醉前镇痛

急诊患者往往伴有严重疼痛。有效的疼痛管理，不仅能使患者感觉舒适，而且还有助于抑制应激反应、恢复器官功能和消除疼痛刺激所产生的继发性损害。

1. 治疗创伤疼痛的原则

在以稳定患者重要器官功能的前提下，提供完善的镇痛措施，最大限度地减少患者的痛苦和改善重要器官功能。

2. 院前处理

首要问题是维护患者重要器官的功能稳定，包括气道管理、止血和抗休克，其次是疼痛处理。

（1）镇痛方法包括：使用外周神经阻滞镇痛；静脉注射镇痛药物，如吗啡、氯胺酮或曲马多等。

（2）注意事项：实施疼痛管理前应对患者的诊断和伤情有一定的了解；对头部损伤患者一般不使用镇痛药，以免妨碍对意识和瞳孔征象的观察；尽量简化治疗措施；疼痛治疗不能明显抑制患者的呼吸、循环功能。

3. 院内早期处理

目的在于使患者既能配合检查，又感受不到明显的疼痛，同时不能抑制呼吸、循环功能，不影响病情的观察。严重颅脑外伤患者，如果出现烦躁，应给予药物控制，以防颅内压进一步升高。

第三节　急诊和创伤患者麻醉管理要点

一、麻醉前用药

1. 在不影响呼吸、循环稳定性的情况下，适当应用镇痛药。对危重患者，可免用镇静、镇痛药。对休克患者，应以小量、分次静脉给药为原则。

2. 急诊饱胃患者术前应给予 H_2 受体阻断药或氢泵抑制药以降低胃酸度，减少胃内容物，预防 Mendelson 综合征（Mendelson syndrome）的发生。

二、麻醉选择

麻醉选择的原则是最大限度的不干扰呼吸、循环功能稳定，不影响复苏，又能满足手术操作基本要求。可使用局部麻醉、区域阻滞麻醉和全身麻醉（表 3-2）。

表 3-2　急诊患者区域阻滞麻醉和全身麻醉的优缺点

麻醉方式	优点	缺点
区域阻滞	允许继续评估意识状态	难以评估外周神经功能
	增加血流量	患者容易拒绝
	避免气管操作	需要镇静
	改善术后精神状态	麻醉起效时间较长
	减少失血	不适于多处创伤患者
	降低深静脉血栓发生率	麻醉维持时间受到一定限制
	缓解术后疼痛	
	肺部引流较好	
	早期活动	

麻醉方式	优点	缺点
全身麻醉	起效快	影响神经系统检查
	维持时间可按需延长	需行气管操作
	允许对多发创伤进行多部位操作	血流动力学管理复杂
	患者更容易接受便于施行正压通气	增加气压伤的可能

三、预充氧

为避免麻醉诱导期间氧饱和度下降，患者应尽可能预先氧合。院前使用合适的贮气面罩，并使用高流量吸氧，可以使患者吸入氧浓度接近100%。如果患者血流动力学允许，可使用最高 10 cmH$_2$O 的持续正压通气、坐位或将胸部抬高25°，以增加功能残气量。另外，使用适当的镇痛和镇静，可以减少患者的疼痛和恐惧，降低耗氧。如果患者能充分自主呼吸，可持续吸纯氧 3 分钟或进行至少 8 次深大呼吸。预充氧的目标是脉搏氧饱和度 99% 以上，呼气末氧浓度 > 80%。

四、麻醉管理

由于依托咪酯对肾上腺皮质功能的抑制作用，在危重患者特别是感染性休克的患者应权衡维持血流动力学稳定与肾上腺皮质功能的抑制的利弊选择使用。对血流动力学不稳定的患者，可选择氯胺酮。研究显示使用 0.1 mg/kg 咪达唑仑或 0.5 mg/kg 氯胺酮与丙泊酚联合诱导较单独使用丙泊酚，血流动力学更为稳定。麻醉诱导期的镇痛，血流动力学稳定的患者使用芬太尼或舒芬太尼，而氯胺酮用于循环状态不稳定的患者，可能更为适合。如果怀疑或已知患者存在颈椎损伤，在气管插管时一定避免头部的移动。

由于患者对麻醉药的耐受通常很差，以至不能抑制患者体动，因此须加用肌松剂。琥珀胆碱由于其明显的副作用其应用受到限制，罗库溴铵（1.2 mg/kg）有可能成为急诊麻醉首选肌松剂。

麻醉维持期间，患者血流动力学的稳定依赖于手术止血和患者血容量的恢复。在麻醉和手术过程中，间隔一定时间需进行动脉血气分析、pH 和血细胞比容、电解质、血糖及凝血因子进行反复测定，以便随时进行调整。

五、麻醉中常见问题的处理

1. 手术时间长

长时间手术和伴随的长时间麻醉均会对患者的预后及机体恢复产生不利影响。严重创伤的救治过程中应遵循"损伤控制外科（damage control surgery，DCS）"救治原则，将早期手术治疗作为整个救治过程的一个基本环节，不宜追求一次手术完成所有确定性修复，尽可能缩短手术时间，避免对患者生理机制的过度干扰，从而遏制以代谢性酸中毒、低温和凝血功能障碍为主要特征的"致死三联症"的发生。

2. 体温异常

创伤患者大量输库存冷血、广泛暴露创面等，均可引起体温下降，应注意体温保护，但也要防止高热的发生。

3. 大量输血输液

严重创伤、长时间手术、创面大量渗血或出血的患者，通常需要补充大量液体。大量快速输血指在短时间内一次输血量 3 000 mL 以上，或者 24 小时内超过 5 000 mL。对所输的液体要进行加温，必要时监测患者凝血功能，并根据监测结果补充适当的凝血因子。

4. 血管活性药物的应用

急诊创伤患者发生大失血时必须首先补充有效循环血容量及止血，只有当输血、输液速度不能及时补充失血量时，为避免持久低血压的不良影响和防止心跳停止，才考虑短暂使用血管收缩药。血管收缩药的使用量应尽量小，时间应尽量短。同时应积极补充血容量，尽早减少升压药的使用。

5. 未控制出血的失血性休克

目前大量的基础研究证明失血性休克未控制出血时早期积极复苏可引起稀释性凝血功能障碍；血压升高后，血管内已经形成的凝血块脱落，造成再出血；血液过度稀释，血红蛋白降低，组织氧供减少；增加并发症和病死率。因此，提出控制性液体复苏（延迟复苏），即在活动性出血控制前应给予小容量液体复苏，在短期允许的低血压范围内维持重要脏器的灌注和氧供，避免早期积极复苏带来的副作用。

6. 酸中毒的纠正

只要循环维持稳定，依靠机体自身的代偿调节，便足以纠正酸血症。只有在血液 pH 值过低，剩余碱过低时，才考虑使用碳酸氢钠。

7. 麻醉恢复期的处理

在恢复室，创伤患者可能出现的问题包括苏醒时呕吐和误吸、苏醒延迟、苏醒后谵妄或躁动等。急诊术后患者气管拔管时间要相对延后，直到患者保护气道咳嗽反射的恢复。

第四章

神经外科手术的麻醉

第一节　麻醉对脑生理功能的影响

　　机体的高级神经活动都是由大脑主宰完成的，大脑的生理功能非常复杂，代谢极为活跃，其生理功能的正常发挥与脑血供与氧供有严格的依赖关系。麻醉通过影响大脑的生理功能而使机体的高级神经活动全部或部分受到抑制，避免或减轻各种刺激对机体的伤害，保证患者的安全和手术顺利进行。

一、麻醉药与脑血流及脑代谢的关系

　　脑代谢率对脑血流可产生重要影响，而决定脑血流的直接因素是脑灌注压，脑灌注压是指平均动脉压与小静脉刚进入硬脑膜窦时的压力差。许多麻醉用药可影响动脉压和脑代谢，进而影响脑血流。

（一）静脉麻醉药

1. 硫喷妥钠

　　硫喷妥钠对脑血流的自身调节和对二氧化碳的反应正常。镇静剂量对脑血流和代谢无影响，意识消失时脑代谢率可降低 36%，达到手术麻醉深度时降低 36% ~ 50%。硫喷妥钠使脑血流减少，主要是由于该药所致的脑血管收缩、脑代谢受抑制，故大脑血流的减少不会引起脑损伤，对脑代谢的抑制主要是抑制神经元的电生理活动（而非维持细胞整合所需要的能量）。

2. 依托咪酯

　　依托咪酯对脑代谢的抑制同硫喷妥钠相似，所不同的是依托咪酯注射初期脑代谢率急剧下降。脑血流的最大降低发生于脑代谢最大降低之前，可能与依托咪酯直接引起脑血管收缩有关。

3. 丙泊酚

　　丙泊酚与硫喷妥钠相似，对脑血流和脑代谢的抑制程度与剂量相关，但可保留二氧化碳的反应性。通过抑制脑代谢使脑血流相应降低，还可降低平均动脉压和脑灌注压。

4. 羟丁酸钠

　　长时间、大剂量应用羟丁酸钠可出现酸中毒，可使脑血管收缩，脑血流和脑代谢降低，可造成暂时性、相对性脑缺血。用作麻醉诱导时可增加脑灌注压。

5. 氯胺酮

　　氯胺酮是唯一可以增加脑血流和脑代谢的静脉麻醉药。

6. 神经安定药（氟哌利多与芬太尼合剂）

　　神经安定药对脑代谢影响轻，可减少脑血流。

（二）吸入麻醉药

　　所有吸入麻醉药都不同程度地扩张脑血管，增加脑血流，且抑制脑血管的自身调节，干扰对二氧化碳的反应。氟类吸入麻醉药降低脑代谢，氧化亚氮增加脑代谢。脑血管的扩张效应：氟烷 > 恩氟烷 > 异

氟烷、氧化亚氮和七氟烷。

（三）麻醉性镇痛药

单独使用麻醉性镇痛药对脑血流和脑代谢没有影响，甚至可以增加脑血流。临床研究结果不一，是因为与其他药物联合应用所致。

（四）肌松药

肌松药不能通过血－脑屏障，可间接影响脑血流，主要降低脑血管阻力和静脉回流阻力，对脑代谢没有影响。

二、麻醉药对颅压的影响

麻醉药对颅压的影响主要有两方面，一是对脑血管的影响，二是通过对脑脊液的产生和吸收的影响，两者最终都引起脑容量的变化。脑外科手术在硬脑膜剪开后，脑脊液被吸走，脑脊液产生增加和吸收减少已不重要。

（一）静脉全麻药对颅压的影响

氯胺酮能兴奋脑功能，增加脑血流和脑代谢，颅压也相应增高。其他静脉麻醉药不引起颅压增高，甚至可降低颅压，如硫喷妥钠、丙泊酚均可不同程度地降低颅压，苯二氮草类药物和依托米酯对颅压无影响，均可安全地应用于颅压升高的患者。

（二）吸入全麻药对颅压的影响

所有的吸入麻醉药可不同程度地引起脑血管扩张，致使颅压也随之相应增高，在程度上氟烷＞恩氟烷＞异氟烷、氧化亚氮和七氟烷。

（三）麻醉性镇痛药

单独使用麻醉性镇痛药，因其不影响脑血管的自动调节，故对颅压正常的患者没有影响，对已有颅压升高的患者，舒芬太尼可降低颅压。

（四）肌松药

琥珀胆碱因其可产生肌颤，一过性影响静脉回流，而致颅压增高。非去极化肌松药有组胺释放作用，组胺可引起脑血管扩张，颅压增高。

三、气管内插管对颅压的影响

大多数的神经外科手术需在气管内插管全身麻醉下进行，而气管内插管的技术操作可间接引起颅压改变。从喉镜置入暴露声门到气管导管放置到气管内，尽管临床上通过加大诱导药物的剂量，应用心血管活性药物，甚至气管内表面麻醉，但整个过程仍伴有不同程度的心血管应激反应，这种反应可致颅压升高。

四、暂时带管与气管内插管拔除对颅压的影响

神经外科患者手术结束后，是保留还是拔除气管内插管要根据不同病情和手术要求，以及术后监护条件而决定，两者各有利弊，且对颅压的影响也不尽相同。目前临床上随着病房监护条件的改善，多数患者术毕，于自主呼吸恢复后带管回病房监护室，维持适当的镇静 1~2 小时后拔管，在这段时间内只要患者能耐受气管内插管，一般不会引起颅压升高，如果镇静效果不够，患者发生呛咳，将会引起颅压剧升，严重时会引起颅内出血，影响手术效果。对带管的患者一定要密切监护，认真观察患者的镇静程度，防止镇静不足。无论带管时间多长，最终必将拔除，神经外科手术的患者拔管期间可引发心血管应激反应，拔除气管内插管时对气管壁及咽喉部的摩擦刺激常引起剧烈呛咳，直接造成脑静脉回流受阻而致颅压升高，呛咳可造成脑组织震荡而使手术创面出血，甚至导致手术失败。

第二节　神经外科手术麻醉的处理

一、术前评估与准备

神经外科手术患者术需常规访视，了解患者全身情况及主要脏器功能，做出 ASA 评级。对 ASA Ⅲ、Ⅳ级患者，要严格掌握手术麻醉适应证并选择手术时机。对下列情况应采取预防和治疗措施，以提高麻醉的安全性。

1. 有颅内压增高和脑疝危象，需要紧急脱水治疗，应用 20% 甘露醇 1 g/kg 快速静脉滴注，速尿 20 ~ 40 mg 静脉注射，对缓解颅内高压、脑水肿疗效明显。有梗阻性脑积水，应立即行侧脑室引流术。

2. 有呼吸困难、通气不足所致低氧血症，需尽快建立有效通气，确保气道畅通，评估术后难以在短期内清醒者，应行气管插管。颅脑外伤已有大量误吸的患者，首要任务是行气管插管清理呼吸道，并用生理盐水稀释冲洗呼吸道，及时使用有效抗生素和肾上腺皮质激素防治呼吸道感染，充分吸氧后行手术。

3. 低血压、快心率往往是颅脑外伤合并其他脏器损伤（肝、脾破裂、肾、胸、腹、盆骨损伤等所致大出血），应及时补充血容量后再行手术或同时进行颅脑手术和其他手术。注意纠正休克，及时挽救患者生命。

4. 由于长期颅内压增高而导致频繁呕吐，致脱水和电解质紊乱患者，应在术前尽快纠正。降颅压时应注意出入量平衡，应入量大于出量，并从静脉补充营养，待病情稳定后行手术。

5. 由垂体和颅咽管瘤合并血糖升高和尿崩症等内分泌紊乱，术前也应及时给予处理。

6. 癫痫发作者术前应用抗癫痫药和镇静药制止癫痫发作，地西泮 10 ~ 30 mg 静脉滴注，必要时给予冬眠合剂。如癫痫系持续发作，应用 1.25% ~ 2.5% 硫喷妥钠静脉注射缓解发作，同时注意呼吸支持和氧供。

7. 由于脑外伤、高血压、脑出血、脑血管破裂所致蛛网膜下隙出血，使血小板释放活性物质致脑血管痉挛，常用药物有尼莫地平 10 mg，静脉注射，每日 2 次。也可应用其他缓解脑血管痉挛的药物，能有效降低脑血管痉挛引发的并发症和死亡率。

8. 术前用药对没有明显颅脑高压、呼吸抑制患者术前可常规用药，用量可据病情酌情减量；对于重症患者，有明显颅脑高压和呼吸抑制患者，镇痛和镇静药原则上应慎用，否则会导致高 CO_2 血症。

9. 监测除常规血压、心电图、心率、动脉血氧饱和度，还应监测有创动脉压、血气分析、呼气末 CO_2、CVP、尿量等。

10. 神经外科手术麻醉的特点：①安全无痛：麻醉要镇痛完全，对生理扰乱小，对代谢、血液化学、循环和呼吸影响最小。②肌肉松弛：在确保患者安全的条件下，麻醉要有足够的肌肉松弛。肌松药不能滥用，要有计划地慎重应用。③降低患者应激反应：要及时处理腹腔神经丛的反射——迷走神经反射。要重视术中内脏牵连反射和神经反射的问题，积极预防和认真处理，严密观察患者的反应，如血压下降，脉搏宽大和心动过缓等。可辅助局部内脏神经封闭或应用镇痛镇静药，以阻断神经反射和向心的手术刺激，维持神经平稳。④术中应保证输液通畅，均匀输血，防止输液针头脱出。如果一旦发生大出血，补充血容量不及时，或是长时间的低血压状态，可引起严重后果，甚至危及生命。

二、麻醉方法

（一）局部麻醉

在患者合作的情况下，局部麻醉适用于简单的颅外手术、钻孔引流术、神经放射介入治疗及立体定向功能神经外科手术等。头皮浸润用 0.5% 普鲁卡因（或 0.75% 利多卡因）含 1∶20 万肾上腺素，手术开始时静脉滴入氟哌利多 2.5 mg、芬太尼 0.05 ~ 0.1 mg，增加患者对手术的耐受能力。

（二）全身麻醉

气管插管全身麻醉是现代常用麻醉方法，为了达到满意的麻醉效果，即诱导快速、平稳，插管时心血管反应小，麻醉维持平稳对各项生命体征影响小，目前临床上较多使用静吸复合麻醉。

1. 麻醉诱导

（1）硫喷妥钠（4 ～ 8 mg/kg）；芬太尼（4 ～ 8μg/kg）或舒芬太尼（0.5 ～ 1.0μg/kg）静脉注射＋维库溴铵（0.1μg/kg）静脉注射。

（2）丙泊酚（1.5 ～ 2 mg/kg）；咪达唑仑（0.1 ～ 0.3 mg/kg）＋维库溴铵（0.1 mg/kg）＋芬太尼（5μg/kg）静脉注射。

（3）对冠心病或心血管功能较差的患者，依托咪酯（0.3 ～ 0.4 mg/kg）＋芬太尼（5μg/kg）＋维库溴铵（0.1 mg/kg）＋艾司洛尔［500μg/（kg·min）］，在充分吸氧过度通气情况下行气管插管。

2. 麻醉维持

（1）常采用吸入异氟烷（或安氟烷、七氟烷等）加非去极化肌肉松弛药及麻醉性镇定药。

（2）静脉维持泵注丙泊酚［4 ～ 6 mg/（kg·h）］或咪达唑仑［0.1 mg/（kg·h）］，配合吸入异氟烷（安氟烷、七氟烷等），按需加入镇痛药及非去极化肌肉松弛药。

（3）全凭静脉麻醉，使用把控技术（TCI），静脉输注丙泊酚＋瑞芬太尼及非去极化肌肉松弛药。

3. 麻醉管理

（1）仰卧头高位促进脑静脉引流，有利于降低 ICP；俯卧位应注意维持循环稳定和呼吸通畅，并固定好气管导管位置。

（2）开颅前需使用较大剂量麻醉镇痛药如芬太尼，手术结束前 1 ～ 2 小时禁止使用长效镇痛剂如哌替啶、吗啡等，有利于术毕患者及时苏醒和良好通气。

（3）术中间断给肌松剂，应及时追加用量，防止患者躁动。对上神经元损伤患者和软瘫患者，应用肌松剂宜小剂量，应用苯妥英钠对非去极化肌松剂有拮抗作用，应加大肌松剂使用剂量。

（4）该类患者手术期间宜机械通气，并间断行过度通气，保持 $P_{ET}CO_2$ 在 4.0 kPa 左右。

（5）术毕患者应迅速苏醒，但又不能有屏气或呛咳现象以免使颅内压升高、脑出血等，可使用拉贝洛尔、艾司洛尔、尼莫地平控制血压升高，也可使用芬太尼 0.05 mg 静脉注射，或 2% 利多卡因 2 mL 行气管内注入防止呛咳反射所致颅内压升高、脑出血等。

（6）液体管理：术前禁食、禁水丢失量按 8 ～ 10 mL/kg 静脉滴注，手术中液体维持按 4 ～ 6 mL/kg 补给，患者术前应用脱水剂，已有明显高涨状态，补充液应是生理盐水或等张胶体液。多数学者认为神经外科患者应维持血浆渗透压浓度达到 305 ～ 320 mmol/L 较为理想，达不到时应使用脱水利尿剂。

（7）使用大剂量脱水利尿剂患者，可产生大量利尿作用，术中应加强对钾、钠、血糖和血浆渗透浓度测定，以利于及时发现和纠正。

第三节　颅脑外伤患者的麻醉

一、颅脑外伤患者的病理生理

颅脑外伤按其病理生理过程可分为原发性损伤和继发性损伤。受伤的瞬间，先为不同程度的原发性损伤，然后继发于血管和血液学的改变而引起脑血流减少，从而导致脑缺血和缺氧，脑水肿，颅压增高，进一步发生脑疝，导致死亡。因此，临床上需要对继发性损伤病理生理过程进行干预，防止其进一步发展加重损伤。

（一）脑血流的改变

研究证明，脑外伤患者在创伤急性期即可发生脑血流的变化。严重脑外伤患者约 30% 在外伤后 4 小时内发生缺血性改变。目前认为，这种外伤后缺血性改变是一种直接的反应性变化，而非全身性低血压所致，尽管后者可加重缺血性改变。

（二）高血压和低血压

由于原发性损伤之后，脑的顺应性发生改变，甚至有颅内出血，颅压增高，无论高血压还是低血压都将加重脑损伤。由于自身调节功能损害，低血压造成脑灌注压减少，导致脑缺血；而高血压可造成血管源性脑水肿，进一步升高颅压，引起脑灌注压降低。在自身调节功能保持完整的情况下，低血压可引起代偿性脑血管扩张，脑血容量增加，进而使颅压增高，造成脑灌注压进一步降低，产生恶性循环，又称为恶性循环级联反应。

（三）高血糖症

在脑缺血、缺氧的情况下，葡萄糖无氧酵解增加，产生过多的乳酸在脑组织中蓄积，可引起神经元损害。

（四）低氧血症和高二氧化碳血症

低氧血症和高二氧化碳血症都可引起颅脑损伤患者脑血管扩张，颅压增高、脑组织水肿，从而可加重脑损伤。

（五）脑损伤的机制

脑损伤的机制主要是在脑缺血的情况下激活了病理性神经毒性过程。包括兴奋性氨基酸的释放、大量氧自由基的产生、细胞内钙超载、局部 NO 产生等，最终引起脑水肿加重和神经元不可逆性损害。

（六）脑水肿

外伤后脑水肿和脑肿胀使脑容量增加、颅压增高，导致继发性脑损害，重者发生脑疝，甚至死亡。脑水肿分为五种情况：血管源性、细胞毒性、水平衡性、低渗性和间质性。

1. 血管性脑水肿：脑组织损伤可破坏血–脑屏障，致使毛细血管的通透性与跨壁压增加，以及间质中血管外水潴留，从而造成血管源性脑水肿。由于组胺、缓激肽、花生四烯酸、超氧化物和羟自由基、氧自由基等引起内皮细胞膜受损，激活内皮细胞的胞饮作用和内皮结合部的破裂，使毛细血管通透性增加。其次，研究发现体温升高、高碳酸血症可使内皮细胞跨膜压增高，导致毛细血管前阻力血管松弛，使脑水肿发生率和范围增加。另外，蛋白分子电负荷的改变使血管外水潴留。由于白蛋白为阴离子蛋白，容易通过受损的血–脑屏障，然后由外皮细胞清除。相反，IgG 片段为阳离子蛋白，则黏附于阴离子结合部位，而潴留于间质中。临床上脑出血、慢性硬脑膜下血肿和脑肿瘤附近的水肿，均属于血管源性水肿。

2. 细胞毒性水肿：细胞毒性水肿的主要机制是在脑血流减少的情况下，能量缺乏使细胞膜泵（Na^+–K^+–ATP 酶）功能受损，进而引起一系列的生化级联反应，使细胞外钾增加，细胞内钙增高，膜功能损害可引起细胞不可逆性损伤。由梗死造成的局灶性或全脑缺血、低氧，均可导致细胞毒性水肿的形成。

3. 流体静力性水肿：由于跨血管壁压力梯度增加，使细胞外液积聚。脑血管自身调节功能受损，可引起毛细血管跨壁压急剧增加。如急性硬脑膜外血肿清除后使颅内压突然下降，导致脑血管跨壁压突然增加，出现一侧脑半球弥漫性水肿。

4. 低渗透压性水肿：严重血浆渗透压降低和低钠血症是渗透性脑水肿的主要原因。脑胶体渗透压超过血浆渗透压，水分即被吸收入脑。当血清钠浓度低于 125 mmol/L 时可引起脑水肿。此外，由于性激素的不同，在同一血清钠浓度时，女性较男性更易发生脑水肿。

5. 间质性脑水肿：阻塞性脑积水、脑室过度扩大可使脑脊液–脑屏障破裂，导致脑脊液渗透到周围脑组织并向脑白质细胞外蔓延，在临床上可出现一种明显的非血管性脑水肿，即间质性脑水肿。这类水肿一旦发生，可导致脑缺血和神经元损害。

颅脑外伤初期由于静脉容量血管的扩张，脑血容量增加而出现脑肿胀，而不单是脑组织含水量的增加。其神经源性因素包括脑干刺激和脑循环中释放血管活性物质等。因此，早期的脑水肿主要由于脑血管自身调节功能下降，而脑干损害则影响动脉扩张，或静脉梗阻导致充血性或梗阻性脑水肿。如处理不当或不及时，在脑外伤的后期，随着脑水肿加重，颅内高压，脑灌注压下降，引起脑缺血，生化级联反应发生改变，发生复合性脑水肿，即血管性和细胞毒性脑水肿。

二、麻醉处理要点

（一）术前准确评估

由于颅脑外伤病情严重，麻醉医师应首先确保患者的呼吸道通畅，供氧应充分，及时开放静脉通路，以稳定循环，为抢救赢得时间，然后在极短的时间内迅速与家属沟通，了解相关病情，并掌握生命体征和主要脏器的功能情况，了解患者既往有无其他疾病，受伤前饮食情况，有无饮酒过量等。目前心肺功能状况，有无合并其他脏器损伤。脑外伤患者常因颅内压增高而发生呕吐，甚至误吸，所以这类患者均应视为饱胃患者，在插管前和插管时都应防止误吸。

（二）麻醉前合理用药

颅脑外伤患者一般不用术前镇静药，只给阿托品或东莨菪碱等抗胆碱药即可。无论何种镇静药都可引起患者呼吸抑制，特别是患者已存在呼吸减弱、呼吸节律异常或呼吸道不畅，即使少量的镇静药也可能造成呼吸抑制，使动脉血中二氧化碳分压增加，引起颅压增高。对于躁动的患者，一定要在密切监护情况下方可给予镇静。

（三）术中密切监测

术中常规监测有：心电图（ECG）、脉搏血氧饱和度（SpO_2）、呼气末二氧化碳分压（$P_{ET}CO_2$）、体温、尿量、袖带血压。必要时还应动脉有创测压、动脉血气分析和电解质分析。怀疑血流动力学不稳、估计失血较多或术中可能大出血，应行深静脉穿刺置管。为操作和管理方便，穿刺点以选择股静脉为宜。

（四）麻醉诱导

颅脑外伤患者的麻醉诱导非常关键，诱导过程当中血流动力学的急剧变化将会加重脑损伤；颅脑外伤患者常常饱胃，诱导过程中发生误吸，会使病情复杂化；颅脑外伤患者常合并其他部位脏器的损伤，如颈椎损伤、胸部损伤、肝脾破裂等；此外，颅脑外伤的老年患者可合并严重的心肺疾患。因此，如不加考虑，贸然进行常规诱导，势必酿成大祸，引发纠纷。

对于全身状况较好、无其他并发症的单纯脑外伤患者，麻醉诱导用药可以选丙泊酚、咪达唑仑、芬太尼和非去极化肌松药。丙泊酚作为目前静脉麻醉药的主打药物，也适用于脑外伤患者，可降低颅压和脑代谢率，并能清除氧自由基，对大脑有一定的保护作用。应用咪达唑仑，可减少诱导期丙泊酚的用量，对减少患者医疗费用有积极作用，同时也降低因单纯应用丙泊酚所引起的低血压发生率，若患者血容量明显不足。可单独应用咪达唑仑为宜，避免应用丙泊酚引起严重低血压而加重脑损伤。咪达唑仑和丙泊酚的用量一定要个体化，一般情况下可用咪达唑仑 4 ~ 8 mg，丙泊酚 30 ~ 50 mg。肌松药以非去极化肌松药为宜，如必须选用去极化肌松药，应注意有反流与误吸、增高颅压和导致高血钾的可能。非去极化肌松药以中、长效为主，如罗库溴铵（0.6 ~ 1 mg/kg）、维库溴铵（0.1 mg/kg）、哌库溴铵（0.1 mg/kg）。麻醉用药的顺序对诱导的平稳也有影响，先给予芬太尼（1.5 μg/kg），后给咪达唑仑，再给肌松药，30 秒后给丙泊酚。这种给药方法既可避免丙泊酚注射痛刺激，又能使各种麻醉诱导用药的作用高峰时间叠加一致，可减少气管内插管应激反应。气管内插管前采用 2% 利多卡因行气管表面麻醉，可使插管反应降到理想程度，最大限度地维持麻醉诱导平稳。

对于全身状况较差、合并其他脏器损伤或伴有其他并发症的患者，麻醉诱导应当慎重。

1. 对病情危重、反应极差或呼吸微弱甚至停止的患者，可直接或气管表面麻醉下插管。

2. 对于发生过呕吐的患者，应在吸引清除口咽部滞留物后，再进行诱导用药，在面罩加压控制呼吸之前，应由助手压迫喉结，防止胃内容物再次溢出加重误吸，在气管内插管成功后，用生理盐水灌洗，尽可能吸引清除误吸物，以利于气体交换。

3. 对其他并发症的患者，特别是心功能较差，甚至心力衰竭患者，首先应用强心药，选择诱导药物，如采用咪达唑仑、依托咪酯等，配合适量的芬太尼和肌松药。

4. 合并其他脏器损伤的患者，尤其是内脏大出血者，应进行积极的抗休克治疗，在血压回升、心率接近正常的情况下，谨慎地进行麻醉诱导与气管内插管，以免延误手术时机。诱导用药应选择对血压影响轻且对大脑有保护作用的药物，如咪达唑仑，即使这样，用药量也应减少，以避免血压剧烈波动。

（五）麻醉维持

颅脑外伤的患者一般都存在不同程度的颅内压增高，因此，麻醉维持一般不单独采用吸入全身麻醉，目前较多采用静脉复合全身麻醉或静脉吸入复合麻醉。静脉复合全身麻醉的维持采用静脉间断注射麻醉性镇痛药和肌松药，持续泵入静脉全麻药。麻醉性镇痛药以芬太尼为主，有条件的可用舒芬太尼和阿芬太尼，哌替啶较少使用。麻醉性镇痛药的用量一般应根据患者的实际情况决定，切忌量大，静脉全麻药也是如此。肌松药应选择对颅内压影响小的阿曲库铵、维库溴铵和哌库溴铵等。静脉全身麻醉药目前最为常用的是咪达唑仑和丙泊酚。丙泊酚优势更为明显，因手术医师希望术后能尽早评估患者的神经系统功能，丙泊酚起效和苏醒都快，而且还有脑保护作用，故选用丙泊酚更为有益。

静脉吸入复合麻醉维持是在静脉复合麻醉的基础上增加了气管内挥发性麻醉药的吸入。静脉复合麻醉的维持同上不再赘述。应该注意的是吸入麻醉药的选择，吸入麻醉药有脑血管扩张作用，异氟烷扩张作用最弱，适合应用。

（六）术中管理

颅脑外伤患者容量管理非常重要。临床上常用脉搏、血压、尿量等指标进行监测。需要注意的是脑外伤患者常用脱水剂，用尿量判断液体平衡情况不准确。最好监测中心静脉压，尤其是合并内脏出血休克者。在液体种类上，晶体液以乳酸钠林格液、平衡盐液和生理盐水为好，应避免应用含糖液。有大出血者，紧急时可选用胶体液，如代血浆、琥珀酰明胶（血定安）、万汶等。颅脑外伤患者血 - 脑屏障可能存在不同程度的损害，万汶有预防毛细血管渗漏的作用，从理论上讲，输注万汶可能优于其他血浆代用品。术中应注意失血量估计的准确性，适量输血，防止血液过度稀释，术中血细胞比容最好维持在 0.30 左右。

术中保持过度通气，维持呼气末二氧化碳分压 30 ~ 35 mmHg，有利于颅压的控制。术中除了密切监测患者生命体征外，还应观察手术步骤，对手术的进程有所了解。因为脑外伤患者由于颅压升高，致交感神经兴奋性增高、血中儿茶酚胺上升，易掩盖血容量不足，一旦开颅剪开脑膜，容易发生低血压，严重者可致心搏骤停。此外，麻醉医师在观察手术操作期间，应结合所监测的生命体征指标变化，及时与手术医师沟通，并根据术中生命体征变化，做出准确的判断和正确的解释及处理。

（七）麻醉恢复期的管理

麻醉恢复期的管理非常重要，不能掉以轻心。麻醉医师应根据病情做出相应的处理。早期拔除气管内插管，有利于手术医师及时进行神经系统检查，对手术效果做出及时评估。但必须掌握拔管时机，若患者出现不耐管倾向，且呼之睁眼，可给予少量丙泊酚，吸净气管内和口腔内分泌物后，拔除气管内插管。应尽可能避免麻醉过浅和拔管时剧烈呛咳，以免由此而引起颅内压增高和颅内创面出血。

对术前情况较差、多脏器损伤或其他严重并发症者，尤其是昏迷患者，宜保留气管导管或做气管切开，以利于术后呼吸道管理，有条件者护送专科 ICU 或综合 ICU。

三、麻醉注意事项

颅脑外伤患者麻醉一个最为关键的问题是，一定不能只注意颅脑外伤的情况而忽略了对其他脏器外伤的观察，以免贻误治疗，导致不良后果。入室后开放两条静脉通路，以备快速输血、输液，抢救休克和大出血。

无论哪种麻醉方法，麻醉诱导时都应防止误吸，以免使病情复杂化。手术过程中避免使用增高颅压的药物，控制呼气末二氧化碳分压，维持患者一定程度的过度通气。术中应注意患者水、电解质的情况，特别是患者大量应用脱水剂，极易引起水、电解质紊乱，液体量可以略欠一些，切不可过量，必要时输血，避免应用含糖液体。术中注意避免血压剧烈波动而诱发脑血管痉挛，加重脑损伤，影响术后神经功能的恢复。

脑外伤患者术后切不可盲目拔除气管导管，严重的脑水肿或脑干损伤，随时可能发生呼吸暂停，甚至死亡危险。

第五章

心血管外科手术麻醉

随着心脏外科手术技术的改进、人工材料和体外循环相关设备与技术的不断进步，手术的成功率得到了很大的提高，尤其是疑难危重心脏病的手术死亡率已普遍降低至 5% 以下，这其中心脏手术麻醉技术的进步，包括监测技术和用药技术的改进，尤其是麻醉医师综合素质的不断提高，是重要的环节之一。心脏手术麻醉是随着麻醉学的发展和心脏外科手术的要求而不断发展的。在几十年的发展过程中，心脏手术麻醉发生了重大的变迁。

第一节　缩窄性心包炎手术麻醉

缩窄性心包炎是由于心包慢性炎症性病变所致的心包纤维化、增厚并逐渐挛缩、钙化，压迫心脏和大血管根部，使心脏舒张和充盈受限，血液回流受阻，心功能逐渐减退，心排血量降低而引起的心脏和全身一系列病理生理改变，从而导致全身血液循环障碍的疾病。其自然预后不良，最终因循环衰竭而死亡。治疗的唯一有效方法是确诊后尽早手术。

一、病情特点与评估

心包包裹心脏和出入心脏的大血管根部. 分为外层的纤维心包和内层的浆膜心包。纤维心包为底大口小的锥形囊，囊口在心脏右上方与出入心脏的血管外膜相移行，囊底对向膈中心腱并与之相连。纤维心包坚韧、缺乏伸展性，心包积液时腔内压力增高，可压迫心脏。浆膜心包分为脏、壁二层，壁层与纤维心包紧贴，脏层紧贴心肌，即心外膜。脏、壁层心包在出入心脏的大血管根部稍上方相互移行。慢性炎症时，脏、壁层粘连，限制心脏舒缩。心包腔为纤维心包和壁层心包与脏层心包围成的狭窄、密闭腔隙，内含少量浆液，起润滑作用。

缩窄性心包炎的病因尚不完全清楚，目前已知有结核性、化脓性、非特异性及肿瘤化疗、肿瘤和外伤等所致的缩窄性心包炎等。过去慢性缩窄性心包炎多由结核杆菌所致，结核病的控制使慢性缩窄性心包炎病例显著减少，大多数患者病因不明，即使心包病理和细菌学检查也难以明确病因。心包脏层和壁层由于炎性病变导致炎性渗出和增厚，彼此粘连闭塞心包腔。心包增厚一般在 0.3 ~ 1.0 cm，严重者可达 2 cm。在心脏表面形成一层厚薄不均的硬壳，紧紧包裹心脏，限制心脏舒缩。在腔静脉入口和房室沟处易形成狭窄环，造成严重梗阻。由于心脏活动受限，心肌逐渐萎缩变性，甚至纤维化。心脏和腔静脉入口受增厚甚至钙化心包压迫是生理紊乱的主要原因。心脏舒张受限，充盈不足，心排血量下降，心率代偿性增快。右心室充盈受限，静脉压升高，导致体循环静脉扩张、颈静脉怒张、肝瘀血肿大、腹腔和胸腔积液、下肢浮肿。左心室舒张受限使肺循环压力增高和肺瘀血，影响呼吸功能。

约 50% 患者发病缓慢，无明确的急性心包炎病史。急性化脓性心包炎发病后 1 年至数年才出现典型症状，结核性心包炎 6 个月后可出现症状。主要表现为重度右心功能不全，呼吸困难、腹胀和下肢浮肿，呈慢性进行性加重，患者易疲劳，心前区不适，活动后心悸，咳嗽、食欲不振、黄疸、消瘦等，肺部淤血严重者可出现口唇、末梢发绀，端坐呼吸。重症患者可有腹水、消瘦、血浆蛋白降低、贫血等，甚至出现恶病质。听诊心音遥远、无杂音，触诊心前区无搏动。

脉搏细速，出现奇脉（吸气相脉搏减弱或消失），血压偏低，脉压减小，中心静脉压升高。叩诊胸部浊音，可有胸腔积液，呼吸音粗，可闻及湿啰音。

血象改变不明显，可有贫血。红细胞沉降率正常或稍快。肝功能轻度损害，白蛋白降低。部分患者可出现结核抗体试验阳性。心电图改变包括 QRS 波低电压、T 波平坦或倒置，提示心肌缺血；可有房性心律失常，P 波异常。X 线检查心影大小无异常，心脏边缘不规则、各弧段消失、左右侧心缘变直，主动脉弓缩小，心脏搏动减弱，主动脉搏动减弱，上腔静脉扩张致右上纵隔增宽，左心房增大，心包钙化，肺瘀血。胸部平片可见一侧或两侧胸膜增厚、粘连、钙化或胸腔积液。CT 和磁共振检查可了解心包增厚、钙化的程度和部位，有助于鉴别诊断。超声心动图可显示心包增厚、粘连或积液，室壁运动受限，下腔静脉和肝静脉增宽等。其他检查包括冠状动脉 CT、心导管检查、心肌组织成像等有助于排除血管疾病导致的心肌缺血和明确心肌受损程度等。

二、术前准备

缩窄性心包炎起病缓慢，全身情况差。心脏收缩和舒张功能严重受累，临床表现为射血分数正常，但心脏指数降低，循环时间延长，动静脉血氧分压差增大。代偿性表现为血浆容量、血细胞比容和总循环容量增加。多数伴有胸膜炎、胸腔积液，肺功能受影响，亦可累及肝脏功能。术前应根据患者的病情积极维护各脏器功能，调整内环境稳定，提高患者对麻醉和手术的耐受性，减少术中和术后并发症的发生。

针对原发感染应积极采取抗感染措施，除明确诊为非结核性心包炎之外，至少应进行系统的抗结核治疗 2 周。对大量胸腔积液、腹水患者，为维护其呼吸功能，术前可适当抽排胸腔积液、腹水，抽排量以患者能耐受且不剧烈影响血流动力学为原则，但绝不能因为药物治疗和反复胸腹腔穿刺能缓解症状而延误和丧失手术时机。麻醉前用药以不引起呼吸、循环抑制为前提。可在患者进入手术室后在严密监测下适度使用，常用药物有吗啡、东莨菪碱、咪达唑仑和右美托咪定等。术前常规禁食禁饮。腹内压高的腹水患者，为防止误吸，可预防性给予氢离子拮抗剂，如奥美拉唑、雷尼替丁等。低流量氧疗有助于改善患者的组织代谢状况。提供高蛋白饮食、补充血浆蛋白和补充维生素 B、C。肝功能明显下降患者还应补充维生素 K 以改善患者的凝血功能，防止手术过程中因凝血功能低下导致异常出血。常规利尿、补钾，调整水、电解质平衡。术前一般不用洋地黄制剂，心功能差、心率大于 100 次 /min 者仅在手术当日清晨给予小剂量洋地黄类药物，如毛花苷丙 0.2 ~ 0.4 mg，可适当控制心率，改善心功能。准备呼吸、循环辅助治疗设施，对病程长、心肌萎缩、估计术后容易发生心脏急性扩大、心力衰竭者，除药物准备外，应备好机械通气装置和心室辅助装置如主动脉球囊反搏（IABP）等。应备妥体外循环以防术中大出血，手术前，患者的一侧腹股沟区应做消毒准备，必要时可实施股动脉、股静脉体外循环转流，以保证氧合与补充血容量。准备体外贴敷式除颤电极并连接除颤仪，防止心包剥脱完成前发生心室纤颤时无法进行胸内除颤的窘迫状态。

三、麻醉方法

无论采用何种麻醉方法，麻醉管理的目的在于避免心动过缓和心肌抑制。选择气管内插管静吸复合麻醉时，应行全面监测，包括心电图、脉搏血氧饱和度、无创动脉压、有创动脉压、呼气末二氧化碳分压、中心静脉压和体温等，估计术后可能发生低心排血量综合征的患者，建议放置肺动脉导管进行监测。缩窄性心包炎患者由于循环代偿功能已十分脆弱，必须在严密监测心电图、脉搏氧饱和度和有创动脉压下缓慢施行麻醉诱导。由于患者的循环时间延长，药物起效慢，应酌情减慢麻醉诱导注药速度，不能误以为患者耐受性好而造成药物相对过量，以致血压下降甚至循环衰竭。备好多巴胺、去氧肾上腺素和肾上腺素等急救药物，根据监测情况随时修正麻醉用药方案，避免血压下降和心动过缓。

常用麻醉诱导药物有咪达唑仑、依托咪酯、氯胺酮、苏芬太尼等。尽管氯胺酮可能增加心肌氧耗，但可以防止诱导时出现血压下降和心动过缓，而心率增快是缩窄性心包炎患者增加心排血量的唯一有效代偿因素。肌松药应选用循环影响轻微且不减慢心率的药物，如泮库溴铵、罗库溴铵等，并适当减小剂量、缓慢滴定给药。麻醉维持以采用对循环影响轻微的芬太尼、苏芬太尼和瑞芬太尼为主的静吸复合或静脉复合麻醉。对心功能较好的患者可在手术强刺激环节（如切皮、劈开胸骨或撑开肋骨）时，吸入异氟烷、七氟烷或地氟烷加深麻醉。采用对肝肾功能影响小的阿曲库铵和顺式阿曲库铵等维持肌松。

麻醉管理要点在于：①维持血流动力学稳定，严格管理输血输液速度和液体入量，以防缩窄解除后心室过度充盈膨胀，引发急性右心衰竭或全心衰竭。遵循在心包完全剥离前等量输液或输血，心包剥离后限量输液的原则。②随着心包的剥离，开始小量使用多巴胺等强心药物，并随时调整剂量，直至心包完全剥离。避免心包剥脱、心肌受压解除、腔静脉同心血量骤增引起的急性心力衰竭。③密切监测心电图，出现严重心律失常时，应及时与手术医师沟通，必要时暂停手术并积极处理。由于开胸后无法直视心脏表现，经食管超声心动图（TEE）在评估缩窄性心包炎患者血流动力学方面有非常重要的价值。④避免机械通气潮气量过大，以防回心血量进一步减少导致心排血量降低。⑤全面监测内环境，包括血气分析、血常规、电解质和尿量等根据血气分析等监测结果及时调整内环境稳定，维持水、电解质和酸碱平衡。⑥手术结束后应保留气管插管送 ICU 机械通气，全面监测，维持正常血气水平，控制输液、输血量，持续强心、利尿，维护心功能，防治术后低心排血量综合征的发生，防止水、电解质和酸碱紊乱，并根据患者的情况合理制订镇静、镇痛方案，避免血流动力学波动。

第二节　先天性心脏病手术麻醉

一、病情特点

国内先天性心脏病（以下简称先心病）的发病率约为 6.3‰ ~ 14‰，但真实的发生率可能高于这一水平，许多出生后即死亡的患儿可能与致死性的先心病有关，而有些先心病，如主动脉双叶瓣畸形和动脉导管未闭早期无症状，因此真实的发病率尚不明确。早产儿先心病的发病率高于足月产儿（尤其是室间隔缺损与动脉导管未闭），患糖尿病的母亲，其新生儿先心病的发病率高于无糖尿病母亲的产儿。23% ~ 56% 染色体异常的患儿伴有先心病。发病原因可能与胚胎期发育异常、环境或遗传因素等有关。在过去的数年中，随着疾病的诊断、体外循环技术、监测和围手术期管理技术的不断进步，越来越多的幼小、危重的先心病患儿得到了成功的手术治疗。医学和外科手术技术的发展为 85% ~ 95% 的先心病患儿活至成年提供了机会，成年先心病患者的数量已与儿童的数量相当。

先心病种类繁多，临床常见的有 10 余种。一般根据先心病血流动力学特点进行分类，如是否存在分流、肺血流是增加还是减少、瓣膜周围是否有异常导致血流梗阻或减少等。因此，先心病分类方法也有多种，麻醉医师应采用有利于麻醉管理的分类方法。发绀型和非发绀型先心病是最常用的分类方法，发绀型先心病通常存在右向左分流或以右向左分流为主的双向分流或动静脉血混合；非发绀型先心病通常又分为无分流型和左向右分流型（表 5-1）。

根据心脏血流动力学特点和缺氧原因，先心病可分为：①左或右心室压力超负荷；②心室或心房容量超负荷；③肺血流梗阻性低氧血症；④共同心腔性低氧血症；⑤体、肺循环隔离性低氧血症。

根据分流血流对肺循环的改变可分为：①肺血流增多型：肺血流增多导致肺循环容量或压力超负荷；②肺血流减少型：异常分流或肺血流梗阻使肺血流减少导致全身血液氧合不足；③正常肺血流型：无分流的梗阻性病变常导致心肌做功增加、心室肥厚、顺应性降低和氧耗增加。根据解剖病变和临床症状分类：单纯交通型（心房、心室、动脉和静脉间直接交通）、心脏瓣膜畸形型、血管异常型、心脏位置异常型、心律失常型等。

心脏麻醉医师不但要掌握手术前患者的病理生理特点，还要掌握手术后患者的病理生理改变。

表 5-1 根据发绀情况的先心病分类

发绀型先心病	非发绀型先心病
肺动脉瓣狭窄或闭锁伴	无分流型
房缺或室缺	主动脉缩窄
法洛四联症	主动脉瓣狭窄
右室双出口	异常血管环
大动脉转位	有分流型
单心室	房间隔缺损
完全型肺静脉异位引流	室间隔缺损
三尖瓣闭锁	心内膜垫缺损
艾伯斯坦畸形	动脉导管未闭
	大动脉共干
	主动脉肺动脉间隔缺损

（一）室间隔缺损

胚胎从第 8 周开始形成室间隔组织，出生后约 20% ~ 60% 新生儿的室间隔自行闭合，其余 40% 在婴儿期闭合，多数在 5 岁以内闭合。超过 5 岁自行闭合者很少，即遗留室间隔缺损畸形。室间隔缺损是最常见的先天性心脏畸形。左心室压力［（80 ~ 130）/（5 ~ 10）mmHg］远超右心室［（15 ~ 30）/（2 ~ 5）mmHg］，产生左向右分流。左向右分流量取决于缺损大小和肺循环阻力。缺损部位不同对血流动力学影响的差异很小。只有很小的缺损心脏收缩后期可暂时关闭，而大、中型缺损的分流无影响。

左向右分流的血流动力学改变包括：①肺血多致左心室容量超负荷；②肺血流量大大增加；③体循环流量不足。左心室扩大、肥厚，心肌拉长，在生理代偿期内收缩增强，但心腔内超容和室壁顺应性降低使左心室舒张压升高，充盈受限，肺静脉、肺微血管等后续血流受堵，导致肺瘀血和肺间质水肿、肺泡水肿，肺顺应性降低，通气和换气功能障碍，左心衰竭和呼吸衰竭同时出现。左心室泵向主动脉的血流因分流减少，导致代偿机制的出现，血中儿茶酚胺浓度升高，交感神经兴奋，体循环血管收缩，外周阻力增高以维持血压。肾血流量减少使肾素 – 血管紧张素系统兴奋导致水钠潴留、血容量增加，肺循环和体循环静脉床瘀血，引起肺水肿、肝肿大和皮下水肿等。肺动脉阻力增加最终导致肺动脉高压。年龄、海拔高度、血细胞比容、体力活动和肺血管结构均可影响肺动脉压力。长期左向右大量分流使肺血管被破坏，Heath 和 Edwards 将其病理变化分为六级，肺血管结构的改变最终使肺动脉高压从可逆的动力性高压向不可逆的阻力性高压演变，肺动脉压可达到或超过主动脉压，使缺损处发生右向左分流，称为艾森门格综合征（Eisenmenger complex）；其后发现除室间隔缺损外，其他左向右分流的先心病亦可继发此病理生理，因此 Wood 将这类患者统称为艾森门格综合征。

（二）房间隔缺损

房间隔缺损为心房水平的左向右分流，可使肺循环流量三、四倍于体循环，右心房、右心室和肺动脉扩张。左右心房的压力差不能解释临床所见的巨大分流量，体位（重力）与分流方向也无关，房间隔缺损大量右向左分流的机制为：左室壁厚，心腔狭长，二尖瓣口面积小（成人约 4 ~ 6 cm²）；右室壁薄，顺应性高，易扩张，心腔短阔，三尖瓣口面积较大（11 ~ 13 cm²），方便容纳血液，心室舒张时右心房较易充盈右心室。房间隔缺损时左右房压力趋于相等，约 4 ~ 5 mmHg，右心室远较左心室容易充盈，由此造成大量左向右分流。心室收缩时存在左向右分流是由于右心房连接的腔静脉系统容纳血量远远大于左心房连接的肺静脉系统，在心室收缩晚期缺损部位已有左向右分流，但在心房收缩早期由于右心房收缩较左心房稍早，可有少量右向左分流，但随着大量左向右分流，少许分流入左心房的血流又被赶回右心房。由于右肺静脉开口接近缺损部位，因此分流部分大多由右肺静脉而来。

房间隔缺损时左心室的射血分数仍能保持正常，但左心室充盈不足，年长后左心室功能减退，因房间隔存在缺损，左心室功能减退导致的左房压升高可由缺损的分流得到缓解，所以临床表现为右心衰竭，手术修补后可能表现出左心室功能不全的症状。房间隔缺损患者 20 岁以前多无明显的肺动脉高压，除非居于海拔很高地区的患者。

（三）动脉导管未闭

动脉导管是胎儿肺动脉和主动脉间的正常通道，出生后即自行关闭。如关闭机制有先天缺陷，即构成临床上的动脉导管未闭。在某些先心病中，未闭的动脉导管是患儿生存的必需血源，自然关闭或手术堵闭可致死亡。出生后血氧升高和前列腺素降低是导管关闭的最主要因素，其螺形和环形平滑肌开始收缩，使导管管壁增厚、缩短，不规则的内膜增厚和垫墩发挥堵闭管腔的作用。出生后 15 小时内大多已功能关闭，管壁细胞无菌性坏死，代之以纤维组织增生而成动脉韧带。

出生后 3 个月仍未关闭一般才被认为是临床上的动脉导管未闭。因主动脉的收缩压和舒张压总是高于肺动脉，所以始终是左向右分流。主动脉分流的动脉血和来自右心室的静脉血在肺动脉混合，入肺循环再回到左心房、左心室，大大增加了左心室每搏量；除非有肺动脉高压，否则右心的前后负荷不变，而左心容量增加致心肌肥厚。主动脉收缩压不变甚至升高，而舒张压因主动脉瓣关闭后继续向肺动脉分流而降低，脉压增宽，产生周围血管体征。左心容量增加致左心室扩大，舒张压上升，使左心房及后续血管床瘀滞引起肺水肿。导管的长度、粗细与分流量有关，流程长者阻力增大，还可有扭曲使分流减少，还可因体位不同而与纵隔脏器位置关系变更压迫导管，称为"间歇性"导管，杂音时有时无。肺循环阻力是影响分流大小至关重要因素，阻力主要产生于肺动脉至小分支段，如二尖瓣狭窄或左心衰竭时肺静脉回流受阻，亦可使肺动脉压上升，分流减少。如肺循环阻力超过体循环，将产生右向左分流，肺动脉血流向降主动脉，产生下身青紫而上身不紫的差异性青紫。

动脉导管未闭引起肺动脉高压的原因包括：①分流量大使肺动脉压力增高（动力性）；②主动脉压力传导至肺动脉；③年长后产生梗阻性肺动脉高压；④肺静脉压增高（微血管后肺动脉高压）。

（四）肺动脉狭窄

根据狭窄部位可分为瓣膜部、漏斗部、肺动脉干和肺动脉分支狭窄，有单纯性狭窄或合并其他心血管畸形，约占先心病总数的 25% ~ 30%。肺动脉狭窄使右心室射血受阻，其收缩压增高程度与狭窄的严重程度成正比。严重肺动脉狭窄随着年龄增长，右心室进行性向心性肥厚，顺应性下降，舒张压增高，同时伴有三尖瓣反流，右心房、右心室扩大，最终导致右心衰竭。未经治疗的患者可出现肝静脉瘀血所致的肝硬化。中、重度肺动脉狭窄在胎儿期右心室心排血量可维持正常。重度狭窄患者的回心血经卵圆孔或房间隔缺损进入左心房、左心室，致使右心室、三尖瓣发育不良。出生后由于心房水平大量右向左分流，呈现严重低氧血症，不及时处理将危及生命。周围肺动脉狭窄约占先心病总数的 2% ~ 3%。狭窄可单发，仅累及肺动脉总干或其分支，或多发性狭窄同时累及肺动脉总干及若干较小的肺动脉分支。周围性肺动脉狭窄常合并其他先心病，如肺动脉瓣狭窄、法洛四联症、主动脉瓣上狭窄和室间隔缺损等。单纯周围性肺动脉狭窄病因未明，目前认为可能与胎内风疹病毒感染有关。根据狭窄范围和程度，可致不同程度的右心室肥厚，随着年龄增长，肺动脉狭窄可加重。周围肺动脉狭窄的治疗首选经皮球囊血管成形术。严重的分支狭窄，尤其是多发性外周分支狭窄，手术治疗难度很大，疗效也不满意。

（五）法洛四联症

法洛四联症是最常见的发绀型先心病，其发生率为 0.2‰左右，占先心病 12% ~ 14%。1888 年 Fallot 描述了该病的四个病理特点，即：肺动脉狭窄、主动脉骑跨、室间隔缺损和右心室肥厚，故称为法洛四联症。其中肺动脉狭窄和室间隔缺损是最主要的病变。肺动脉狭窄致肺血量严重不足，由体循环向肺循环丛生侧支血管，侧支血管可分为三类。第一为支气管动脉与肺动脉在肺内深部连接；其次为主动脉分支在肺门与肺动脉相连；第三为锁骨下动脉在进肺门前与肺动脉相连。法洛四联症的非限制性室间隔缺损使左右心室收缩压相等，通过室间隔缺损的血流方向和流量由肺动脉狭窄程度所决定。可呈现双向分流和右向左分流，右向左分流者肺血量明显减少，主动脉血流主要来自右心室，故有明显发绀。尽管有明显的肺动脉狭窄，但肺动脉压力正常或偏低，心排血量可正常或增高。非限制性室间隔缺损的存在使右心室压力不会超过体循环压力。法洛四联症中室间隔缺损的位置、肺动脉狭窄部位和主动脉骑跨程度对血流动力学改变不起决定性作用，右心室肥厚是右心室收缩压增高的代偿性改变。发绀程度还与血红蛋白增高程度和是否伴有动脉导管未闭以及体肺侧支血管多少等因素有关。法洛四联症右心血流的分流和左心回心血量减少都不增加容量负荷，因此心力衰竭很少见。心脏不大甚至偏小，慢性低氧血症可代偿性地产生肺部侧支循环和红细胞增多症，致使血液黏滞度增高容易发生血栓。侧支循环丰富的患者，肺血减少不明显，术前患者发绀较轻，但根治术后侧支循环的病理生理相当于未结扎的动脉导管，引起术后肺血增加，应引起注意。

（六）右心室双出口

典型的右心室双出口基本病变为：①主、肺动脉全部出自形态右心室（无动脉出自形态左心室）；②室间隔缺损为形态左心室唯一出口；③主动脉瓣和肺动脉瓣下均有肌性圆锥，均与房室瓣无纤维连接；④主动脉瓣和肺动脉瓣位于同一高度。右心室双出口常见三种类型：①艾森门格型（Eisenmenger），右心室双出口合并主动脉下室间隔缺损，无肺动脉狭窄；②四联症型，右心室双出口合并肺动脉狭窄；③陶氏型（Taussig-Bing），右心室双出口合并肺动脉下室间隔缺损。室间隔缺损是右心室双出口的病理要素之一，其位置可分别位于主动脉下、肺动脉下、两动脉下或远离动脉。由于室间隔缺损的位置与两大动脉种种不同的关系，主动脉瓣和肺动脉瓣下有无梗阻性病变，右心室双出口的病理生理、血流动力学和临床表现有极大差异。右心室内血流为层流者，临床上可完全无发绀。一般患者有轻重度不等的发绀，肺血或稀少或增多，甚至出现肺动脉高压，因此临床表现类似于单纯室间隔缺损、重度法洛四联症或完全型大动脉转位。

（七）三尖瓣畸形

1. 三尖瓣闭锁

三尖瓣闭锁必然存在心房间交通，体静脉、冠状静脉回心血经卵圆孔或房间隔缺损进入左心房，与肺静脉血混合进入左心室。大小的房间隔缺损使右心房和外周静脉压力增高，临床有体循环瘀血和右心衰竭的表现。左心室接受的动静脉混合血使外周动脉血氧饱和度降低，临床出现发绀。发绀的严重程度与肺循环血流量有关，而肺血流量又取决于室间隔缺损大小和肺动脉狭窄程度。合并大的室间隔缺损又无肺动脉狭窄时肺血流量增多，发绀可不明显。若合并肺动脉狭窄、闭锁或限制性室间隔缺损时肺血流量减少，发绀症状严重。三尖瓣闭锁合并肺动脉闭锁和室间隔完整的情况十分罕见，此时到达肺部的唯一通道为未闭的动脉导管或体、肺侧支循环。

2. 三尖瓣下移（Ebstein 畸形）

三尖瓣下移是指三尖瓣隔瓣或后瓣偶尔连同前瓣下移附着于近心尖的右心室壁上，约占先心病的0.5% ~ 1.0%。1866 年德国学者 Ebstein 在尸检中首先发现本病并详细描述了其病理解剖，故又被称为"Ebstein 畸形"。本病无性别差异，偶有家族史报道，母亲妊娠早期服用锂制剂者其后代易患本病。三尖瓣下移的病理生理改变轻重不一，轻者瓣膜功能基本正常；重者三尖瓣口狭小，右心室腔狭小，射入肺动脉血流量少，瓣叶变形、腱索缩短或乳头肌发育不良致使三尖瓣关闭不全，导致三尖瓣反流。右心房压力逐渐增高、扩大，血流分流至左心房，引起临床发绀症状。房化右心室与功能右心室同时收缩，而与右心房活动不一致，当心房收缩时，血流由右心房流向房化右心室，心室收缩时，这部分血流又返回右心房，因此右房压持续增高，而右心室容量较小，三尖瓣严重反流，致其收缩期无前向血流射入肺动脉，这种现象称为"功能性肺动脉闭锁"，此时肺循环血流完全依赖动脉导管分流或侧支循环。三尖瓣下移患儿发绀症状可在婴儿期缓解，但年长后不可避免的再次出现，可能因三尖瓣和右心室心肌功能逐渐减退，三尖瓣反流使瓣口逐步扩大，反流加重，并形成恶性循环，导致右房压增高，右向左分流加重。

（八）主动脉缩窄

主动脉缩窄是指主动脉上的局限性狭窄，其内有隔膜阻挡血流。缩窄可发生于主动脉任何部位，多数在主动脉峡部和左锁骨下动脉分叉处，约占主动脉缩窄的98%，男性多于女性。因下半身缺血致侧支循环丰富，包括锁骨下动脉所属的上肋间动脉、肩胛动脉、乳内动脉支，以及降主动脉所属的肋间动脉、腹壁下动脉、椎前动脉等。因肋间动脉显著扩张可导致肋骨下缘受侵蚀。主动脉缩窄以上的血量增多，血压上升，缩窄以下血量减少，血压降低。逐渐导致左心劳损、肥厚，负荷加重，终致心力衰竭。脑血管长期承受高压，可发展为动脉硬化，严重者可发生脑出血。下半身缺血缺氧，可引发肾性高血压及肾功能障碍等。

（九）主动脉狭窄

主动脉狭窄可分为主动脉瓣狭窄、主动脉瓣下狭窄和主动脉瓣上狭窄三型。其引起的基本血流动力学改变为左心室流出道梗阻，导致左心室与主动脉收缩压存在较大的压力阶差。主动脉瓣狭窄较多见，瓣口狭小，有单瓣叶、双瓣叶、三瓣叶或四瓣叶畸形，瓣叶相互融合、增厚和钙化。主动脉瓣下狭窄的瓣叶基本正常，而瓣环下方呈纤维膜性或肌性狭窄。主动脉瓣上狭窄的位置在主动脉瓣叶和冠状动脉开口的上方，较少见。三类狭窄都引起主动脉排血阻力增加，左心室负荷增大，左心室肥厚、劳损、舒张末压升高、充盈减少，同时冠状动脉供血不足出现心肌缺血症状。随着左心室的变化可致左心房、右心室压增高，心肌肥厚、劳损，终致左、右心室衰竭。

（十）大动脉转位

大动脉转位是胚胎发育过程中出现的主动脉与肺动脉异位，居发绀型先心病第二位，可分矫治型和完全型两种。矫治型大动脉转位，主、肺动脉位置颠倒，同时两个心室的位置也错位，肺动脉连接于解剖左心室，但仍接受静脉回血；主动脉连接于解剖右心室，却接受肺静脉氧合血。因此，虽有解剖变异，但血流动力学和氧合得到矫正，仍维持正常。完全型大动脉转位是两个大动脉完全转位，主动脉与解剖右心室连接，将静脉回心血排至全身；肺动脉与解剖左心室连接，将氧合血排入肺动脉，再经肺静脉回到左心。如果在肺循环与体循环之间没有通道，则患儿不能存活；只有存在通道（如卵圆孔、房间隔缺损、室间隔缺损、动脉导管未闭等）的情况下，患儿才得以生存，但自然寿命取决于通道的大小与位置，其中45%死于出生后一个月内。

（十一）完全型肺静脉异位引流

肺静脉血不回到左心房，而流入右心房或体静脉，一般都存在房间隔通道。解剖类型较多，1957年Darling将其分为四型：①心上型，临床较多见，约占50%，肺静脉汇合成肺静脉干，在心脏上方进入体静脉系统，再回入右心房；②心内型，约占30%，肺静脉汇合后，血流进入冠状静脉窦后再进入右心房；也有直接进入右心房者，但较少见；③心下型，约占12%，肺静脉汇合后，向下穿过膈肌连接于下腔静脉、门静脉和肝静脉；④混合型，较少见，约占8%。其病理生理变化取决于房间隔缺损的大小和异位连接有无梗阻；⑤因动脉血氧饱和度低，大量血流从左向右分流使右心和肺循环负荷增加，容易导致右心衰竭和肺动脉高压，使病情急剧恶化。

二、术前评估与准备

对先心病病理生理和临床症状的充分了解对制定麻醉方案至关重要，应详细询问病史，体检是术前评估的重要组成部分，因为患儿无法表述其症状，而其父母常常不能理解某些发现的重要性。

（一）术前评估

1. 病史与体检

患儿的发病年龄往往与疾病的严重程度有关。肺血流减少或混合不充分的患儿可能持续存在发绀，或因情绪激动、哭闹和活动量增加而间断出现发绀。年长的小儿应了解其有无喜"蹲踞"的习惯，并观察其与发绀之间的关系。应充分了解发绀的频率，以判断疾病的严重程度，因为发绀性缺氧发作也可能在麻醉和手术过程中发生，以便及时采取措施降低右向左分流。临床发绀的出现依赖于血中还原血红蛋白的绝对浓度而非氧饱和度，但新生儿由于含有大量高度饱和的胎儿血红蛋白，在临床出现发绀前其氧分压已严重降低。发绀型先心病往往潮气量增高，尽管早期并未出现杵状指，但其呼吸耐量降低，对缺氧的呼吸反应也减弱。婴儿喂养困难、成长缓慢往往提示有充血性心力衰竭，呼吸道易感染，出现肺炎。先心病患儿常常合并其他先天性疾病，因而容易在围手术期出现温度调节困难、营养不良、脱水与低血糖、气道困难、凝血异常和中枢神经系统疾病。

实验室检查应特别关注血细胞比容、白细胞计数、凝血指标、电解质和血糖等。缺氧使血红蛋白持续升高，定期检查血红蛋白有助于简单地判断患儿低氧血症的水平。高血红蛋白使血液黏滞度升高，容易导致血栓形成，如果患儿进食困难处于相对脱水状态将加速血栓形成。已有大量资料证明发绀型先心病患者存在凝血功能障碍，原因可能为血小板功能不全和低纤维蛋白血症。白细胞计数和分类的变化有助于判断患者的全身感染情况，发热、上呼吸道感染和白细胞增高患者不应施行择期手术麻醉，不仅因为体外循环将进一步降低免疫功能，而且术中所有的人工材料被细菌种植后将出现感染性心内膜炎等灾难性的情况。应排除家族性凝血异常，实施体外循环前应保证凝血功能正常。了解患儿血钾、镁、钙和血糖状态，及时纠正。左心室发育不全综合征患儿容易出现低血糖，新生儿心肌对血糖的依赖大于成人心肌，因而低血糖更易加重心力衰竭。其他检查包括心电图、超声心动图、心导管检查和胸部X线检查等。

2. 麻醉前告知

先心病的诊治风险因是否为完全矫治或姑息性手术以及医疗单位的水平而异。随着先心病手术死亡率的降低，术后严重的并发症的问题却显得尤为突出。麻醉医师应充分向家长告知麻醉手术的风险。神经系统后遗症仍然是先心病和其修复术最常见的并发症，25%患者术后早期存在脑功能障碍，体外循环后癫痫的发生率为20%。尽管文献报道癫痫一般为自限性，没有长期不良后果，但研究显示癫痫是神经系统发育的重要预后指标，术后癫痫与认知功能降低、语言和运动功能存在密切关系。许多先心病患儿术前并发脑发育不全，心血管功能不全也与脑发育不良、脑梗死、脑血管栓塞和脑脓肿形成有关，先心病的早期修复有助于限制这一脑损伤机制。术中脑损伤发生的主要机制为低氧性缺血再灌注损伤或栓塞损伤，血流动力学不稳定和脑能量需求增加致脑氧供需失调是术后脑损伤的主要原因。

（二）麻醉前准备

在充分了解患儿病情的情况下，麻醉医师应与儿科医师和心外科医师仔细讨论患者的麻醉前准备。如果在不纠正解剖病变患儿生理功能即无法改善的情况下，应决定实施限期手术。

1. 术前用药

目前有关术前用药的意见尚不统一。术前用药的作用主要包括：减少分泌物、阻断迷走神经反射、减少烦躁焦虑和降低麻醉诱导期的心血管不良反应。随着对呼吸道刺激小的吸入麻醉药的问世，以及众多关于抗胆碱能药物引起术后认知功能不全的报道，目前成人术前已很少使用抗胆碱能药物，尽管小儿麻醉中的使用还比较普遍，但研究显示不用抗胆碱能药物并没有增加不良后果。研究发现，呼吸道副作用与小儿的年龄、体重有关，小于3个月的小儿，尤其是新生儿，其迷走神经张力高，诱导药物、喉镜刺激、手术刺激等均可通过迷走反射引发心动过缓。许多麻醉医师采用术前肌注或在麻醉诱导时静注阿托品等药物，阿托品常用剂量 $40\mu g/kg$ 和 $20\mu g/kg$ 没有显著疗效差异，口服、静注、肌注不影响血药浓度。

长托宁为M受体拮抗剂，选择性地作用于 M_1、M_3 受体，对 M_2 受体无明显作用，既能减少呼吸道分泌物和防止刺激迷走神经引起的并发症，又能有效避免心动过速、尿潴留、肠麻痹等不良反应。小儿长托宁的推荐剂量 0.1 mg（体重 < 3 kg），0.2 mg（7～9 kg），0.3 mg（12～16 kg），0.4 mg（20～26 kg），0.5 mg（体重 ≥ 32 kg）。

小于8个月的婴儿很少需要镇静药，大于1岁的小儿麻醉前是否使用镇静药尚存分歧。必须充分权衡术前用药可能给患者带来的益处和不良反应，着重关注心血管反应和呼吸道通畅情况。目前最常用的镇静药为咪达唑仑，口服咪达唑仑已成为小儿麻醉前最常用药物。1998年后面市的咪达唑仑口服溶液（Versed糖浆）为小儿麻醉提供了术前镇静的有效方法。Versed糖浆 pH 为 2.8～3.6，以水溶性和亲脂性闭合环为主，口感好，小儿容易接受，口服后接触口腔黏膜的亲脂成分吸收好、更稳定。常用口服剂量为 0.25 mg/kg，起效时间 10～15 分钟，20～30 分钟达峰值，OAA/S 评分满意，不影响术后苏醒。咪达唑仑（0.25～0.5 mg/kg）联合氯胺酮（4～6 mg/kg）口服效果更好，无明显的循环、呼吸副作用。此方法也适用于接受诊断性检查的患儿。应用氯胺酮的小儿必须同时加用阿托品或长托宁，以避免分泌物引起呼吸道并发症的风险。选择术前用药总体原则应着眼于患者的需求和对镇静药物的反应。小儿用药后，应常规监测脉搏血氧，以提高安全性。

2. 术前禁食

术前禁食的原则在近年发生了较大变化。长时间禁食的婴幼儿可能发生低血糖和容量不足，也容易因饥饿和口渴导致情绪烦躁。关于是否需要长时间禁食的研究发现小儿清流质的胃排空时间为2小时左右，固体食物排空较慢，尤其是动物脂肪含量较高的膳食。据此，美国麻醉医师协会修改了相应的禁食时间指南，指南（表5-2）建议手术当日固体食物（包括牛奶）的禁食时间为6～8小时，清流质为2～3小时。此法大大减轻了择期手术小儿的口渴和饥饿感，降低了低血容量和血液浓缩的风险，同时不增加误吸的危险。急诊手术的禁食时间难以硬性规定，无法制定有效的指南来权衡推迟手术和误吸的风险。麻醉医师应针对不同的患者制定个体化的应对方案。

表5-2　降低肺部吸入危险的推荐禁食时间

摄入食物	最短禁食时间（h）	摄入食物	最短禁食时间（h）
清流质	2	乳品（非母乳）	6
母乳	4	清淡食物	6
婴儿粥	6	高脂肪食物	8

该推荐方案适用于各年龄组择期手术患者，但不适用于产妇，该指南并不能完全保证胃排空。

应特别关注禁食与长期用药的问题。一般来说，手术日清晨吞服药物时所饮的少量水并无误吸的危险。长期用药的目的不是为了维持术中血药浓度稳定，而是着重于其术后作用，因为术后需相当长时间才能恢复正常口服用药。

3. 患儿的准备

开放静脉和补液。长时间禁食、禁水有引起脱水的危险，发绀患儿红细胞增多（特别是血细胞比容大于60%者），液体不足将增加脑、肾等重要脏器栓塞的风险。而充血性心力衰竭患儿应适当限制液体，以防心室功能进一步恶化。对所有先心病患儿应特别注意排出静脉通道中的气泡，以防止右向左分流时气泡进入体循环动脉系统引起重要器官的栓塞。应采用精密输液器或输液泵以精确控制液体输注。术中是否输注含糖溶液目前尚有争论，如患者存在缺氧，高血糖可能加剧神经系统损伤。年龄不足1岁或体重小于10 kg的患儿可输注一定量含糖溶液（5% 葡萄糖液 5 mL/kg），其他以平衡液为主，并随时监测血糖浓度。可以在父母的陪同下在病房或麻醉接待准备室中为患儿开放静脉通道，口服咪达唑仑后，也可在手术中吸入七氟烷后开放静脉通道。

4. 相关麻醉用品的准备

（1）器械和辅助设备：小儿专用麻醉机、儿童简易呼吸囊和儿童加压面罩；小儿间接喉镜或新生儿直接喉镜；小儿牙垫；听诊器；尽可能选用内径大的适合当前小儿的气管导管，上下号各一备用；小号插管钳；22 G 和 24 G 动静脉穿刺针用于动脉置管，深静脉置管常用 20～26 G 管道；多功能监护仪，包括无创血压、有创压力（2 或 3 个通道）、温度（至少 2 个模块）、氧饱和度、心电图、呼吸气末二氧化碳和麻醉气体监测等，计量尿容器；小儿食管超声探头；多功能血气生化分析仪（血气、电解质、血糖、血细胞比容、乳酸等）、ACT 监测仪、除颤仪；气体和液体加温装置及相应耗材；精密输液装置和注射泵等。

（2）药物：使用合适大小的注射器将常规和抢救用药按较低的浓度抽好备用，以便紧急情况下快速精确给药。持续用药的浓度应满足既能精确给药，同时避免液体过量。（表 5-3）为心脏病患儿术中常用非麻醉类药物和剂量。

表5-3　小儿术中常用非麻醉类药物和剂量

药物	剂量
正性肌力药物	
肾上腺素	0.01～0.1 μg/（kg·min）
异丙肾上腺素	0.01～0.1 μg/（kg·min）
去甲肾上腺素	0.01～0.1 μg/（kg·min）
多巴酚丁胺	2～10 μg/（kg·min）
多巴胺	2～10 μg/（kg·min）
米力农	50 μg/kg（负荷量），随后 0.25～0.75 μg/（kg·min）
扩血管药物	

药物	剂量
硝酸甘油	1 ~ 2 μg/（kg·min）
硝普钠	1 ~ 5 μg/（kg·min）
氨茶碱	0.5 mg/kg 慢推，随后 0.5 ~ 1 mg/（kg·h）
前列腺素 E_1	0.05 ~ 0.1 μg/（kg·min）
拉贝洛尔	10 ~ 100 mg/h
抗心律失常药物	
利多卡因	1 mg/kg 静注，随后 0.03 mg/（kg·min）
腺苷	0.15mg/kg 单次
胺碘酮	5 mg/kg 慢推，随后 5 mg/kg（至少 12 h）
β 受体阻滞剂	
艾司洛尔	0.5 ~ 1mg/kg 单次，100 ~ 300 μg/（kg·min）
美托洛尔	2.5 ~ 5 mg 单次，随后 2.5 mg 递增
其他	
氯化钙	10 ~ 20 mg/kg
碳酸氢钠	1 mmol/L（1 mmol/kg）（或根据血气分析 BE 确定）
去氧肾上腺素	1 ~ 10 μg/kg
肝素	3 mg/kg
鱼精蛋白	3 ~ 4 mg/kg

三、麻醉方法

（一）术中监测

1. 无创监测

无创监测主要包括心电图、无创血压、经皮脉搏氧饱和度、呼气末二氧化碳、麻醉气体浓度和温度等，TEE 为半有创监测，有专用小儿食管探头时可以采用。心电图主要用于监测心律失常和心肌缺血，婴幼儿应准备专用电极妥善固定并防止皮肤受损。心脏手术中的无创血压只在有创动脉压建立之前使用。经皮脉搏氧饱和度在小儿心血管手术中极为重要，可大大提高麻醉的安全性，特别对于发绀患儿。手术中影响脉搏氧饱和度的因素众多，如高频电刀、手术灯光、袖带血压计、血管收缩痉挛、注射染色剂、局部低温和低灌注等。目前第五代脉搏氧饱和度监测技术已可安全地用于低温和低灌注状态，考虑到小儿的肢端容易受低温和低灌注影响，建议采用一次性氧饱和度探头，有用于指、趾、手掌、脚掌、耳垂的探头，并有额贴探头，可监测脉搏脑氧饱和度。小儿的氧储备较差，一旦出现氧饱和下降，说明已经出现明显缺氧，应特别注意。呼气末二氧化碳监测已成为临床麻醉中的常规监测项目，除了解二氧化碳分压水平、确认气管内导管和麻醉回路完整性外，也可获得病理生理方面的信息。如法洛四联症流出道痉挛肺血减少导致缺氧发作的患儿，呼气末二氧化碳可明显降低。

2. 有创动脉压监测

术中由于血压波动、体外循环期间非搏动血流和反复采样血液分析等的需要，直接动脉压监测极为重要。适用于所有体外循环心脏手术和小儿非心脏手术，特别是新生儿。小儿测压管道的抗凝为每毫升生理盐水含肝素 1 U。虽然股动脉、尺动脉、肱动脉、颞动脉和足背动脉均可采用，但临床上最常使用桡动脉。术前应常规检查手部两侧的血液循环，通过触诊对桡动脉搏动情况做出评价，行改良 Allen 试验对手部并行循环做出评价。

3. 中心静脉压监测

可用于中心静脉压测定、快速给药、输血输液、放置肺动脉导管或起搏导管及术后静脉营养等。常用穿刺置管途径有颈内静脉、锁骨下静脉、股静脉、颈外静脉和肘前静脉等。

4. 肺动脉压监测

中心静脉压仅反映右心充盈和血容量状况，不能反映左心状态。Swan-Ganz 导管可用于术中和术后测定右室肺动脉压差及混合静脉血氧饱和度，为诊断和治疗提供指标。尤其适用于充血性心力衰竭、左心功能低下、肺动脉高压、主动脉瓣和二尖瓣病变患者。目前临床已有用于小儿的特种肺动脉导管。

5. 左房压监测

放置肺动脉导管困难的小儿可在术中由外科医师在左心房置管测定左房压。有些医疗中心采用将位于右心房的中心静脉导管经房间隔缺损置入左心房临时监测左房压，此时，5 岁以内的小儿中心静脉导管应置入 10 ~ 14 cm。左房测压时要慎防气体进入测压系统。

6. 中枢神经系统监测

体外循环心脏手术后的中枢神经系统并发症多发、复杂，成为目前研究领域的热点。常用监测手段包括脑电图、双频谱分析（BIS）、经颅多普勒脑血流图（TCD）、颅内压监测及脑氧饱和度监测等。但目前在敏感性、可靠性、定位和定量等方面均存在不足。

7. TEE

目前 9T 经食管超声探头可安全地用于体重大于 4 kg 的患儿，适用于术中明确诊断、评价手术疗效和心室功能，也可指导外科医师排出心内气泡。

（二）麻醉诱导与维持

1. 麻醉药的选择

全面理解先心病病理生理和血流动力学特点，是麻醉管理和麻醉用药的基础。药物选择须综合考虑疾病严重程度、心血管功能状况、年龄、有无静脉通道、入室状况和有无气道梗阻等。

（1）吸入麻醉药：除经呼吸道吸入外，也可在体外循环机上安装挥发罐维持体外循环期间的全身麻醉，可选用 N_2O、恩氟烷、异氟烷、七氟烷或地氟烷等。吸入药诱导较迅速，可避免患儿因穿刺等操作而引起哭闹和缺氧；麻醉苏醒较快，利于早期拔除气管导管；但对循环功能抑制较明显，血清氟离子浓度较高，对肾、肝功能可能产生不利影响。N_2O 可用于麻醉诱导和维持，但从转流开始即应停止使用，以防发生张力性气胸或气栓等并发症。

（2）静脉麻醉药：常用药物有氯胺酮、咪达唑仑、依托咪酯和丙泊酚。氯胺酮的交感兴奋作用使心率增快，心肌收缩力增强，故对心功能差的病儿较容易维持心率和血压，氯胺酮是唯一有确切镇痛作用的静脉麻醉药，对呼吸系统抑制小，除麻醉诱导外，也可用于心导管检查等，但有分泌物增多的副作用，应常规使用阿托品、东莨菪碱或长托宁等。丙泊酚作用迅速可靠，但抑制心肌和扩张外周血管，用于重症心脏患儿易引起血压下降。依托咪酯心血管抑制作用小，麻醉诱导安全可靠，且乳剂对血管的刺激明显减小，与吸入药或镇痛药合用，可安全地用于重危先心病患儿的麻醉诱导。

（3）麻醉性镇痛药：吗啡和笑气合用对充血性心力衰竭和发绀型先心病患儿可产生满意的镇痛作用，且不抑制心肌收缩和交感神经系统。小量吗啡（0.1 mg/kg）可使患儿从手术室平稳地转移到监护室，避免手术结束时麻醉突然减浅，且对术后通气无明显影响。芬太尼及其衍生物麻醉能提供稳定的血流动力学状态，有效抑制神经体液应激反应，且无心肌抑制作用。目前已基本放弃早年大剂量芬太尼麻醉方法，改用中、小剂量芬太尼麻醉（3 ~ 5 μg/kg），能有效减轻术后呼吸抑制，缩短呼吸支持时间、监护室滞留时间和住院时间。苏芬太尼镇痛作用约为芬太尼的 7 ~ 10 倍，且镇静作用强，引起胸、腹壁肌肉僵硬的副作用较小，诱导期使用更安全。随着快通道心脏麻醉的普遍提出和应用，瑞芬太尼在心脏手术中的应用越来越多，尽管其呼吸抑制作用较强，但停药后 3 ~ 5 分钟自主呼吸即可恢复，便于精确控制患儿的麻醉状态。由于芬太尼等存在引起胸腹壁僵硬的副作用，建议患儿诱导时在充分镇静后先用肌松药，以避免无法有效通气的状况发生。麻醉性镇痛药不能避免术中知晓的发生，应同时做好充分镇静。

（4）肌肉松弛剂：肌松药的选择通常以血流动力学效应、起效时间、作用持续时间、不良反应及患儿疾病和治疗用药等为依据。诱导常采用起效较快的罗库溴铵和米库氯铵，由于去极化肌松药琥珀酰胆碱的副作用较多，目前临床上使用较少，但在估计插管困难的患者可以作为备用药物。根据手术时间长短选择维持肌松用药。应注意苄异喹啉类肌松药阿曲库铵等的组胺释放作用对心血管系统的影响，顺式阿曲库铵的组胺释放作用大大减小，安全度有所提高。对疾病已经影响肝肾功能的患者，可选用不经肝肾代谢的阿曲库铵和顺式阿曲库铵，避免药物蓄积。麻醉维持期间的肌松药可以间隔一定时间根据肌松监测结果单次推注，或使用微量注射泵持续输注。

2. 麻醉诱导

诱导方式需根据患儿的年龄、病情和合作程度做出选择，有吸入、静脉和肌肉等给药方式，①肌肉注射诱导，适用于婴幼儿或不合作患儿，及病情重、发绀显著或心功能不全而尚未开放静脉通路的患儿。常用氯胺酮 4 ~ 6 mg/kg 肌注，可使患儿安静入睡，同时升高血压，增加心排血量，利于维持循环稳定；还有提高周围血管阻力以维持肺血流量和氧饱和度的作用，可安全用于右向左分流的患儿。②静脉诱导，适用于能合作的儿童，对左向右或右向左分流患儿均适用。根据病情可选用下列诱导药物组合：丙泊酚 1 ~ 1.5 mg/kg，氯胺酮 1 ~ 2 mg/kg，依托咪酯 0.3 mg/kg，咪达唑仑 0.05 ~ 0.1mg/kg。患儿入睡后先用肌松药，再结合芬太尼 3 ~ 6μg/kg 或苏芬太尼 0.5 ~ 1μg/kg 静脉注射，然后可施行气管内插管。③吸入麻醉诱导，适用于心功能较好、左向右分流的患儿，但不适用于右向左分流的发绀病儿，因肺血少可致麻药从肺泡弥散入血的速度减慢，且容易引起动脉血压降低。目前常用药物为七氟烷，其特点为诱导迅速、气味好、循环抑制小、无组织毒性。

诱导过程中应注意保持患儿气道通畅并关注心率的变化。先心病患儿气道梗阻的耐受性很差，特别是婴幼儿和发绀型心脏病患儿。气道梗阻将导致低氧血症和高碳酸血症，肺循环阻力增加，逆转心内左向右分流或增加右向左分流。心动过缓或结性心律可导致心排血量降低，灌注不足、酸中毒进一步抑制心肌收缩力，升高肺血管阻力，降低体血管阻力。

3. 麻醉维持

先心病患儿麻醉维持主要依据术前状态、对全麻诱导后的反应、手术时间长短、术中操作和术后对呼吸管理方式的需求等因素综合考虑制定。一般麻醉维持方法为麻醉性镇痛药加吸入麻醉药、肌松药或其他静脉麻醉药。结合体外循环下手术流程，分体外循环前、体外循环中和体外循环后三个阶段处理。

（1）体外循环前：麻醉要求保证血流动力学平稳，使其顺利过渡到并行体外循环阶段。应加深麻醉抑制手术刺激，如切皮、锯胸骨等，追加芬太尼、苏芬太尼和肌松药，调整吸入药浓度。及时调整心内操作引起的血流动力学变化，尤其是游离升主动脉和上、下腔静脉时，容易发生血压波动和心律失常。对手术区的直接观察有助于了解心肌收缩和两肺的膨胀。根据对血压、中心静脉压等的监测确定输液量，一般不需输血，若有明显失血应及时补充胶体或输血，或主动脉插管后通过体外循环机补充容量，维持血流动力学稳定。

（2）体外循环中：转流开始前应加深麻醉，包括镇静镇痛药和肌松药，防止体外循环装置使分布容积增大导致血药浓度降低引起术中知晓和自主呼吸恢复。全身肝素化后即停止外周液体输入。上、下腔静脉阻断后，基本无肺血流即可停止机械通气，或在主动脉阻断后停止通气。是否继续吹氧使两肺保持膨胀，从而降低术后肺部并发症有不同观点。体外循环期间膨肺主要用于帮助外科医师检查室间隔修补后有无残余分流、二尖瓣修补后检查瓣膜关闭是否完全及开放主动脉前协助排出左心气体。上、下腔静脉开放后，吸尽气道内分泌物可恢复机械通气，根据血压、肺血流量（呼气末二氧化碳水平）随时调整呼吸参数，循环灌注指标主要包括平均动脉压、中心静脉压、尿量、体温、pH 和氧饱和度。主动脉开放后，根据心脏复跳情况选用血管活性药物，常用药物多巴胺、多巴酚丁胺、肾上腺素微量泵持续泵注，其他药物如钙剂、阿托品、异丙肾上腺素、碳酸氢钠、硝酸甘油、肾上腺皮质激素、利多卡因、米力农、前列腺素 E_1 等，应根据不同情况选用，以维持心脏复跳后、并行循环期间血流动力学稳定。及时处理顽固性心律失常，如室颤时及时除颤等，如有Ⅲ度房室传导阻滞，在改善灌注和异丙肾上腺素等药物处理无效时，应建议外科医师尽早安装临时起搏器。在循环、呼吸、体温、内环境、麻醉深度、术野出血情况都达到满意状态后脱离体外循环，对手术效果不明显者，要做好继续体外循环的准备。

（3）体外循环后：除了维持适当的麻醉深度，应注意以下几点：①维持良好的心肌收缩力和灌注压；②补充血容量；③维持电解质酸碱平衡，特别是避免低钙血症和低钾血症；④维持满意的尿量；⑤保持体温。根据患儿病情维持麻醉深度，病情轻者，麻醉不宜过深，以便术后早期拔管。由于监护室无吸入麻醉装置，应逐渐将吸入麻醉过渡到静脉麻醉，以防送至监护室后麻醉过浅，导致血流动力学波动。根据 ACT 监测合理使用鱼精蛋白，并注意鱼精蛋白可能引起的过敏反应，一旦发生可用钙剂和正性肌力药物纠正；一旦出现严重的肺血管收缩、痉挛，必要时可重新体外循环转流辅助。重症先心病患者病情多变，转送 ICU 前应备好小儿简易呼吸机和监护仪，途中继续观察各项指标变化，并备好急救药物。

（三）围体外循环期常见并发症及处理

1. 低心排血量

先心病术后低心排血量的原因有：①心率或节律变化；②出血、利尿、补液不足或心包压塞等导致前负荷降低；③肺动脉高压或外周血管收缩等引起后负荷增加；④酸中毒、电解质失衡、继发于缺血缺氧的心肌受损、心室切开或心肌保护不力等导致心肌收缩力下降；⑤心内修补不满意，残余心内分流或瓣膜损伤等。

（1）心率：新生儿心室舒张顺应性降低与其非收缩性心肌和收缩性心肌比值有关，每搏量一般固定在 1.5 mL/kg，因此其心排血量依赖心率。起搏或静滴变时性药物可改善心率，如多巴胺、多巴酚丁胺和异丙肾上腺素等。术后存在房室完全性或间歇性传导阻滞的病例，心室或房室顺序起搏可调整心率、增加心排血量。

（2）前负荷：循环容量补充的种类、数量取决于血红蛋白水平、血细胞比容、白蛋白水平和容量丢失的多少。正常循环容量的范围为：婴儿 95 mL/kg，年长儿 75 mL/kg。静脉推注方式的补液量为 5 ~ 10 mL/kg，补液速度不宜过快。左房压达 14 ~ 16 mmHg 时，补液将不再增加心排血量。左房压大于 20 mmHg 将导致肺水肿。由于婴儿静脉容量很大，右房压不能正确反映容量需求，不能作为容量治疗的唯一指标。

（3）后负荷：体循环阻力或肺血管阻力增高将显著降低每搏量和室壁收缩程度与速度，最终导致心排血量和心室功能的降低。体外循环后患者血管阻力增高很常见。病理因素如低氧、酸中毒、低温、疼痛等均增加体、肺血管阻力，消除这些血管收缩因素对降低后负荷很重要。相反，增加的后负荷可能是心肌收缩力下降时为了维持血压的代偿性反应。残余的右心室或左心室流出道梗阻也会增加后负荷。临床常用降低后负荷的血管扩张药有米力农、硝酸甘油和硝普钠。磷酸二酯酶抑制剂米力农是一种体、肺血管床直接血管扩张剂，同时有强心作用，尤其适用于低排高阻的患者，常用剂量 0.3 ~ 0.7 μg/（kg·min）。硝普钠作为直接平滑肌松弛剂能有效降低血管阻力，但须避光使用，并监测氰化物水平，以防氰化物中毒，剂量为 0.5 ~ 3.0 μg/（kg·min）。硝酸甘油是一种直接平滑肌松弛剂和潜在的冠脉血管扩张剂，使用剂量 1.0 ~ 5.0 μg/（kg·min），需用非聚氯乙烯注射器和泵管，否则该药会黏附于注射器内壁而失活。使用血管扩张剂时需随时补充容量，维持足够的前负荷，并密切监测血压。

（4）心肌收缩力：术前因存在心脏缺损造成压力或容量超负荷可致心肌收缩力长期受损。术中药物、麻醉、心肌缺血、大范围心室切开或心肌切除也可抑制心肌收缩力。术后低氧、酸中毒和药物也影响收缩力。体外循环后常规应用改良超滤可改善术后早期左心收缩功能、舒张顺应性、提高血压和减少正性肌力药物的使用。大剂量正性肌力药物的应用可使乳酸持续增高，不利于末梢循环和氧供的改善。

2. 呼吸功能障碍

体外循环后的呼吸功能障碍很常见，并受多种因素的影响，可致术后病程延长。术前存在的心脏畸形已造成肺功能长期改变，肺血流过多引起呼吸道阻力增加、肺顺应性降低。呼吸衰竭的原因有：内皮功能障碍、左心衰竭、液体超负荷致肺水肿，大量残余心内左向右分流，术中左心减压不足等。造成肺功能明显损害的原因可能是体外循环相关的全身炎性反应。血液和体外循环回路接触及其他因素（出血、末梢气管缺血、体温变化等）可触发细胞因子和补体激活，肺有着丰富的血管床，极易受炎性反应的影响，围手术期超滤可减轻这些副作用。大剂量皮质激素如甲泼尼龙可改善术后肺泡 – 动脉血氧差。

气管支气管分泌物积聚和肺不张也是肺功能受累的常见因素。利尿剂和正性肌力药物有助于改善肺水肿所致的心肺功能。术后持续呼吸支持有助于降低氧耗，并逐渐恢复心肺功能。

3. 肺动脉高压

肺血管阻力升高的患儿心脏术后常立即出现肺动脉高压，尽管纠正了心脏缺损，但肺血管阻力有时可进行性升高，特别在缺氧、二氧化碳蓄积、酸中毒、疼痛刺激、使用肾上腺素等收缩肺血管药物、清理气管内分泌物等情况下出现肺动脉高压危象。尽管有很多方法可控制肺血管阻力，但目前临床上仍缺乏一种可控性强、肺血管选择性良好、给药方便、毒性反应小且停药后不反弹的治疗方法。当同时存在肺动脉高压和左心功能紊乱时，应慎用降低肺血管阻力的措施，因为肺血管阻力降低后，肺血流量增加，将大大增加功能紊乱的左心室前负荷，可能导致急性肺水肿。常用控制肺血管阻力的方法有：

（1）适度麻醉：维持麻醉深度，降低氧耗，增加肺血管反应性。

（2）机械通气：尽管增加吸入氧浓度可降低肺血管阻力，但氧浓度超过 60% 时可能引起肺损伤，应避免长时间吸入高浓度氧。由于功能残气量正常时肺血管阻力最小，因此肺适度膨胀非常重要。气管内吸引刺激可能通过神经反射导致肺血管阻力急剧升高，对合并肺动脉高压的患儿，应设计不同的气管内吸引间隔时间，并设法减少吸引的危险。确定合适的 PEEP，达到既改善氧供又不增加肺血管阻力的目的。

（3）pH 值：血液 pH 值对肺血管阻力有很强的影响，碱化血液（pH 7.50 ~ 7.60）常用于肺血管阻力升高患儿的治疗。尽管过度通气和输注碱性液体碱化血液均可降低肺血管阻力，但过度通气可升高平均气道压、增加全肺阻力、减少静脉回流和心室充盈，并可引起气压伤，低碳酸血症还可降低脑血流。因此，碱化血液不能仅靠过度通气，在血钠允许时应输注部分碱性液体。

（4）静脉用药：临床上许多扩血管药物均曾用于肺动脉高压的治疗。如 α 受体阻滞剂、钙离子拮抗剂、硝基扩血管药物、血管紧张素转换酶抑制剂和磷酸二酯酶抑制剂等。但所有药物均缺乏选择性肺血管扩张作用，同时引起体循环血管扩张，出现全身低血压。

①前列腺素：是一种强力肺血管扩张药物。另外，前列腺素的抗炎特性可能促进中性粒细胞相关的炎性介质形成，由前炎性介质转变成更具抗炎特性的介质。抗炎作用在治疗肺动脉高压中可能很重要，因为前炎性介质升高和巨噬细胞激活表明炎性过程在发病机制中起重要作用，静脉持续使用依前列醇可改善持续性肺动脉高压患儿的存活率、活动量和血流动力学。近年来，静脉依前列醇广泛用于免疫性疾病、新生儿持续性肺动脉高压、先心病和其他合并肺动脉高压的疾病。吸入前列腺素类药物如伊洛前列环素开始用于选择性扩张通气良好区域的肺血管。与静脉用药相比，雾化吸入前列腺素或其衍生物可显著降低肺动脉压和肺血管阻力，同时增加心排血量，避免全身不良反应和通气/血流比失调，吸入前列腺素主要表现出肺血管扩张作用，对体循环血管的影响较小：研究显示静脉小剂量磷酸二酯酶抑制剂结合吸入前列环素可强化并延长前列腺素雾化吸入作用，且不影响全身血压和肺通气/血流比。

②吸入一氧化氮：一氧化氮是一种气态内皮依赖性血管舒张因子。吸入低浓度一氧化氮可松弛处于收缩状态的肺血管平滑肌。透过肺泡上皮和血管壁到达毛细血管的一氧化氮与血红蛋白结合后迅速灭活，从而表现出选择性肺血管扩张作用。许多研究证实了吸入低浓度一氧化氮可用于小儿先心病围手术期、治疗新生儿持续性肺动脉高压和成人肺动脉高压或呼吸窘迫综合征。与静脉扩血管药相比，吸入一氧化氮的优点在于无全身低血压并能改善肺内通气/血流比。吸入低浓度一氧化氮术前可用于肺动脉高压性质的鉴别（动力性或阻力性），有助于合并肺动脉高压患儿手术适应证的选择，术中和术后可用于肺动脉高压危象的预防和治疗。

临床治疗的最佳一氧化氮吸入浓度目前仍不清楚。合并肺动脉高压的严重肺实变患儿，吸入较高浓度一氧化氮（80 PPm），通过调节通气/血流比可产生最大的肺血管扩张效应。吸入外源性一氧化氮有潜在的细胞损伤作用，应注意二氧化氮和高铁血红蛋白的产生。在设计合理的一氧化氮输送装置和严格监测下，吸入低于 40 PPm 一氧化氮尚未有急性毒性反应的报道，与其他扩血管药物一样，停用一氧化氮后肺动脉压会反弹。

③西地那非：美国药品食品管理局（FDA）已批准西地那非可用于肺动脉高压的治疗。Ghofrani 等

前瞻性地研究了伊洛前列环素吸入治疗失败的重症肺动脉高压患者口服西地那非的作用，结果显示，西地那非与伊洛前列环素的联合治疗可逆转患者的病情恶化。目前，国内多家医院已在术前和术后口服西地那非联合其他扩血管药物治疗重症肺动脉高压患者，取得了良好的效果。

（5）理想的血细胞比容：升高血细胞比容可增加携氧能力和氧输送，但增高的血液黏度使肺血流阻力也升高。肺动脉高压患儿合理的血细胞比容目前尚不清楚。Lister 等根据经验和理论计算得出，血细胞比容由 33% 升至 55% 时，肺血管阻力升高 36%。血细胞比容与肺血管阻力间的关系是否适用于所有临床情况尚不清楚。

四、体外循环对患儿的影响与麻醉后管理

（一）体外循环对患儿的影响

体外循环是治疗先心病不可缺少的手段，但也可能带来不同程度的危害。①小儿体液占全身体重的比例较成人大，细胞外液相对多，即使将体外循环机预充液总量减小至 1 000 mL，也相当于婴儿血容量的 4 倍，且预充液内含有各种电解质、药物、晶体液和胶体液，都可对患儿体液和血液成分产生干扰。因此，体外循环后很容易发生体液过多、血浆渗透压下降、脏器含水量增加、血红蛋白下降、血液酸碱度改变等后果，也可引起体外循环炎症反应及血细胞和血浆成分改变。这一系列变化都足以导致重要脏器功能的影响；②体外循环时间在 30 分钟以内，脑循环障碍发生率为 7.4%；2 小时以上者为 51.9%。提示体外循环时间愈短，脑损害愈小；③体外循环灌注流量不足，容易发生脑损伤；新生儿和婴幼儿在深低温下，脑压力 / 流量自主调节功能消失；脑血流与平均动脉压呈正相关；动脉血二氧化碳分压和 pH 可直接影响脑血管紧张度和脑组织氧供；④体外循环后容易出现肺损伤，其原因众多，如转流期间肺被长时间隔离于循环系统之外而不能正常代谢；血液与体外循环管道表面接触产生炎症反应；缺血再灌注损伤及微栓形成等。其中炎性反应涉及补体、凝血、激肽、纤溶等多个系统，使肺血管通透性发生改变、通气 / 血流比失调、肺顺应性下降、呼吸频率增加，以及肺不张、肺水肿和浸润，即所谓体外循环后灌注肺。为减轻或避免肺损伤，应从预防着手，提高心肺机的材料结构质量，注意维持体液及胶体渗压平衡，尽量缩短体外循环时间，掌握合理的体外循环灌注技术，手术矫正畸形尽量满意等；⑤体外循环后肾损伤目前已明显减少，但如果患儿术前并存肾功能不全，或在接受长时间体外循环灌注、灌注流量不足及术后并发低心排等情况时，肾脏严重损害就很难避免。据统计儿童心脏手术后约 4% ~ 7% 发生肾功能衰竭且需要肾透析治疗，死亡率高达 58% ~ 72%。故应从预防入手，术前积极治疗心源性以外的肾病，体外循环采用优质人工肺，适量血液稀释保持尿量 1 ~ 2 mL/（kg·h）以上，防治酸中毒、碱化尿液和减少溶血；及时利尿，不用肾毒性药物等。此外，手术纠正畸形尽量满意以避免术后低心排，是肾保护非常重要的原则；⑥心脏损伤的影响因素较多，包括麻醉药对心肌的抑制、心肌经受体外循环炎症反应、非生理性体外循环灌注、血液成分改变，以及心脏血流阻断和开放引起的再灌注损伤等。必须重视心肌保护措施。

（二）麻醉后管理

体外循环手术后管理是重要的环节，麻醉医师应参与处理，包括：①体温管理，术后低温可导致机体酸中毒，增加感染机会，并直接影响心功能和凝血功能，增加再次手术的风险；体温过高可致脏器代谢增高、氧耗增加，心脏负担加重，故必须重视维持体温稳定；②呼吸道管理，患儿送 ICU 后应核对气管插管深度，检查是否移位；需机械通气者需有保湿装置，以保护呼吸道黏膜；吸痰要严格按操作常规定时吸痰，每次吸痰前、中、后都要充分吸氧，每次吸痰时间不超过 10 ~ 15 秒。吸痰必须严格无菌消毒，选用柔软、直径不超过气管导管直径 1/2 的吸痰管，吸痰前先钳闭吸管，并尽快深插入气管，然后松钳并旋转吸痰管由里向外轻轻抽出，切忌进退反复移动，以防损伤气管黏膜。如果痰黏稠，吸痰前先在气管内滴入少量生理盐水；如果发生支气管痉挛，可在盐水中加入适量支气管扩张药。小儿术后保留气管插管容易并发症喉头水肿，拔管后可能发生窒息。故应尽量缩短留管时间，并适当应用镇静药避免患儿头部过度活动，避免呛咳和吞咽动作，定时使用地塞米松，定时松开气囊减压；③体外膜式氧合（ECMO），适用于术后心、肺功能衰竭的抢救，1975 年首例新生儿术后应用 ECMO 抢救成功。ECMO 连接方法有三

种：静脉－动脉；静脉－静脉；体外 CO_2 交换。自 1990 年以来新生儿、婴儿术后应用 ECMO 抢救的成活率由 21% 提高至 83%。

第三节　心脏瓣膜病手术麻醉

任何原因所致的心脏瓣膜疾病均不能自愈，其病变可从轻微的、无任何症状的瓣膜畸形到严重的循环功能衰竭直至死亡。药物治疗在于预防感染、改善症状，控制相关的心律失常，并预防血栓形成和栓塞类疾病；适时的手术治疗才能阻止病变的进一步恶化并恢复正常的心脏和循环功能。随着外科手术技术的改进、人工瓣膜材料和体外循环相关设备及技术的不断进步，大大提高了手术的成功率，尤其是疑难危重心脏瓣膜疾病的手术死亡率已普遍降低至 5% 以下。心脏瓣膜病发病原因较多，包括风湿性、非风湿性、先天性、老年退行性和缺血性瓣膜病等，其中以风湿性心脏瓣膜病最为常见。由于心脏瓣膜病病程长，心功能普遍受累，受损瓣膜类别、性质和严重程度显著不同，故对血流动力学影响很不一致。

一、病情、病理特点与评估

（一）二尖瓣狭窄

多数为风湿性心脏病引起，部分为先天性二尖瓣狭窄。正常二尖瓣瓣口面积 4 ~ 6 cm^2，轻度狭窄为 1.5 ~ 2.5 cm^2，中度狭窄为 1.1 ~ 1.5 cm^2，重度狭窄为 1.0 以下。一般瓣口面积小于 1.5 cm^2 才有症状，小于 1.0 cm^2 则静息状态也出现症状。二尖瓣狭窄导致左心室舒张期充盈受阻，左心室慢性容量负荷不足，左心室相对变小。严重狭窄时，每搏量和左心室舒张末容积均减少。瓣口狭窄左心房排血受阻，左房压增高，左心房扩张，随之肺静脉压也上升，肺水渗漏增力口，早期可由淋巴回流增加代偿，后期两肺基底部组织间肺水增加，肺顺应性降低，呼吸功增加，出现呼吸困难。病情进展逐渐发生肺动脉高压，肺小血管内膜增生、中层增厚、血管硬化和狭窄、肺血管阻力增加、肺血流量减少，右心室后负荷增加引起右心功能不全并出现功能性三尖瓣反流。二尖瓣狭窄患者左心房扩张，常伴有心房纤颤，部分有血栓形成。心动过速时，由于舒张期充盈时间缩短较收缩期更为显著，心排血量降低，此时心脏电复律常不能恢复窦性节律，且有可能导致左心房血栓脱落，发生致命的栓塞。

（二）二尖瓣关闭不全

风湿性二尖瓣关闭不全最常见，其他病因有细菌性心内膜炎、乳头肌梗死和二尖瓣脱垂。症状性质与程度主要与左心室功能和反流程度有关。反流量取决于心室、心房间的压差和二尖瓣反流孔大小。反流分数 ≤ 0.3 为轻度，0.3 ~ 0.6 为中度，> 0.6 为重度。二尖瓣关闭不全时左心室收缩期血液除向主动脉射出外，部分血液反流回左心房，重者可达 100 mL，因此左心房容量和压力增高。最初左心泵功能增强，容量增大。左心房扩大后，75% 发生心房纤颤。一旦左心室功能下降，可致每搏量减少、反流增加、肺瘀血、肺动脉高压、右心室超负荷和心力衰竭。二尖瓣关闭不全分急性和慢性两类，急性二尖瓣关闭不全常见病因有心内膜炎所致腱索断裂、心肌缺血所致乳头肌功能不全和急性心肌梗死乳头肌断裂等。由于左心房大小与顺应性正常，一旦发生急性二尖瓣关闭不全形成反流，即使反流量不大也将使左房压和肺毛细血管压骤升，加之急性反流多发生在急性心肌梗死后，心功能不全、充血性心力衰竭和肺水肿难以避免。慢性二尖瓣关闭不全时左心室扩张或代偿性心肌肥厚，心排血量有一定程度的代偿。一旦出现症状，提示心肌收缩力已有一定损害。由于扩大的左心房有很大的顺应性缓冲，但患者存在肺充血症状时，常反映反流容量极大（大于 60%），心肌收缩力显著受损。中、重度二尖瓣反流患者因为反流分数的显著增加不能耐受外周血管阻力显著增加。当反流分数超过 60% 时，出现心力衰竭症状，左房压、肺动脉压升高，肺充血。二尖瓣反流合并狭窄患者，左心房功能受损加快，右心衰竭出现较早，而合并心房纤颤者，对心排血量的影响小于单纯二尖瓣狭窄患者。

（三）主动脉瓣狭窄

风湿热是年轻人主动脉狭窄的常见病因，瓣叶的炎性改变、纤维化和钙化最终限制瓣叶的活动与开放，常见狭窄与反流同时存在，并合并二尖瓣或三尖瓣病变。老年钙化性主动脉狭窄多发生在 65 岁以上正常主动脉瓣的老年人。退行性变化最终如何导致主动脉瓣狭窄的机制仍不清楚。糖尿病和高脂血症可促进该病的发生。严重钙化时，不仅瓣叶和交界处粘连，瓣环、主动脉壁和二尖瓣前瓣也发生钙化，狭窄程度较严重。绝大多数先天性二叶主动脉瓣畸形发展成为钙化性主动脉瓣狭窄，只有少数发展成为主动脉瓣关闭不全。

虽然主动脉瓣狭窄的病因不同，但其病理改变都是主动脉瓣瓣口面积降低，导致左心室后负荷增加和跨瓣压差增加，并随之出现一系列病理生理改变，其过程可分为代偿期和失代偿期。正常成人主动脉瓣口面积 $3 \sim 4 \, cm^2$，当瓣口面积降至正常的 25% ~ 30% 时，才出现明显的血流动力学改变并有临床症状。目前认为主动脉瓣口面积 > $1.5 \, cm^2$ 为轻度狭窄，瓣口面积 $0.75 \sim 1.5 \, cm^2$ 为中度狭窄，瓣口面积 ≤ $0.75 \, cm^2$ 时为重度狭窄。但瓣口面积并非与症状的严重程度相关。另一种评价主动脉狭窄程度的方法是根据心导管检查测量的跨瓣压差来判断，当跨瓣压差峰值 ≥ 50 mmHg 时为重度狭窄，25 ~ 50 mmHg 为中度狭窄，< 25 mmHg 为轻度狭窄。主动脉瓣狭窄致左心室流出道梗阻，后负荷增加，心脏代偿性反应为左心室向心性肥厚。随着狭窄程度的加重，最终导致心脏功能失代偿。具体表现为收缩期室壁张力显著升高，左心室收缩功能降低，临床出现左心衰竭表现；过度肥厚心肌和左心室收缩压增加导致心肌氧耗大大增加，室内压升高超过冠状动脉灌注压，左心室心肌出现慢性心内膜下灌注不足或缺血，影响心肌收缩功能；心室肥厚使舒张期顺应性减退，导致舒张期充盈压升高和肺静脉压升高，导致肺水肿和左心衰竭。

（四）主动脉瓣关闭不全

主动脉瓣关闭不全约占心脏瓣膜病的 25%，病因包括先天性和获得性两种。风湿病仍是我国主动脉瓣关闭不全最常见病因。约占单纯主动脉瓣关闭不全的 50%。其他病因包括原发性主动脉瓣心内膜炎、主动脉环扩张症、马方综合征、特发性主动脉扩张或升主动脉瘤、升主动脉夹层、高血压性主动脉扩张、退行性主动脉扩张和梅毒等。先天性二叶主动脉瓣畸形部分病例可以发生主动脉瓣关闭不全、主动脉瓣狭窄或两者并存。慢性主动脉瓣关闭不全时，舒张期血液由主动脉反流至左心室，致左心室容量负荷增加、舒张末室壁张力增加、左心室代偿性肥厚、扩大。临床表现为主动脉收缩压升高，舒张压降低，脉压增宽。不同于慢性二尖瓣关闭不全的单纯前负荷增加，慢性主动脉瓣关闭不全的心肌肥厚既有前负荷增加，又有后负荷增加，因此心肌肥厚较重。长期左心室肥厚和扩大逐渐导致心肌间质纤维化，心肌相对性缺血等损害，最终导致左心室功能减退，左心室功能失代偿。表现为左心室舒张末压升高，收缩末容量指数增加，射血分数和短轴缩短率降低，心排血量降低。患者逐渐出现左心衰竭表现。重度主动脉瓣关闭不全由于舒张压显著降低，冠脉灌注压下降，而室壁张力增加，心肌肥厚使毛细血管相对供血不足，出现心绞痛症状。左心室功能失代偿后，左心房和肺静脉压升高，最终导致肺动脉高压，右心衰竭。主动脉瓣关闭不全引起的反流量大小与反流面积、心脏舒张时间和体循环血管阻力有关。有效反流口面积（EROA）≥ $0.3 \, cm^2$ 或反流量 > 60 mL 时为重度反流。舒张期越长，反流量越大，心率增快，反流量减少。体循环阻力高，反流量增加，反之，反流量减少。急性主动脉关闭不全时，左心室舒张期压力迅速升高，接近或超过主动脉舒张压，导致左房压和肺静脉压迅速升高，可导致急性肺水肿。尽管此时反流量相应降低，但每搏量降低，动脉压降低，可出现休克。

（五）三尖瓣狭窄

三尖瓣狭窄多为风湿热后遗症，且多数与二尖瓣或主动脉瓣病变并存，由瓣叶边沿融合，腱索融合或缩短而造成。其他尚有先天性三尖瓣闭锁或下移（Ebstein 畸形）。因瓣口狭窄致右心房瘀血、扩大和右房压增高。由于体静脉系的容量大、阻力低、缓冲大，因此右房压在一段时间内无明显上升，直至病情加重后，静脉压明显上升，颈静脉怒张，肝大，可出现肝硬化、腹水和浮肿等体循环瘀血症状。由于右心室舒张期充盈量减少，肺血流量、左心房、左心室充盈量均下降，可致心排血量下降，体循环血量不足。由于右心室搏出量减少，即使并存严重二尖瓣狭窄，也不致发生肺水肿。

（六）三尖瓣关闭不全

三尖瓣关闭不全多数属于功能性，继发于左心病变和肺动脉高压引起的右心室肥大和三尖瓣环扩大，由于乳头肌、腱索与瓣叶之间的距离拉大而造成关闭不全，因风湿热引起者较少见。其瓣膜增厚缩短，交界处粘连，常合并狭窄。因收缩期血液反流至右心房，使右房压增高和扩大。右心室在舒张期还需接收来自右心房反流的血液，因此舒张期容量超负荷、心室扩大。当右心室失代偿时可发生体循环瘀血和右心衰竭。

（七）肺动脉瓣病变

肺动脉瓣狭窄绝大多数属先天性或继发于其他疾病，常与其他瓣膜病变并存，且多属功能性改变，而肺动脉瓣本身的器质性病变很少。因风湿热引起者很少见。在风湿性二尖瓣病变、肺源性心脏病、先心病室间隔缺损和动脉导管未闭、马方综合征、特发性主/肺动脉扩张和肺动脉高压或结缔组织病时，由于肺动脉瓣环扩大和肺动脉主干扩张，可引起功能性或相对性肺动脉瓣关闭不全。因瓣环扩大，右心容量负荷增加，最初出现代偿性扩张，当失代偿时可发生全身静脉瘀血和右心衰竭。

（八）联合心脏瓣膜病变

侵犯两个或多个瓣膜的疾病，称为联合瓣膜病或多瓣膜病。常见病因为风湿热或感染性心内膜炎。如风湿性二尖瓣狭窄时，肺动脉高压致肺动脉明显扩张时，可出现相对肺动脉瓣关闭不全。也可因右心室扩张而出现相对三尖瓣关闭不全。此时肺动脉瓣或三尖瓣本身并无器质性病变，只是功能和血流动力学发生变化。又如主动脉瓣关闭不全时，由于射血增多可出现主动脉瓣相对性狭窄。大量血液反流可影响二尖瓣的自然开放而出现相对二尖瓣狭窄。也可因大量反流导致左心室舒张期容量超负荷，左心室扩张，二尖瓣环扩大，而出现二尖瓣相对关闭不全。联合瓣膜病发生心功能不全的症状多属综合性，往往存在前一个瓣膜病变症状部分掩盖或减轻后一个瓣膜病变临床症状的特点。如二尖瓣狭窄合并主动脉瓣关闭不全较常见，约占10%。二尖瓣狭窄时左心室充盈不足和心排血量降低，当合并严重主动脉瓣关闭不全时，因每搏量低而反流减少。二尖瓣狭窄时也可因主动脉瓣反流而使左心室肥厚有所减轻，说明二尖瓣狭窄掩盖了主动脉瓣关闭不全的症状，但容易因此低估主动脉瓣病变的程度。二尖瓣狭窄合并主动脉瓣狭窄时，由于左心室充盈压下降，左心室与主动脉间压差缩小，延缓了左心室肥厚的发展速度，减少了心绞痛发生率，说明二尖瓣狭窄掩盖了主动脉瓣狭窄的临床症状，如手术仅纠正二尖瓣狭窄而不处理主动脉瓣狭窄，血流动力学障碍可加重，术后可因左心负担骤增而出现急性肺水肿和心力衰竭。

（九）心脏瓣膜病变合并冠心病

风湿性心脏瓣膜病、老年性主动脉瓣和二尖瓣退行性病变，有相当一部分人同时合并有冠心病。冠心病并发心肌梗死发生乳头肌功能不全或腱索、乳头肌断裂也可引起二尖瓣关闭不全，以上这些患者需同期行瓣膜成形或置换与冠状动脉搭桥术。心脏瓣膜病与冠心病合并存在时，其病理生理存在复杂的相互影响关系。瓣膜病可影响心室功能，明显的冠心病引起区域性或左右两心室壁异常运动，不仅心肌收缩力降低，而且区域性心肌梗死可引起心室几何结构改变，造成心肌功能或瓣膜功能不全。临床可见主动脉瓣病变合并冠心病、二尖瓣病变合并冠心病和主动脉瓣与二尖瓣双瓣病变合并冠心病。这类患者由于心脏功能差、手术和体外循环时间长，血流动力学管理难度较大。

（十）心脏瓣膜病合并心房纤颤

心房纤颤70%发生于器质性心脏病，二尖瓣病变中的发生率可达50%～79%。心房纤颤对血流动力学影响巨大，正常人心房主要为血流通道，心房收缩仅占心排血量的5%～10%，而慢性风湿性心脏病患者由于心室功能降低，心房收缩所占心排血量的比例逐渐上升至40%～50%。此时维持窦性节律对保证心排血量极为重要。术中应注意维持满意的血压，以保证窦房结供血；手术操作尽量避免牵拉和压迫窦房结组织，特别在处理上腔静脉插管或阻断时尤需谨慎；缩短阻断心脏循环的时间；充分做好心肌保护，以使心肌均匀降温，可保护窦房结组织。为维护血流动力学稳定，术中可临床采取电复律措施，如同期施行心房纤颤治疗手术，将对术中和术后血流动力学控制及维护心脏功能带来益处。

二、手术前准备

（一）患者的准备

了解患者的病史、诊断和治疗及效果。重点了解有无心衰、胸痛发作、发作频度、严重程度及治疗措施；有无意识障碍及神经系统症状，活动受限状况。反复心衰常提示心肌功能受损，可能影响到多器官脏器功能，神经系统症状常提示脑供血不足、脑缺血或脑栓塞。晚期心源性恶病质患者应考虑到其对麻醉药的耐受性降低。掌握当前的治疗情况，特别应注意当前用药与麻醉药的相互关系。全面了解患者的用药情况，包括洋地黄制剂、利尿剂、强心药、扩血管药、抗心律失常药和抗生素等。需用至手术当天的药物应做好交接准备或改为术中使用的药物。了解其他合并疾病和重要的过去史、过敏史、手术麻醉史及家族史，特别是伴有糖尿病、高血压、哮喘和特定药物过敏者。结合病史、心电图、超声心动图、胸部 X 线、心导管，心脏造影等检查结果综合判断心功能。对于心胸比例 > 0.8，EF < 0.4，Fs < 0.3 及有冠状动脉供血不足的患者，术中注意维护心肌的氧供需平衡，防止心肌抑制和心律失常。瓣膜手术患者常伴有肺动脉高压、肺静脉压升高，肺血管外肺水增加，小支气管和肺间质水肿，肺弥散能力和顺应性降低，术前须行肺功能检查和血气分析，便于术中、术后机械通气参数的选择和调节。肝肾功能不全的患者，术中用药应减少对肝肾功能的影响。肝功能不全导致凝血功能减退者，术中出血较多，应充分备血和凝血物质如血小板；肾功能不全的患者除了药物和血流动力学处理外，可考虑备用超滤。术前访视患者以获取病历记录以外的病情资料，并作与麻醉相关的各项检查。包括气管插管有无困难、各穿刺部位有无异常、心肺听诊、Allen 试验、屏气试验等。对麻醉和手术中的问题给予必要的解释，获得患者的信任与合作，消除或减轻患者的紧张程度。

（二）术前用药

1. 心血管治疗药物

术前正在使用的钙通道阻滞剂可持续用至手术当天早晨。β 受体阻滞剂突然停药可导致反跳现象，表现为紧张、心动过速、心悸、高血压、心肌梗死、室性心律失常和猝死，因此 β 受体阻滞剂必须用至术晨，但可用短效药替代长效药。术前使用洋地黄制剂作为强心药的患者，鉴于地高辛等药物在围手术期使用中因液体治疗、低血钾症和过度通气等致毒性作用增强，因此手术当天可停用洋地黄制剂，改用其他的强心药。而术前使用洋地黄制剂用于控制房颤和房扑心室率的患者，洋地黄制剂可用至术晨，麻醉后根据心率可用小剂量维持以控制心率小于 100 次 / 分钟。用于治疗心肌缺血的血管扩张药如硝酸甘油可改用贴膜或小剂量静脉使用，但在手术前必须撕掉贴膜，必要时改静脉用药。围手术期用于治疗室性心律失常的抗心律失常药物可持续应用。有报道在非心脏手术患者中，由于胺碘酮可导致顽固性的低血压和心动过缓，而且对儿茶酚胺无反应，从而使心脏手术患者无法脱离体外循环，因此，建议择期手术前两周停用胺碘酮，考虑到顽固性心律失常治疗的需要，也有安全用至术前的报道。

2. 麻醉前用药

患者术前用药的目的在于缓解焦虑、产生术中遗忘作用、镇痛以及减少分泌物和不良反射。就成人患者来讲，对术前疼痛性操作的镇痛、镇静和遗忘作用非常重要。心脏手术患者常用术前用药为吗啡 0.1 mg/kg，东莨菪碱 0.06 mg/kg，根据情况加用地西泮或咪唑安定。东莨菪碱主要用于预防术中知晓，但在年龄大于 70 岁的老年患者中易致焦虑，剂量应减至 0.03 mg/kg。极度危重的患者，如严重主动脉瓣或二尖瓣狭窄，明智的做法是不给术前用药，而在患者进入手术室后给予小剂量的咪唑安定或芬太尼。瓣膜疾病和心室功能不全的患者可能伴有肺部病变，术前用药后应常规吸氧。

（三）入室前准备

心脏瓣膜手术患者可能需要紧急复苏或急诊体外循环，因此患者进入手术室之前必须准备好相应的麻醉药品和复苏设备。

1. 择期瓣膜手术

（1）麻醉机及气管插管设备：检查麻醉机是否处于正常工作状态，有确实可用的吸引器，气管插管物品包括咽喉镜、合适的气管内导管、插管用管芯、口咽通气道或鼻咽通气道、牙垫、胶布、听诊器、局部表麻药物、注射器等。

（2）监护仪：包括常规监护项目心电图、脉搏氧饱和度、无创血压、呼气末二氧化碳设备的准备，以及重症监测项目直接动脉压、中心静脉压、肺动脉导管、心排血量测定，体温测定等仪器的准备。其他设备包括除颤仪、ACT 测定仪、血气分析仪和 HCT 测定仪以及血小板及凝血功能测定仪的准备。

（3）药物：包括麻醉药、心血管活性药、肝素和其他药品。心血管药品的准备必须有静脉推注和持续滴注的不同浓度，以便对患者进行快速处理并能短时间内维持适当的血药浓度。

（4）静脉输液：体外循环心脏手术中除非患者有糖尿病或低血糖，一般选择无糖液体，无糖液体将使体外循环期间的高血糖状态降至最低程度，以利于缺血期间的脑保护。至少需准备两路液体。体外循环前输注的液体不必加温，而且这一阶段应使患者的体温逐渐降低，体外循环后输注的液体应加温。

2. 急诊瓣膜手术

（1）气管插管设备：应快速完成常规气管插管所需设备，尤其是吸引器、咽喉镜和气管内导管。

（2）药物：除常规药品外，可能需要准备作用更强的强心药等药物，做到能及时延续患者已经开始的各项治疗，并作出适当的调整。

（3）静脉通道：必须准备两路静脉通道，患者入手术室之前必须已经开放一路静脉以便快速诱导。必须保证开放足够大口径的静脉通道，以利快速输血输液。

（4）术前监测：对重症患者来说可能没有时间放置重症监测导管，如直接动脉压和肺动脉导管。如果患者血流动力学尚稳定，必须安全快速地建立无创监测项目如心电图、无创血压、呼气末二氧化碳和脉搏氧饱和度。最优先的项目是建立好的静脉通道。其他重症监测项目可在体外循环开始后建立。如患者之前已经建立了动脉压和中心静脉通道，应迅速和手术中的传感器相连。

三、麻醉管理

鉴于各种瓣膜疾病的不同病理特点和对血流动力的不同影响，采取不同的诱导方法以维持患者最佳的血流动力学状态。麻醉诱导和维持期间的处理包括了血流动力学状态的维护和麻醉技术的实施。

（一）主要麻醉技术

1. 阿片类药物为主的方法

使用麻醉类药物如芬太尼、苏芬太尼诱导的优点在于诱导过程平稳，心肌抑制最小、心率降低，呼吸抑制降低了气道反应，为术后提供了镇痛，使心肌对儿茶酚胺不敏感，无肝肾毒性，不污染环境。但缺点是不降低心肌氧耗，容易触发高动力状态，导致心动过速和高血压，胸壁僵硬使通气困难，气道压增高，术后机械通气的时间延长，与吸入麻醉药相比术中知晓的发生率较高。此方法主要用于心功能较差的瓣膜手术患者（EF < 40%）。

2. 吸入麻醉药为主的方法

吸入麻醉药为主的诱导产生剂量依赖性心肌和脑氧耗抑制，能完善抑制外科手术刺激，无术中知晓，能加强神经肌肉阻滞剂的作用，术后可快速拔管；个别药物的副作用如血管扩张有助于二尖瓣关闭不全等患者的处理。但吸入麻醉药的心肌抑制作用容易导致低血压，不如预期的那样能降低手术刺激的血流动力学反应，有肝肾毒性，术后需额外提供镇痛并污染环境。此方法主要用于心功能较好，尤其是出现高动力状态的瓣膜手术患者。

3. 静吸复合麻醉

静吸复合麻醉有助于发挥彼此的优点，减轻各自的副作用。

（二）二尖瓣狭窄

围手术期处理二尖瓣狭窄患者必须适当增加左心室的前负荷，但又不至于因过量输液引起肺水肿。降低心率，延长舒张期时间，增加左心室充盈。二尖瓣狭窄患者心房收缩约占左心室每搏量的 30%，房颤患者心房的收缩功能将丧失。维护心脏的收缩功能常需使用强心药。维持正常的体循环阻力，因为后负荷降低对增加二尖瓣狭窄前向血流的帮助不大。二尖瓣狭窄患者肺循环阻力常升高，低氧容易导致严重的肺血管收缩，避免任何麻醉处理导致肺动脉压升高，特别是不适当地使用氧化亚氮、没有及时发现酸中毒、高碳酸血症和低氧血症。避免术前用药过量导致前负荷降低、低氧血症和高碳酸血症，使用东莨菪碱而不是阿托品以避免心动过速。用于控制心率的地高辛必须用至术晨，并积极治疗心动过速，无论是窦性心动过速或房颤。对术前无房颤患者，维持窦性心律极为重要，一旦出现房颤，应尽快电复律。二尖瓣狭窄常采用芬太尼为主的麻醉技术。二尖瓣狭窄患者需常规放置肺动脉导管以指导术中的处理，但应特别注意对于肺动脉高压患者，导管可能导致肺动脉撕裂。而且此时肺动脉舒张压不能准确估计左房压，肺动脉楔压也因狭窄的二尖瓣而过高估计左室充盈压。因此不必将导管反复置于楔压的位置。

（三）二尖瓣关闭不全

增加和维持二尖瓣关闭不全患者左心室的前负荷有助于保持每搏量，但并不是普遍提倡增加前负荷，因为左心房和左心室的扩张扩大了二尖瓣瓣环，增加了返流量。因此，对某个特定患者来说最佳的前负荷水平应以患者对液体治疗的临床反应为基础。应保持二尖瓣关闭不全患者有正常或较快的心率以减少反流，伴有房颤的患者较多见，心房收缩对前负荷的影响不如狭窄患者那么重要。使用强心药维持偏心性肥厚的心肌收缩力有助于二尖瓣瓣环的收缩，降低返流量。体循环阻力的降低有利于二尖瓣关闭不全患者保持正常的心排血量，应避免使用 α 受体兴奋剂，降低左心室的充盈压能显著改善心脏的射血分数，但对于因缺血性乳头肌功能不全所致的急性二尖瓣关闭不全，使用硝酸甘油是更合理的选择。应避免各种因素导致肺动脉高压，加重右心衰竭。麻醉处理中应避免术前用药过量导致肺循环阻力升高，肺动脉导管对指导液体治疗和评估返流量有很大的帮助。常采用芬太尼为主的麻醉技术，减小麻醉药对心肌的抑制。诱导过程中保持一定的过度通气可选择性的扩张肺血管而不影响体循环的压力。

（四）主动脉瓣狭窄

主动脉瓣狭窄患者围手术期处理的要点在于增加左心室的前负荷，降低心率，维持窦性节律，保持心肌收缩力不变，增加后负荷，维持肺循环阻力不变。主动脉瓣狭窄患者以小量术前用药为主，既镇静不致引起心动过速又避免过度降低前后负荷。常用吗啡 0.05 ~ 0.1 mg/kg，东莨菪碱 0.2 ~ 0.3 mg，肌内注射；或咪唑安定 1 ~ 3 mg 肌注，可根据患者的个体情况如年龄和生理状况作相应调整。主动脉瓣狭窄患者采用芬太尼、苏芬太尼为主的麻醉诱导方法，剂量分别为 5 ~ 10 μg/kg 和 0.5 ~ 1.0 μg/kg。诱导和维持麻醉时应备好 α 受体兴奋剂如去氧肾上腺素，积极治疗诱导过程中的收缩压和舒张压的降低。如果患者出现心肌缺血的表现，使用硝酸甘油应非常小心，因为它对前负荷和动脉压的影响可能加重心肌缺血。积极治疗室上性和室性心律失常，在放置肺动脉导管时如果出现频发室早，应将导管顶端退至中心静脉处，待瓣膜手术完成后再置入。芬太尼和苏芬太尼的维持用量为 5 ~ 10 μg（kg·h）和 0.5 ~ μg/（kg·h）。

特发性肥厚性主动脉瓣下狭窄与主动脉瓣固定性的狭窄不一样，表现为动力性狭窄。心肌对病变的反应与瓣膜狭窄一样，但主动脉瓣下区域肥厚的心肌最终导致左心室流出道的完全梗阻。对这些患者有益的处理包括使用 β 受体阻滞剂或吸入麻醉药，增加前后负荷与降低心率也有助于改善左心室的充盈和维持肥厚心肌的冠状动脉灌注压。

经皮主动脉瓣植入术：作为一种治疗高危主动脉瓣狭窄患者的应急技术，近年来逐步得到开展。尽管主动脉瓣置换术是治疗重度主动脉瓣狭窄的确切手段，然而开胸、体外循环、心脏停搏包括全身麻醉都将增加患者的风险，而且这些患者往往高龄并伴有多种并发症。因此有超过三分之一的重度主动脉瓣狭窄患者由于风险极大而无法选择手术治疗。内科治疗和球囊瓣膜成形术对这类重度主动脉瓣狭窄患者不视为有效的治疗手段，经导管主动脉瓣植入术是目前这类高危患者手术之外的一种治疗选择。

尽管在设计和植入技术上有区别，可扩张式球囊和自膨式支架型瓣膜植入系统已大量应用于临床，其他新技术也发展迅速，并有望近期进入临床测试。经导管主动脉瓣植入术最常用的途径为经股动脉逆向植入，其他途径还包括经髂动脉、升主动脉或锁骨下动脉逆向植入及经心尖部植入。在透视引导下，首先用球囊主动脉瓣成形器扩张严重狭窄的主动脉瓣，导入引导鞘后，定位人工瓣并释放。瓣膜扩张和植入人工瓣期间，通过快速心室起搏使心排血量降至最低以防止植入装置滑移。高分辨率影像技术、对比血管造影和 TEE 对经导管主动脉瓣植入术的成功至关重要。

文献报道中，大多数经导管主动脉瓣植入术在有完整设备和药物的导管室进行，包括麻醉设备、监护仪、气道困难处理设备和用于处理血流动力学不稳定患者的各类药物，TEE 图像在瓣膜植入过程和早期诊断并发症中起重要作用。在是否采用全身麻醉的争议中主要考虑是否术中使用 TEE。TEE 可协助导丝和输送系统前行、评估球囊主动脉瓣成形效果和人工瓣的位置以及植入后瓣膜的状况。当瓣膜钙化轻，透视显像困难时 TEE 的作用更显著。同时 TEE 也能及时提供前负荷、心室功能、胸主动脉解剖和手术相关的并发症等信息，如心包填塞和医源性二尖瓣反流等。但也有报道认为 TEE 可能干扰透视显像，需要在植入瓣膜时退出探头。由于手术时间短，很多有经验的手术医师不用 TEE，由于术毕常规行经胸超声心动图检查（TTE），有学者认为备用 TEE 即可。全身麻醉可使患者完全制动，血管并发症发生率较低，但文献报道在输血的比例上全身麻醉和局麻没有区别。施行全身麻醉者需要强心支持的比例较高，这可能和全麻药的扩血管作用有关。但在施行局麻手术时，麻醉医师的共识是必须为随时实施全身麻醉做好准备。

（五）主动脉瓣关闭不全

主动脉瓣关闭不全围手术期处理主要在于增加左心室前负荷，维持前向血流，增加心率，降低舒张期反流，舒张压提高和左室舒张末压的降低有助于改善心内膜下的血流，维持心率在 90 次 / 分，以便提高心排血量又不至于引起缺血，维持窦性节律不如狭窄患者那么重要，患者常伴有房颤。维持患者的心肌收缩力，可用纯 β 受体兴奋剂如异丙肾上腺素，既可扩张外周血管又能增加心肌的收缩力和心率。降低体血管阻力有利于提高前向血流，增加心排血量。维持肺循环阻力。少量术前用药既能维持心肌收缩力和心率，又不至于因为焦虑而增加外周血管阻力。麻醉诱导常采用异氟烷、泮库溴胺与补充容量相结合，左心室功能严重下降的晚期患者，可用少量芬太尼和泮库溴铵诱导。由于主动脉瓣关闭不全患者的脉压有时高达 80 ~ 100 mmHg，关注平均动脉压和舒张压的变化可能比关注收缩压更重要。

（六）三尖瓣狭窄和关闭不全

三尖瓣狭窄血流动力学处理的要点在于适当增加右心室的前负荷，维持窦性节律至关重要，积极处理室上性快速心律失常，避免心动过缓。维持右心的心肌收缩力，体循环阻力的变化对三尖瓣狭窄患者的血流动力学影响较小，除非患者有二尖瓣病变，尤其是二尖瓣关闭不全。但血管扩张血压过低可能限制跨三尖瓣的血流。由于前向血流的主要阻力在三尖瓣，因此降低肺动脉压的帮助不大，维持在正常范围内即可。三尖瓣狭窄患者术前的液体限制、强心利尿能改善肝功能，降低手术的风险。如果合并有二尖瓣病变，麻醉处理的原则应以处理二尖瓣损害为主，而单纯三尖瓣狭窄患者常采用高前负荷、高后负荷及维持术前心肌收缩力的芬太尼为主的麻醉技术。三尖瓣狭窄患者由于置入肺动脉导管较困难，常采用中心静脉压导管，可在外科医师的配合下放置左心房导管以强化监测。

三尖瓣关闭不全血流动力学处置的要点在于增加前负荷，维护右心室的每搏量，保持正常至较快的心率防止外周组织瘀血，大多数三尖瓣关闭不全患者伴有房颤，保持窦性节律几乎不可能。由于右心室的结构更适应于容量而非压力负荷，可能需使用强心药保持右心室的收缩力，常采用芬太尼为主的麻醉技术，以减少对心肌的抑制。必须采取措施降低肺动脉压，改善右心室的功能，过度通气，避免气道压过高，如需使用强心药，可选择多巴酚丁胺、异丙肾上腺素、氨力农或米力农。

（七）肺动脉瓣狭窄

肺动脉瓣狭窄血流动力学处置的要点为增加右心室的前负荷，维持中心静脉压，患者依赖心房收缩提供右室充盈压，严重病变患者常伴有三尖瓣关闭不全，保持较快的心率有助于稳定血流动力学。严重肺动脉瓣狭窄患者右心室肥厚常需强心药维持心肌的收缩力，避免使用心肌抑制的药物，可采用芬太尼为主的麻醉方法。维持后负荷保证肥厚右心室的灌注压，尽管右心室主要的射血阻力来自狭窄的肺动脉瓣，但肺动脉压升高将导致右心室功能不全，因此保持肺循环阻力处于较低的水平。

（八）联合瓣膜病变

对所有混合型瓣膜病变来说，麻醉处理的重点应放在最严重和对血流动力学影响最大的病变瓣膜上。

1. 主动脉瓣狭窄合并二尖瓣狭窄

合并有主动脉瓣和二尖瓣狭窄的患者最佳的血流动力学处置包括增加前负荷，维持正常至较低的心率，维护心肌的收缩力。由于冠状动脉灌注压有降低的危险，必须增加体血管的阻力以防舒张压下降。避免使用增加肺循环阻力的药物和状况出现，纯氧通气并使动脉血二氧化碳维持的正常低限。

2. 主动脉瓣狭窄合并二尖瓣关闭不全

尽管主动脉瓣狭窄和二尖瓣关闭不全的血流动力学处置有矛盾之处，而主动脉瓣狭窄更容易在术中出现危及生命的状况，因此应优先处理主动脉瓣狭窄所致的血流动力学变化。适当增加前负荷，维持正常的后负荷,保证冠状动脉灌注压,必要时可使用 α 受体兴奋剂。心率控制在正常范围内,避免心动过速,避免使用心肌抑制的药物,降低肺动脉压。

3. 主动脉狭窄合并主动脉关闭不全

由于这些患者的左心室承受了压力和容量双重负荷,对围手术期的各种影响承受力更低。心肌的氧耗急剧增加,常有心绞痛的症状。适当增加前负荷对狭窄和关闭不全病变都有利,但心率和后负荷的要求相互矛盾,一般来说,应以处理主动脉瓣狭窄的血流动力学变化为主。尽管升高体循环阻力使心排血量有所降低,但有助于维持正常的冠状动脉灌注压。术中保持正常的心率、心肌收缩力和肺血管阻力将有助于稳定患者。

4. 主动脉关闭不全合并二尖瓣关闭不全

临床上比较多见的混合型病变。主动脉关闭不全和二尖瓣关闭不全在血流动力学上的要求是一致的,最主要的原则是提供足够的前向血流和外周循环。酸中毒使周围血管收缩,增加了左心室射血的阻力,将使临床状况迅速恶化。因此,在维持适当的灌注压的情况下,保持较低的体循环阻力,达到临床状态的平衡,使患者平稳过渡到体外循环。

5. 二尖瓣狭窄合并二尖瓣关闭不全

在处理这类患者时,血流动力学的处理应明确患者以哪种病变为主。总的原则是保持正常的后负荷、心率和心肌收缩力,避免使用引起反应性肺血管收缩的药物,适当增加前负荷,有利于稳定血流动力学状况。

四、术后急性循环衰竭并发症

(一)心搏骤停

瓣膜手术中心搏骤停包括麻醉诱导期、开胸至建立体外循环前和术毕至关胸前三个阶段。发生的原因除与麻醉、手术处理不当等因素有关外,常常是在患者心功能或全身情况较差的基础上,在一定诱因的作用下发生的。容易发生心搏骤停的患者包括:巨大左室、巨大心脏、严重主动脉关闭不全、严重主动脉狭窄、严重肺动脉高压、急性人造瓣膜功能障碍或血栓形成、频发室性期前收缩或左束支传导阻滞、有明显的心肌缺血等。

麻醉诱导期心搏骤停的常见诱因包括:麻醉诱导前患者入手术室后过度紧张、气管插管不顺利造成患者缺氧和心律失常,插管引起迷走神经反射,诱导期低血压,麻醉药量过大造成心肌抑制等。最常见的诱因为低血压,导致冠状动脉供血不足,加重主动脉关闭不全或狭窄患者原有的心肌缺血,很容易发生心搏骤停。一旦出现心搏骤停,应立即插管建立气道,行纯氧通气,估计插管困难的应立刻行气管切开。同时进行胸外心脏按压,如果此时尚未建立静脉通道,应尽快建立,必要时行深静脉穿刺或静脉切开,给予一定量的肾上腺素(1 mg)和利多卡因(100 mg),观察按压后心电图的反应决定是否追加用药,间隔时间为 3 ~ 5 分钟,肾上腺素的最大剂量可达 0.07 ~ 0.2 mg/kg。给予一定量的缩血管药提升血压,保证重要器官的血供,待室颤波变粗后进行胸外除颤。心跳恢复后,继续维持通气,持续使用一定剂量的强心药,如多巴胺和肾上腺素。使用碳酸氢钠纠正酸中毒,同时进行血气和生化分析,纠正代谢和电解质紊乱,特别注意低钾血症和低镁血症的纠正。维持一定剂量的利多卡因和胺碘酮,但应注意剂量不易过大,避免造成心肌抑制,适当补充容量。如果胸外复苏 20 ~ 30 分钟后仍无心脏复跳或复苏征象,但有胸外按压的有效征象:按压时股动脉可扪及搏动,瞳孔保持缩小状态,甲床、耳垂、鼻尖或眼结膜无发绀或缺血加重的表现,特别是患者存在严重的瓣膜关闭不全或狭窄,明显的冠状动脉供血不足、急性人造瓣膜障碍或血栓形成,继续胸外复苏也很难恢复心跳,而且只有通过手术治疗才能恢复心跳和循环稳定,此期如发生心搏骤停不能即刻复苏者应立即胸外按压并行股动、静脉插管建立体外循环。

开胸至建立体外循环前发生心搏骤停通常是因血压偏低、手术操作不当、麻醉过深、严重容量不足和通气不良等引起。一旦出现应在胸内复苏的同时紧急建立体外循环,做好肝素化的准备,尽可能保持体外循环开始前的灌注压。尽快过渡到体外循环,保证重要器官的血供。一旦体外循环开始,可稳步调节内环境。

体外循环停止至关胸前的心搏骤停通常由于手术操作不当、心动过缓、心室膨胀未及时处理、容量不足、出血、鱼精蛋白过敏等导致低血压、严重代谢性酸中毒、低钾血症或高钾血症等代谢紊乱等所致。此外，急性人造瓣膜功能障碍、急性冠状动脉阻塞也可致心搏骤停。处理包括紧急复苏的同时准备重新体外循环辅助，查找心搏骤停的原因。药物使用方面可在原有的基础上适当调整，切忌大剂量使用肾上腺素和利多卡因。

（二）心脏大血管损伤

瓣膜手术中的心脏大血管损伤包括升主动脉损伤、心房与腔静脉损伤及左室后壁破裂等。除了引起大出血，升主动脉损伤可产生急性夹层动脉瘤，直接威胁患者的生命。出现这些损伤时麻醉医师的主要工作在于抗休克，维持血流动力学的稳定；维护心功能，保证重要脏器的血供；纠正酸碱、电解质紊乱。如果损伤出现在体外循环前和体外循环后，应做好紧急体外循环和重新体外循环的准备。为了避免出现这类损伤，麻醉医师可协助术者适当控制术中的血压，特别是术前伴有高血压和某些特殊操作阶段，如主动脉插管和拔管等。

（三）急性冠状动脉阻塞

急性冠状动脉阻塞是指术前无冠状动脉病变或阻塞的患者，由于手术因素引起术毕冠状动脉急性阻塞，冠状动脉供血不足，甚至心肌梗死。阻塞的原因可以是气栓、组织颗粒栓塞、手术操作损伤等。如不及时处理，心功能将明显受损，无法脱离体外循环。冠状动脉气栓是急性冠状动脉阻塞最常见的原因，一般发生在右冠状动脉及其分支。常见因素包括心肌停跳液中混有气体、重复顺行灌注时主动脉根部排气不佳、主动脉开放后残余心腔或主动脉根部气体进入冠状动脉主动脉开放后，一旦心跳恢复，应密切观察左、右心室心肌收缩状态及色泽、冠状动脉充盈程度、冠状动脉内有无气泡游动现象，分析主动脉开放后持续心室颤动的原因。密切监测心电图，及时诊断心肌缺血，通过 5 导联心电图分析判断左右冠状动脉哪侧可能发生栓塞。麻醉处理包括纠正酸碱和电解质紊乱、保持冠状动脉灌注压，推注少量的强心药，如肾上腺素 $50\mu g$，并维持使用以保证心肌的收缩力，配合术者的排气措施，起到挤压气体出冠状动脉的作用。辅用扩血管药，如硝酸甘油 $0.5 \sim 1.0\mu g/（kg\cdot min）$，预防和治疗冠状动脉痉挛。如需手术解决冠状动脉阻塞，应做好继续体外循环的准备。

（四）不能脱离体外循环

不能脱离体外循环是指心脏直视手术结束，主动脉开放后，经过一段时间的辅助循环，降低体外循环流量或试停体外循环后无法维持循环稳定，必须继续或重新开始体外循环。不能脱离体外循环有两种含义，一是由于心肌功能严重受损，停止体外循环后无法维持足够的心排血量，必须依靠其他辅助循环的方法才能脱离体外循环。二是非心肌功能因素，如严重酸中毒、人造瓣膜功能障碍、冠状动脉栓塞等因素使患者暂时不能脱离体外循环，一旦纠正这些状况，患者能顺利脱离体外循环。

1. 原因

（1）心肌损伤：是导致不能脱离体外循环最为常见的原因，可以因术前心肌损害、术中心肌保护不良或两者共同作用的结果。临床多见的是术前心肌严重受损、手术操作失误导致主动脉阻断时间过长及心肌保护不良。与麻醉有关的主要因素包括体外循环前低血压、低氧血症和严重心律失常。麻醉药的心肌抑制作用也是不可忽视的因素，应合理选择所用的麻醉药，心功能差的患者应避免使用吸入麻醉药。但麻醉药对心肌的抑制作用并非主要影响因素，合理应用可对心肌产生有益作用。主动脉开放后灌注压过高或迅速使用大剂量正性肌力药物或钙剂，可加重再灌注损伤。此外，主动脉开放后持续心室颤动也是加重心肌损害的常见因素。

（2）非心肌因素：包括人造瓣膜急性功能障碍、急性冠状动脉阻塞、严重心律失常、严重酸中毒、伴发病变未同时纠正或未完全纠正、高钾血症、严重容量不足和严重肺动脉高压等。

2. 处理

对术中不能脱离体外循环的患者，必须迅速、合理、全面地做出处理，以免体外转流时间过长或心肌损害愈加严重。处理原则是：继续或重新辅助循环，迅速查明原因，及时纠正非心肌因素，判断心功能，合理应用机械辅助循环。紧急处理包括：迅速继续或重新转流，维持灌注压 $\geq 60\,mmHg$。通过血气、生化分析，监测左房压、肺动脉压和心排血量；查明原因，及时、合理、彻底纠正非心肌因素。心动过缓者，启用右心室心外膜起搏或房室顺序起搏，调整频率至 90 ~ 110 次 / 分，快速性心律失常使用利多卡因、硫酸镁、胺碘酮等治疗。纠正水电和酸碱紊乱，补充血容量，备好食道超声和主动脉内囊反搏。持续监测动脉压、左房压、肺动脉压、心排血量、在逐步降低流量的情况下观察上述指标，明确左心或有心功能不全，结合直视观察左、右室心肌收缩状态，对心肌功能有一初步评估。调整前、后负荷，后负荷的降低不仅能提高心排血量，也有助于组织的灌注。但体循环阻力过低不利于灌注压的维持，同时动静脉短路也将加重组织的低灌注状态，应做出合理的监测与调整。增强心肌收缩力，合理选择强心药，一般选择强心药的顺序为多巴胺、多巴酚丁胺、肾上腺素、磷酸二酯酶抑制剂。

经上述处理后，特别是三重强心药使用之后，经过辅助循环 50 ~ 60 分钟，绝大多数患者可脱离体外循环，但仍有部分患者心肌严重受损，必须借助机械辅助装置才能脱离体外循环。试停体外循环后，收缩压维持在 80 ~ 90 mmHg，左房压 ≥ 20 mmHg，或有明显的心肌缺血，尤其是当辅助循环超过 60 分钟时，必须立即置入主动脉内囊反搏，可使 80% 的患者顺利脱离体外循环。对肺动脉高压、右心功能不全的患者，则可用肺动脉内囊反搏治疗。左心室或右心室无射血波或射血波不明显，心肺转流流量持在 3.0 L/min 以上，主动脉内囊反搏治疗无效的患者说明心肌已严重受损，必须行心室转流。首选离心泵，其次选用人造心室或左心室血泵。如需双室右心室辅助可选用体外膜式肺氧合。

微信扫码
◆ 临床科研
◆ 医学前沿
◆ 临床资讯
◆ 临床笔记

第六章

普外科手术麻醉

第一节　胃肠道手术麻醉

一、麻醉前准备

1. 胃肠道疾病，特别是恶性肿瘤患者，术前多有营养不良、贫血、低蛋白血症、浮肿、电解质异常和肾功能损害。麻醉前应尽力予以调整，以提高患者对手术、麻醉的耐受性，减少术后并发症。

2. 消化道溃疡和肿瘤出血患者多伴有贫血和低白蛋白血症，若为择期手术，必要时应予小量多次输血或补充白蛋白。

3. 消化道疾病发生呕吐、腹泻或肠内容物潴留，最易发生水、电解质及酸碱平衡紊乱，出现脱水、血液浓缩、低钾血症，上消化道疾病易出现低氯血症及代谢性碱中毒，下消化道疾病可并发低钾血症及代谢性酸中毒等。长期呕吐伴有手足抽搐者，术前术中应适当补充钙和镁。

4. 为避免麻醉中呕吐、误吸及有利于术后肠功能恢复，胃肠道手术宜常规行胃肠减压。

5. 麻醉前用药需根据麻醉方式和病情而定。对饱胃及可能呕吐者，应避免用药量过大，以保持患者的意识和反射。

二、麻醉处理

1. 胃十二指肠手术

硬膜外阻滞可经 $T_{8\sim9}$ 或 $T_{9\sim10}$ 间隙穿刺，向头侧置管，阻滞平面以 $T_1 \sim L_1$ 为宜。为清除内脏牵拉反应，进腹前可适量给予镇痛镇静药。上腹部手术的阻滞平面不宜超过胸。否则胸式呼吸被抑制，膈肌代偿性活动增强，可影响手术操作。此时，如再使用较大量镇痛镇静药，可显著影响呼吸功能而发生缺氧和二氧化碳蓄积，甚至发生意外。因此，麻醉中除应严格控制阻滞平面外，应加强呼吸监测和管理。当前腹部手术最为常用的麻醉方法为全麻，宜选择麻醉诱导快、肌松良好、清醒快的麻醉药物。肌松药的选择及用药时间应合理掌握，需保证进腹探查、深部操作、冲洗腹腔及缝合腹膜时有足够的肌肉松弛，注意药物间的相互协同作用，加强呼吸、循环、尿量、体液等变化和维护水、电解质、酸碱平衡的管理。

2. 结肠手术

右半结肠切除术选用连续硬膜外阻滞时，可选 $T_{11\sim12}$ 间隙穿刺，向头侧置管，阻滞平面控制在 $T_6 \sim L_2$。左半结肠切除术可选 $T_{12} \sim L_1$ 间隙穿刺，向头侧置管，阻滞平面需达 $T_6 \sim S_4$。进腹探查前宜先给予适量辅助药，以控制内脏牵拉反应。选择全麻使用肌松药时，应注意其与抗生素和其他麻醉等药物的协同不良反应，如呼吸延迟恢复等。结肠手术前常需多次清洁洗肠，故应注意血容量和血钾的变化。严重低钾血症可导致心律失常，术前数小时应复查血钾，并密切监测心电图的变化。

3. 直肠癌根治术的麻醉

手术需取截石位，经腹会阴联合切口，选用连续硬膜外阻滞时宜用双管法。一点取 $T_{12} \sim L_1$ 间隙穿刺，向头置管；另一点经腰间隙穿刺，向尾置管。先经低位管给药以阻滞骶神经，再经高位管给药，使阻滞平面达 $T_6 \sim S_4$，麻醉中适量应用辅助药即可满足手术要求。麻醉中应注意体位改变对呼吸、循环的影响，游离乙状结肠时多需采用头低位，以利于显露盆腔，此时应注意呼吸通气情况，并常规吸氧。术中出血可能较多，要随时计算出血量，并给予及时补偿。随着腹腔镜手术的快速发展以及患者对诊疗要求的提高，大多胃肠道手术已采用全身麻醉，并在手术过程中采取动、静脉穿刺，实时监测血压、中心静脉压及血气、血红蛋白，指导麻醉药物应用、呼吸参数调节及补液输血量。

三、麻醉后注意事项

1. 腹部手术结束，需待患者各项生命体征稳定后方可送回术后恢复室或病房。麻醉医师须亲自检查呼吸、血压、脉搏、四肢末梢温度颜色及苏醒程度，向主管手术医师和值班护士交代清楚后，方可离开患者。

2. 患者尚未完全清醒或循环、呼吸功能尚未稳定时，应加强对呼吸、血压、中心静脉压、脉搏、尿量、体温、意识、皮肤颜色温度等监测，并给予相应处理。术后应常规给予氧疗，以预防术后低氧血症。

3. 麻醉手术后应立即进行血常规、血细胞比容、电解质、血气分析等检查，并依检查结果给予相应处理。

4. 持续静脉补液，手术当天的输液量，成人为 3 500 ~ 4 000 mL，如术中有额外出血和体液丢失，应根据出量予以补充调整。

5. 术后可能发生出血、呕吐、呃逆、尿潴留和肺部并发症，须予以重视和防治。

第二节　肝胆手术麻醉

一、麻醉前准备

1. 重点应检查心、肺、肝、肾功能。对并存疾病特别是高血压病、冠心病、肺部感染、肝功能损害、糖尿病等应给予全面的内科治疗。

2. 胆囊、胆道疾病多伴有感染；胆道梗阻多有阻塞性黄疸及肝功能损害，麻醉前都要给予消炎、利胆和保肝治疗。阻塞性黄疸可导致胆盐、胆固醇代谢异常，维生素 K 吸收障碍，致使维生素 K 参与合成的凝血因子减少，发生出凝血异常，凝血酶原时间延长。麻醉前应给予维生素 K 治疗，使凝血酶原时间恢复正常。胆道疾患术前慎用吗啡类镇痛药。

3. 血清胆红素升高者，在腹部外科多为阻塞性黄疸，术前应加强保肝治疗，术中术后应加强肝肾功能维护，预防肝肾综合征的发生。

4. 阻塞性黄疸的患者，自主神经功能失调，表现为迷走神经张力增高，心动过缓。麻醉手术时更易发生心律失常和低血压。

5. 胆囊、胆道疾病患者常有水、电解质、酸碱平衡紊乱、营养不良、贫血、低蛋白血症等继发性病理生理改变，麻醉前均应作全面纠正。

二、麻醉选择及处理

胆囊、胆道手术，可选择全身麻醉、硬膜外阻滞或全麻加硬膜外阻滞下进行。硬膜外阻滞可经 $T_{8 \sim 9}$ 或 $T_{9 \sim 10}$ 间隙穿刺，向头侧置管，阻滞平面控制在 $T_{4 \sim 12}$。胆囊、胆道部位迷走神经分布密集，且有膈神经分支参与，在游离胆囊床、胆囊颈和探查胆总管时，可发生胆 - 心反射。患者不仅出现牵拉痛，而且可引起反射性冠状动脉痉挛、心肌缺血导致心律失常，血压下降。应采取预防措施，如局部神经封闭、应用哌替啶及阿托品或氟芬合剂等。吗啡、芬太尼可引起胆总管括约肌和十二指肠乳头部痉挛，而促使胆道内压上升达 2.94 kPa（300 mmH₂O）或更高，持续 15 ~ 30 分钟，且不能被阿托品解除，故麻醉前应禁用。阿托品可使胆囊、胆总管括约肌松弛，麻醉前可使用。胆道手术可促使纤维蛋白溶酶活性增强，纤维蛋白溶解而发生异常出血。术中应观察出凝血变化，遇有异常渗血，应及时检查纤维蛋白原、血小板，并给予抗纤溶药物或纤维蛋白原处理。

阻塞性黄疸常伴肝损害，应禁用对肝肾有损害的药物，如氟烷、甲氧氟烷、大剂量吗啡等，三个月内曾用过氟烷麻醉者，也应禁用氟烷。恩氟烷、异氟烷和七氟烷亦有一过性肝损害的报道。麻醉手术中因凝血因子合成障碍，毛细血管脆性增加，也促使术中渗血增多。但临床观察并未发现不同麻醉方法对肝功能及凝血因子有不同的影响。

胆道外科患者，病情与体质差异极大，肥胖体型者逐年增多，麻醉选择与处理的难度也各异。肝脏手术出血凶猛，应做好动静脉穿刺，实时监测，指导药物应用和补液输血。

三、麻醉后注意事项

1. 术后应密切监测血压、脉搏、呼吸、尿量、尿比重，持续鼻导管吸氧，直至病情稳定。按时检查血红蛋白、血细胞比容及电解质、动脉血气分析，根据检查结果给予调整治疗。

2. 术后继续保肝、保肾治疗，预防肝肾综合征。

3. 对老年人、肥胖患者及并存气管、肺部疾病者，应防治肺部并发症。

4. 胆总管引流的患者，应计算每日胆汁引流量，注意水、电解质补充及酸碱平衡。

5. 危重患者和感染中毒性休克未脱离危险期者，麻醉后应送术后恢复室或 ICU 进行严密监护治疗，直至脱离危险期。

第三节　脾脏手术麻醉

一、麻醉前准备

1. 脾脏是人体血液储存和调节器官，有清除和调节血细胞及产生自身免疫抗体的功能。原发性或继发性脾功能亢进患者，多有脾肿大，红细胞、白细胞、血小板减少和骨髓造血细胞增生。麻醉医师应在麻醉前全面了解病史及各种检查结果。评估围手术期风险，做好相应准备。

2. 严重贫血，尤其是溶血性贫血者，应输新鲜血。有肝损害、低蛋白血症者，应给予保肝及多种氨基酸治疗。有血小板减少、出凝血时间及凝血酶原时间延长者，应小量多次输新鲜血或浓缩血小板，并辅以维生素 K 治疗。择期手术患者应待贫血基本纠正、肝功能改善、出血时间及凝血酶原时间恢复正常后再行手术。

3. 原发性脾功能亢进者除有严重出血倾向外，大都已长期服用肾上腺皮质激素和 ACTH。麻醉前除应继续服用外，尚需检查肾上腺皮质功能代偿情况。

4. 有粒细胞缺乏症者常有反复感染史，术前应积极防治。

5. 外伤性脾破裂除应积极治疗失血性休克外，应注意有无肋骨骨折、胸部挫伤、左肾破裂及颅脑损伤等并存损伤，以防因漏诊而发生意外。

二、麻醉选择与处理

1. 无明显出血倾向及出凝血时间、凝血酶原时间已恢复正常者，可选用连续硬膜外阻滞。麻醉操作应轻柔，避免硬膜外间隙出血。凡有明显出血者，应弃用硬膜外阻滞。选择全麻时需考虑有无肝损害，可用静脉复合或吸入麻醉。气管插管操作要轻巧，防止因咽喉及气管黏膜损伤而导致血肿或出血。

2. 麻醉手术处理的难度主要取决于脾周围粘连的严重程度。游离脾脏、搬脾、结扎脾蒂等操作，手术刺激较大，有发生意外大出血的可能，麻醉医师应提前防治内脏牵拉反应并做好大量输血准备。巨大脾脏内储血较多，有时可达全身血容量的 20%，故手术中禁忌脾内注射肾上腺素，以免发生回心血量骤增而导致心力衰竭。

3. 麻醉处理中要密切注意出血、渗血情况，维持有效循环血量。渗血较多时，应依情使用止血药和成分输血。

4. 麻醉前曾服用激素的患者，围手术期应继续给予维持量，以防肾上腺皮质动能急性代偿不全。

三、麻醉后注意事项

1. 麻醉后当天应严密监测血压、脉搏、呼吸和血红蛋白、血细胞比容的变化，严防内出血和大量渗血，注意观察膈下引流管出血量、继续补充血容量。

2. 加强抗感染治疗。已服用激素者，应继续给予维持量。

微信扫码
◆临床科研
◆医学前沿
◆临床资讯
◆临床笔记

第七章

骨外科手术麻醉

第一节　骨科患者病理生理特点

骨科手术可发生于任何年龄。先天性疾病多见于小儿，骨关节病和骨折多见于老年人，故应熟悉老年人和小儿麻醉特点做好术前准备。

骨科患者术前多有卧床病史，易引起肺部感染、血液流变学改变、心肺功能降低等并发症。也可因血液浓缩和血流缓慢导致下肢静脉及深静脉血栓形成，活动和输液时如栓子脱落可致肺栓塞。

脊柱侧凸畸形可致胸廓发育障碍，导致限制性肺功能障碍。全身类风湿性关节炎患者脊柱强直，头部后仰及下颌关节活动均受限，造成气管插管困难。

术前长期应用肾上腺皮质激素治疗的患者可导致肾上腺皮质功能减退，术中易出现休克、苏醒延迟或呼吸抑制等表现。术前接受抗凝治疗者，应注意凝血机制的改变。

第二节　骨科麻醉的特点

骨科麻醉管理与骨科手术特殊性密切相关，因此麻醉管理上应根据手术特点采取相应措施。

一、骨组织血运丰富

手术失血较多，尤其是骨面渗血或椎管内出血很难控制，应有充分估计和准备。

二、手术体位较复杂

骨科手术常用体位有仰卧位、侧卧位、俯卧位。若体位安置不当或不同体位麻醉管理方式不当都可能引起并发症，故应特别注意。

1. 确保呼吸道通畅，防止气管导管扭折、脱出。在体位改变前后应常规检查导管位置。

2. 当手术部位高于右心房时，都有发生空气栓塞的危险。

3. 远端缺血或血栓形成：外周神经过伸或受压而引起术后神经麻痹；眼部软组织受压引起的视网膜损伤。

三、止血带的应用

1. 止血带对生理的影响：①细胞缺氧和细胞内酸中毒。②血管内皮细胞损伤而导致毛细血管壁通透性增加。③松开时可出现一过性代谢性酸中毒、外周血管阻力降低及血容量相对不足，有可能发生循环功能失代偿。④一过性呼气末 CO_2 增高。

2. 使用止血带注意事项：上肢止血带应放在中、上 1/3 处，下肢应靠近腹股沟部。①充气压力：

上肢以高于动脉收缩压 6.67 kPa（50 mmHg）为宜，下肢高于 13.3 kPa（100 mmHg）为宜。②充气持续时间：上肢一次不超过 1 小时，下肢不超过 1.5 小时。必要时可松开 10 ~ 15 分钟后再充气，以免发生神经并发症或肌球蛋白血症。

对心功能代偿不良者，抬高患肢和驱血均要慎重，静脉回流突然增加可能导致心力衰竭。在硬膜外麻醉或腰麻的患者，止血带压力过大，充气时间过长，肢体缺血引起止血带疼痛，表现冷汗、烦躁不安，即使用镇静药和镇痛药也难以控制。

3. 预防止血带并发症应尽量减少缚止血带的时间，以减少缺血区酸性代谢产物的产生和淤积。麻醉医师应记录止血带充气时间，并提前通知手术医师松止血带，在松止血带时要在麻醉单上记录。松止血带之前应补足血容量，血压偏低要及时纠正，必要时给予血管收缩药。

松止血带后如果出现止血带休克立即给以吸氧、升压药、输血、输液，如效果不佳，可考虑给予碱性药、激素、甘露醇等。有条件时应急查血钾，因为止血带以下的肢体缺血缺氧，以及酸性产物的淤积，改变了细胞膜对钾离子的通透性，钾从细胞内大量外释，如果患者术前已有血钾升高，止血带松解后可能更高。有高钾表现时立即给予钙剂、高渗糖、胰岛素等处理以降低血钾。

四、骨黏合剂反应

（一）病因

主要原因与骨黏合剂的液态或气态单体吸收有关，而单体具有扩张血管和直接心肌抑制作用。其次，当骨黏合剂填入骨髓腔后，可致髓腔内高压使气体、脂肪或骨髓颗粒进入循环而引起肺栓塞。

（二）临床表现

当骨黏合剂充填并将假体置入后 1 ~ 10 分钟，患者发生血压明显降低，甚至心搏骤停。

（三）治疗

吸氧，补充血容量，必要时用血管活性药物。

五、脂肪栓塞

（一）病因

多发于脂肪含量丰富的长骨骨折和严重创伤性骨折。由于创伤后脂肪从骨髓释放，使血液中游离脂肪酸增加，发生脏器和组织的脂肪栓塞，主要累及肺和脑血管。低血容量休克也是栓子形成的诱发因素。

（二）临床表现

急性呼吸和中枢神经功能的障碍；突然呼吸困难、肺间质水肿及低氧血症；意识障碍，昏迷。

（三）治疗

关键是防治低氧血症和维持循环稳定。

六、深静脉血栓（DVT）和肺栓塞（PE）

（一）病因

多发于下肢或骨盆骨折后长期卧床的患者，由于血流缓慢、静脉血淤滞以及感染累及小静脉均可引起血液高凝状态，促使静脉血栓形成，主要为下肢深静脉血栓脱落导致。

（二）临床表现

剧烈胸痛、咳嗽，有的咯血；血压突然降低，心率减慢，甚至心搏骤停；呼吸窘迫，低氧血症。

（三）治疗

对大面积肺栓塞的治疗是进行复苏、支持和纠正呼吸与循环衰竭。主要方法包括吸氧、镇痛，控制心力衰竭和心律失常，抗休克。血栓性肺栓塞，如无应用抗凝药的禁忌，可用肝素抗凝治疗，或给予链激酶、尿激酶进行溶栓治疗。空气栓塞时，应立即置患者于左侧卧头低位，使空气滞留于右心房内，防止气栓阻塞肺动脉，再通过心脏机械性活动而逐渐进入肺循环；也可经上肢或颈内静脉插入导管来吸引右心内空气。高压氧舱可促进气体尽快吸收并改善症状。

七、术中脊髓功能监测

（一）诱发电位

脊柱和脊髓手术时，为了解手术操作，如钳夹、分离和牵拉等可能发生的损伤而采用各种不同类型诱发电位监测。监测方法是将一电极放置在腓总或胫后神经干的周围，另一电极放置在颅顶部。刺激神经干的脉冲通过脊髓到达大脑皮质后显示出波形，如果波形幅度降低，周期延长，表示有脊髓损害。

（二）唤醒试验

在手术期间通过减浅麻醉，让患者在基本清醒状态下能按指令活动。其方法通常是先嘱患者双手握拳，再动双足，如活动良好，表示无脊髓损伤。

第三节　关节置换术的麻醉

人工关节的材料和工艺越来越先进，接受人工关节置换的患者也越来越多。此类手术确实使患者解除了疼痛，改善了关节活动功能，提高了生活质量。人工关节置换术的不断发展给麻醉带来了新的课题，提出了更高的要求，因为该类患者往往有许多特殊的方面，对此麻醉医师需要有较深的认识，做好充分的术前准备，严密的术中监测和良好管理以及术后并发症的防治工作。

一、关节置换术麻醉的特殊问题

（一）气管插管困难和气道管理困难

类风湿性关节炎和强直性脊柱炎的患者常有全身多个关节受累，前者可累及寰枢关节、环杓关节及颞下颌关节等，可使寰枢关节脱位、声带活动受限、声门狭窄、呼吸困难及张口困难等；后者主要累及脊柱周围的结缔组织，使其发生骨化，脊柱强直呈板块状，颈屈曲前倾不能后仰，颞下颌关节强直不能张口。患者平卧时常呈"元宝状"，去枕头仍保持前屈，如果头部着床，下身会翘起。这两种患者行气管插管非常困难，因为声门完全不能暴露，且患者骨质疏松，有的患者还有寰枢关节半脱位，如果插管用力不当可造成颈椎骨折，反复插管会造成喉头水肿和咽喉部黏膜损伤、出血，气道管理更加困难。一些患者合并有肺纤维化病变，胸壁僵硬，致肺顺应性下降，通气和弥散能力均降低，可致 SpO_2 下降。对此类患者，麻醉医生在术前访视时，如估计气管插管会有困难者，应事先准备好纤维支气管镜以便帮助插管。合并肺部感染致呼吸道分泌物增多，且易发生支气管痉挛，给呼吸道的管理更增加了难度。

（二）骨黏合剂

为了提高人工关节的稳定性，避免松动和松动引起的疼痛，利于患者早期活动和功能恢复，在人工关节置换术中常需应用骨黏合剂（骨水泥），通常是在骨髓腔内填入骨水泥，再将人工假体插入。骨黏合剂为一高分子聚合物，又称丙烯酸类黏合剂，包括聚甲基丙烯酸甲酯粉剂和甲基丙烯酸甲酯液态单体两种成分，使用时将粉剂和液态单体混合成面团状，然后置入髓腔，自凝成固体而起作用。在聚合过程中可引起产热反应，温度可高达 $80 \sim 90℃$，这一产热反应使骨水泥更牢固。单体具有挥发性，易燃，有刺激性气味和毒性，因此，房间内空气流通要好。未被聚合的单体对皮肤有刺激和毒性，可被局部组织吸收引起"骨水泥综合征"。单体被吸收后大约3分钟达峰值血液浓度，在血中达到一定浓度后可致血管扩张并对心脏有直接毒性，体循环阻力下降，组织释放血栓素致血小板聚集，肺微血栓形成，因而患者可感胸闷、心悸，心电图可显示有心肌损害和心律失常（包括传导阻滞和窦性停搏），还可有肺分流增加而致低氧血症、肺动脉高压、低血压及心排血量减少等。单体进入血液后可以从患者的呼气中闻到刺激性气味。肺脏是单体的清除器官，清除速度很快，故一般不会受到损害，只有当单体的量达到全髋关节置换时所释放的单体量的35倍以上时，肺功能才会受到损害。因此，对肺功能而言，骨水泥的使用一般是安全的。为减少单体的吸收量，混合物必须做充分搅拌。

除单体吸收引起的对心脏、血管和肺脏的毒性反应外，当骨黏合剂填入骨髓腔后，髓腔内压急剧上升，使得髓腔内容物包括脂肪、空气微栓子及骨髓颗粒进入肺循环，引起肺栓塞，致肺血管收缩，肺循环阻力增加和通气灌流比例失调，导致肺分流增加、心排血量减少和低氧血症。为了减少髓腔内压上升所致的并发症，用骨水泥枪高压冲洗以去除碎屑，从底层开始分层填满髓腔，这可使空气从髓腔内逸出以减少空气栓塞的发病率，也可从下位的骨皮质钻孔，并插入塑料管以解除髓内压的上升。

对骨黏合剂使用时对心肺可能造成的影响，必须高度重视，采取预防措施。应当在用骨水泥时严密监测 PaO_2、$PaCO_2$、$ETCO_2$、SPO_2、血压、心律及心电图等。补足血容量，必要时给予升压药，保证气道通畅，并予充分吸氧。下肢关节置换的手术，在松止血带时，要注意松止血带后所致的局部单体吸收、骨髓、空气微栓子或脂肪栓等进入肺循环而引起的心血管反应，甚至有可能出现心搏骤停的意外。

（三）止血带

四肢手术一般都需在止血带下进行，以达到术野无血的目的。但是止血带使用不当时也会出现一些并发症。

（四）激素的应用

1. 概述

行人工关节置换的患者常因其原发病而长期服用激素，因此，可有肾上腺皮质萎缩和功能减退，在围术期如不及时补充皮质激素，会造成急性肾上腺皮质功能不全（危象）。对此类患者应详细询问服用激素的时间、剂量和停用时间，必要时做 ACTH 试验检查肾上腺皮质功能。对考虑可能发生肾上腺皮质功能不全的患者，可在术前补充激素，可提前 3 天起口服强的松，5 mg，每日 3 次，或于术前一日上午和下午各肌内注射醋酸可的松 100 mg，在诱导之前及术后给予氢化可的松 100 mg 静脉滴注。

2. 急性肾上腺皮质功能不全的判定

如果麻醉和手术中出现下列情况，则应考虑发生了急性肾上腺皮质功能不全。

（1）原因不明的低血压休克，脉搏增快，指趾、颜面苍白。

（2）在补充血容量后仍持续低血压，甚至对升压药物也不敏感。

（3）不明原因的高热或低体温。

（4）全麻患者苏醒异常。

（5）异常出汗、口渴。

（6）血清钾升高或钠、氯降低。

（7）肾区疼（腰疼）和胀感、蛋白尿。

（8）在上述症状的同时，可出现精神不安或神志淡漠，继而昏迷。

3. 处理

如果考虑为肾上腺皮质功能不全，立即给予氢化可的松 100 mg 静脉推注，然后用氢化可的松 200 mg 静脉滴注。

（五）深静脉血栓和肺栓塞

骨关节手术有许多患者为长期卧床或老年人，静脉血流瘀滞，而手术创伤或肿瘤又使凝血功能改变，皆为静脉血栓的高危因素，在手术操作时有可能致深静脉血栓进入循环。长骨干骨折患者有发生脂肪栓塞的危险性，使用骨水泥时有可能发生空气栓塞。对麻醉医师来说，对术中发生的肺栓塞有足够的警惕非常重要，因为术中肺栓塞发病极其凶险，患者死亡率高，而且容易与其他原因引起的心搏骤停相混淆。因此，术中应密切观察手术操作步骤及患者的反应，严密监测心率、血压、SpO_2、$ETCO_2$ 等。心前区或经食管超声心动对肺栓塞诊断有一定帮助。如果患者术中突然出现不明原因的气促、胸骨后疼痛、$ETCO_2$ 下降、PaO_2 下降、肺动脉高压、血压下降而用缩血管药纠正效果不好等表现时，应考虑有肺栓塞的可能。

为了预防和及时发现因静脉血栓脱落而致肺栓塞，术中须维持血流动力学稳定，补充适当的血容量，并在放骨水泥和松止血带时需严密监测生命体征的变化。

对严重肺栓塞的治疗是进行有效的呼吸支持及循环衰竭的纠正与维持。主要方法包括吸氧、镇痛、纠正心力衰竭和心律失常及抗休克。空气栓塞时，应立即置患者于左侧卧头低位，使空气滞留于右心房内，防止气栓阻塞肺动脉及肺毛细血管，也可通过经上肢或颈内静脉插入右心导管来抽吸右心内空气。

对血栓性肺栓塞，如无应用抗凝药的禁忌，可用肝素抗凝治疗，或给予链激酶、尿激酶进行溶栓治疗。高压氧舱可促进气体尽快吸收并改善症状。

二、术前准备及麻醉选择与管理

虽然有许多青壮年患者需行关节置换术，但以老年人多见。老年人常伴有各系统器官的功能减退和许多并存疾病，致围术期和麻醉中并发症增多，其死亡率也比年轻人为高。术前需对高龄患者并存的疾病及麻醉的危险因素进行正确评估，对并存疾病应给予积极的治疗。如对于高血压和冠心病患者，术前应给予有效的控制血压及改善心肌缺血，维持心肌氧供需平衡，以减少围术期心脑血管的并发症；慢性气管炎患者应积极治疗，训练深呼吸及咳嗽，以减少术后肺部感染。老年人心肺肝肾功能减退，药物代谢慢，诱导和术中用药应尽量选用短效、代谢快及对循环影响小的药物，如用依托咪酯诱导，以异氟醚、七氟醚、地氟醚等吸入麻醉药为主维持麻醉，尽量减少静脉用药。

（一）术前准备

1. 麻醉前访视与病情估计

关节置换的患者，老年人较多，他们常合并有心血管疾病、肺部疾病、高血压及糖尿病等。类风湿性关节炎和强直性脊柱炎患者累及心脏瓣膜、心包及心脏传导系统者，须详细检查及对症处理。术前一定要了解高血压的程度，是否规律用药（抗高血压药可用至手术日早晨），是否累及其他器官，有无合并心功能不全。对合并房室传导阻滞和病态窦房结综合征的患者应详细询问病史，必要时安置临时起搏器。慢性肺疾患患者，要注意有无合并肺部感染，术前需做肺功能和血气检查。类风湿性关节炎和强直性脊柱炎要检查脊柱活动受限程度，判断气管插管是否困难，胸廓活动受限的程度如何。合并糖尿病的患者，要详细询问病史，服药的类型，检测术前血糖和尿糖值，必要时给予短效胰岛素控制血糖。有服用激素病史的患者，应根据服药史及术前的临床表现、化验结果决定围术期是否需要补充激素。

2. 麻醉前用药

一般患者术前常规用药，有严重的循环和呼吸功能障碍的患者，镇静药或镇痛药慎用或不用。有肾上腺皮质功能不全倾向的患者，诱导前给予氢化可的松 100 mg，加入 100 mL 液体中滴注。

3. 术前备血

估计术中出血较多的患者，术前要准备好充分的血源。为了节约血源和防止血源性疾病传播和输血并发症，可采用术中血液回收技术或术前备自体血在术中使用。血红蛋白在 10 g 或红细胞比积在 30% 以下，不宜采集自体血。最后一次采血至少在术前 72 小时前，以允许血容量的恢复。拟做纤维支气管镜引导气管插管时，要准备好必备用品，如喷雾器、支气管镜等。

4. 维持气道困难的预测与气管插管困难的评估

对类风湿性关节炎和强直性脊柱炎影响到颈椎寰枢关节、颞下颌关节致头不能后仰和 / 或张口困难的患者，应当仔细检查，估计气管插管的难易程度，以决定麻醉诱导和插管方式。目前，预测气道困难的方法很多，现介绍几种方法。

（1）张口度：张口度是指最大张口时上下门牙间的距离，正常应 ≥ 3 指（患者的食指、中指和无名指并拢），2 ~ 3 指，有插管困难的可能，< 2 指，插管困难。不能张口或张口受限的患者，多置入喉镜困难，即使能够置入喉镜，声门暴露也不佳，因此可造成插管困难。

（2）甲颏间距：是指患者颈部后仰至最大限度时，甲状软骨切迹至下颏间的距离，以此间距来预测插管的难度。甲颏间距 ≥ 3 指（患者的食、中及无名指），插管无困难，在 2 ~ 3 指间，插管可能有困难，但可在喉镜暴露下插管；< 2 指，则无法用喉镜暴露下插管。

（3）颈部活动度：是指仰卧位下做最大限度仰颈，上门牙前端至枕骨粗隆的连线与身体纵轴相交的角度，正常值大于 90°；小于 80° 为颈部活动受限，直接喉镜下插管可能遇到困难。

（4）寰枕关节伸展度：当颈部向前中度屈曲（25° ~ 35°），而头部后仰，寰枕关节伸展最佳。口、咽和喉三条轴线最接近为一直线（亦称"嗅花位"或称 Magill 位），在此位置，舌遮住咽部较少，喉镜上提舌根所需用力也较小。寰枕关节正常时，可以伸展 35°。寰枕关节伸展度检查方法；患者端坐，两眼向前平视，上牙的咬颌面与地面平行，然后患者尽力头后仰，伸展寰枕关节，测量上牙咬颌面旋转的角度。上牙旋转角度可用量角器准确地测量，也可用目测法进行估计分级：1级为寰枕关节伸展度无降低；2级为降低 1/3；3级为降低 2/3；4级为完全降低。

（二）麻醉方法的选择

1. 腰麻和硬膜外麻醉

只要患者无明显的腰麻或硬膜外麻醉禁忌证及强直性脊柱炎导致椎间隙骨化而使穿刺困难，都可选用腰麻或硬膜外麻醉，我院近年来在腰麻或硬膜外麻醉下进行了大量的髋、膝关节置换术，包括 > 80 岁的高龄患者，均取得了良好效果，而且有研究表明选用腰麻和硬膜外麻醉对下肢关节置换术有如下优点。

（1）深静脉血栓率发生率降低，因硬膜外麻醉引起的交感神经阻滞导致下肢动静脉扩张，血流灌注增加。

（2）血压和 CVP 轻度降低，可减少手术野出血。

（3）可减轻机体应激反应，从而减轻患者因应激反应所引起的心肺负荷增加和血小板激活导致的高凝状态等。

（4）局麻药可降低血小板在微血管伤后的聚集和黏附能力，对血栓形成不利。

（5）可通过硬膜外导管行术后椎管内镇痛。

2. 全身麻醉

对有严重心肺并发症的患者、硬膜外或腰麻穿刺困难者以及其他禁忌证的患者，宜采用气管插管全身麻醉。

（1）注意要点：①选用对心血管功能影响小的诱导和维持药物。②尽量选用中短效肌松药，术中严密监测生命体征，术后严格掌握拔管指征。③强直性脊柱炎等气管插管困难者，应在纤维支气管镜帮助下插管，以免造成不必要的插管损伤。④必要时可行控制性降压，以减少出血。

总之，在满足手术要求和保证患者安全的前提条件下，根据患者的病情，手术的范围，设备条件和麻醉医师自身的经验与技术条件来决定麻醉方法。

（2）全麻诱导。对年老体弱者，全麻诱导时给药速度要慢，并密切观察患者的反应，如心血管反应，药物过敏反应等，常用静脉药物及其诱导剂量如下：①异丙酚。成人 2 ~ 2.5 mg/kg，在 30 秒内给完，年老体弱者宜减量和减慢给药速度。②咪唑安定。未用术前药的患者：< 55 岁，0.3 ~ 0.35 mg/kg；> 55 岁，0.30 mg/kg，ASA Ⅲ ~ Ⅳ 级，0.2 ~ 0.25 mg/kg。已用术前药的患者，适当减量。③乙咪酯。0.2 ~ 0.6 mg/kg，常用量 0.3 mg/kg，小儿、老弱、重危患者应减量，注药时间在 30 秒以上。④硫喷妥钠。4 ~ 8 mg/kg，常用量 6 mg/kg。⑤常用肌松药及插管剂量。琥珀胆碱 1 ~ 2 mg/kg；泮库溴铵 0.10 ~ 0.15 mg/kg；维库溴铵 0.08 ~ 0.10 mg/kg，哌库溴铵 0.1 mg/kg。

（3）麻醉维持。一般用静吸复合全麻，特别是以异氟醚、七氟醚为主的静吸复合全麻，对患者心血管功能抑制小，苏醒快，是理想的麻醉维持方法，因此，尽量减少静脉用药，而以吸入麻醉为主。

（4）预知气道困难患者的插管处理。预知气道困难的患者，应根据患者情况选择插管方式，切忌粗暴强行插管，特别是有颈椎半脱位，骨质疏松，全身脱钙的患者。气管插管技术的选择如下：①直接喉镜，一般插管无困难的患者，可快速诱导、直接喉镜下气管插管。估计可能有困难，不宜快速诱导，而应咽喉表面麻醉和环甲膜穿刺气管内表面麻醉或强化麻醉下行清醒气管插管。②盲探经鼻插管，用于插管困难的患者。患者清醒，多采用头部后仰、肩部垫高的体位，并可根据管口外气流的强弱进行适当的头位调整，气流 最大时，表明导管正对声门，待患者吸气时将导管送入气管内。③纤维光导喉镜引导气管插管患者有明显困难插管指征时，应直接选择在纤维支气管镜帮助下插管。④喉罩，有条件者可选用喉罩处理气道困难和插管困难。

（三）术中麻醉管理

（1）术中严密监测患者的生命体征，维持循环功能的稳定和充分供氧。监测包括血压、心率、ECG、SpO$_2$、ETCO）等项目。

（2）对术前有冠心病或可疑冠心病的患者，应予充分给氧，以保证心肌的氧供需平衡。

（3）硬膜外麻醉要注意掌握好阻滞平面，特别是用止血带的患者，如果阻滞范围不够，时间长则会使患者不易耐受。

（4）对老年或高血压患者，局麻药用量要酌减，掌握少量分次注药原则，防止阻滞平面过广导致血压过低，要及时补充血容量。

（5）注意体位摆放，避免皮肤压伤，搬动体位要轻柔，要注意保持患者的体温。

（6）在一些重要步骤如体位变动、放骨水泥、松止血带前要补足血容量，密切观察这些步骤对机体的影响并做好记录。

（7）体液平衡很重要，既要补足禁食禁水及手术中的丢失，满足生理需要量，又要注意不可过多过快而造成肺水肿。

（8）心血功能代偿差的患者，在总量控制的前提下，胶体液比例可适当加大，可用血定安、海脉素、中分子羟乙基淀粉及血浆等。

术中失血量要精确计算，给予适量补充，备有自体血的患者需要输血时，先输自体血，有条件者可采用自体血回收技术回收术中失血。

（四）特殊手术的麻醉

1. 强直性脊柱炎和类风湿关节炎患者的麻醉

（1）病情估计。术前患者访视应注意如下事项：①了解病情进展情况，是否合并心脏瓣膜、传导系统、心包等病变，应作心电图检查及判断心功能分级。②判断胸廓活动受限情况，决定是否作肺功能和血气检查。③了解颈、腰椎有无强直，颈活动度及张口度，依此考虑诱导和气管插管以何种方式进行。④水电解质平衡情况，是否有脱钙。⑤是否有激素服用史，服用时间长短，剂量，何时停用，考虑是否用激素准备。⑥术前用药剂量宜小，呼吸受限者术前可免用镇静镇痛药，入室后再酌情给予。

（2）麻醉方式和术中管理。此类患者的腰麻和硬膜外麻醉穿刺常有困难，而且硬脊膜与蛛网膜常有粘连，易误入蛛网膜下隙，且椎管硬化，容积变小，硬膜外隙很窄，剂量不易掌握，过大致平面意外升高，有时又因硬膜外腔有粘连致局麻药扩散差，麻醉效果不好，追加镇静药又顾虑呼吸和循环抑制，颇为棘手。因此，从患者安全出发，一般采用全麻更为合适。全麻可根据患者颈部活动度和张口程度决定诱导和插管方式。估计有困难者，行清醒经鼻盲探气管插管。对脊柱前屈 > 60°、颈屈曲 > 20° 患者，行快速诱导全麻是危险的。此外，反复不成功的插管可发生咽喉软组织损伤、出血、水肿，以致气道难以保持通畅，而出现缺氧、CO_2 蓄积，甚至心搏骤停等严重后果。因此，行纤维支气管镜引导下气管插管是安全可靠的方式。如果条件不具备，可考虑逆行插管术，也可考虑使用喉罩。

有近期或长期服用激素病史者，诱导前给予 100 mg 氢化可的松溶于 100 mL 液体中，输入后开始诱导。全麻忌过深，因此类患者对麻醉药耐量低，用药量应减少，尤其是静脉麻醉药。术中充分供氧，避免低氧血症，并注意液体量和失血量的补充。颈椎强直者，术后需完全清醒后再拔管。

2. 髋关节置换术的麻醉

人工髋关节置换术的主要问题是患者多为老年人，长期卧床的强直性脊柱炎、类风湿性关节炎及创伤骨折患者，手术创伤大，失血多，易发生骨黏合剂综合征及肺栓塞。

术前访视患者时，要注意其全身并发症及重要脏器功能情况，如高血压、心脏病、慢性阻塞性肺疾患、糖尿病等，术前应控制血压，改善心肺功能，控制血糖。术前应检查心肺功能。要询问过敏史，服药史，服用激素史等。长期卧床患者要注意心血管代偿功能和警惕深静脉血栓和肺栓塞的危险。术前需准备充分的血源，如备自体血。术前用药需选用对呼吸和循环无抑制的药物。

麻醉方式可根据患者情况和麻醉条件及麻醉医师自身经验来决定。有的医院多采用腰麻或硬膜外麻醉。

当手术截除股骨头颈部，扩大股骨髓腔和修整髋臼时，出血较多。为减少大量输血的并发症，减少输血性疾病的危险可采用一些措施。

（1）术前备自体血。

（2）术中失血回收。

（3）术前进行血液稀释。

（4）术中控制性降压。

（5）注意体位摆放，避免静脉回流不畅而增加出血。

（6）术前、术中用抑肽酶可减少出血。

在用骨黏合剂时应警惕骨水泥综合征的发生，充分供氧，保持血容量正常，减浅麻醉，必要时给予升压药。同时要警惕脂肪栓塞综合征，以防意外发生。

3. 膝关节置换术的麻醉

膝关节置换术主要注意松止血带后呼吸血压的变化、骨水泥问题及术后镇痛。膝关节手术一般用止血带减少出血，但要注意由此带来的并发症。少数高血压，心脏病患者在驱血充气后可产生高血压，甚至心衰。在松止血带时可产生"止血带休克"及肺栓塞综合征。在双膝关节同时置换时，要先放松一侧后，观察生命体征的变化，使循环对血液重新分布有一个代偿的时间，再放另一侧止血带。

膝关节置换术后疼痛可能比髋关节置换术后更明显，可行各种方法的术后镇痛，有利于早期活动和功能锻炼。

第四节　脊柱手术的麻醉

一、脊柱急症手术

（一）概述

随着汽车的逐渐普及，交通事故也在上升，它是造成脊柱创伤的主要原因之一，另一主要原因是工伤事故。脊柱创伤最常见的是脊柱骨折、椎体脱位和脊髓损伤。脊柱创伤后常因骨折、脱位、血肿导致脊髓损伤，一旦出现脊髓损伤，后果极为严重，可致终身残疾，甚至死亡。据统计脊髓损伤的发病率为8.1/100万至16.6/100万人，其中80%的患者年龄在11～30岁之间。因此，对此类患者的早期诊断和早期治疗至关重要。

（二）麻醉应考虑的问题

1. 脊髓损伤可以给其他器官带来严重的影响

麻醉医生对脊髓损伤的病理生理改变应有充分认识，以利正确的麻醉选择和合理的麻醉管理，减少继发损伤和围术期可能发生的并发症。

2. 应兼顾伴发伤

脊柱损伤常合并其他脏器的损伤，麻醉过程中应全面考虑，尤其是伴有颅脑胸腹严重损伤者。

3. 困难气道

颈椎损伤后，尤其是高位颈椎患者常伴有呼吸和循环问题，其中气道处理是最棘手的问题，全身麻醉选择何种气管插管方式方可最大限度地减少或避免因头颈部伸曲活动可能带来的加重脊髓损伤情况，是麻醉医师需必须考虑的至关重要的问题。高位脊髓伤患者可出现气管反射异常，系交感与副交感神经平衡失调所致，表现刺激气管时易出现心动过缓，如并存缺氧，可致心搏骤停，因此，对该类患者在吸痰时要特别小心。

（三）麻醉用药选择

1. 麻醉选择

大部分脊柱损伤需行椎管减压和（或）内固定手术，手术本身较复杂，而且组织常有充血水肿，术中出血较多；另外，硬脊膜外和蛛网膜下隙阻滞麻醉均因穿刺及维持平面方面有一定的困难，体位变动也常列为禁忌，如伴有脊髓损伤，病情常较复杂，术中常有呼吸及循环不稳等情况发生，故一般均应采取气管插管全身麻醉。

鉴于脊髓损伤有较高的发病率，并常有复合损伤，特别是颈段和（或）上胸段损伤者，麻醉手术的危险性较大，任何的操作技术都有可能产生不良后果，甚至加重原发损伤，故在诊断之始及至麻醉后手术期间，对此类患者，麻醉医师均应仔细观察处理，特别是对那些身体其他部位合并有致命创伤的患者。

麻醉选择足够深的全身麻醉和神经阻滞麻醉均可有效的预防副交感神经的过度反射，消除这一过度反射是血流动力学稳定的基础；仔细的决定麻醉药用量和认真细致注意血容量的变化并加以处理是血流动力学稳定的重要因素。

2. 麻醉用药

脊髓损伤后，由于肌纤维失去神经支配致使接头外肌膜胆碱能受体增加，这些异常的受体遍布肌膜表面，产生对去极化肌松药的超敏感现象，注入琥珀胆碱后会产生肌肉同步去极化，大量的细胞内钾转移到细胞外，从而大量的钾进入血液循环，产生严重的高血钾，易发生心搏骤停。一般脊髓损伤后 6 个月内不宜使用琥珀胆碱，均应选用非去极化肌松药。鉴于脊髓损伤的病理生理改变，在选择麻醉前用药时应慎用或不用有抑制呼吸功能和可导致睡眠后呼吸暂停的药物。麻醉诱导时宜选用依托醚酯、咪唑安定等对循环影响较小的药物，并注意用药剂量及给药速度，同时准备好多巴胺及阿托品等药物。各种吸入和非吸入麻醉药虽然对脊髓损伤并无治疗作用，但氟烷、芬太尼、笑气和蛛网膜下隙使用的利多卡因均能延长从脊髓缺血到脊髓损伤的时间，这种保护作用的可能机制如下。

（1）抑制了脊髓代谢。

（2）对脊髓血流的影响。

（3）内源性儿茶酚胺的改变。

（4）阿片受体活性的改变。

（5）与继发损伤的介质如前列腺素相互作用的结果。

麻醉维持多采用静吸复合的方法。

（四）麻醉操作和管理

1. 麻醉操作

脊柱骨折可为单纯损伤和（或）合并其他部位的损伤，在脊髓损伤的急性期任何操作都可能加重或造成新的脊髓损伤。麻醉医师术前应仔细检查、轻微操作。需要强调的是麻醉诱导插管时，不应为了插管方便而随意伸曲头颈部，应尽量使头部保持在中位，以免造成脊髓的进一步损伤。另外，在体位变动时同样要非常小心。

2. 麻醉管理

脊柱骨折常可合并其他部位的损伤，尤其对其他部位的致命损伤如闭合性颅脑损伤等须及时诊断和处理，若有休克须鉴别是失血性休克还是脊髓休克，这是合理安全麻醉的基础。

（1）术中监测：脊柱创伤患者病情复杂，故术中应加强对该类患者中枢、循环、呼吸、肾功能、电解质及酸碱平衡的综合的动态监测，以便及时发现并予以相应的处理，只有这样才能提高创伤患者的救治成功率。其实，对该类患者的监护不应只局限于术中，而是在整个围术期均应加强监护，唯此才能降低死亡率。

（2）呼吸管理：术中应根据血气指标选择合适的通气参数，以维持正常的酸碱平衡和适当的脊髓灌注压是至关重要的。动物实验表明高或低碳酸血症均对脊髓功能恢复不利，但创伤后低碳酸血症比高碳酸血症对组织的危害小，一般维持 $PaCO_2$ 4.7 ~ 5.3 kPa（35 ~ 40 mmHg）为宜，如合并闭合性颅脑损伤，伴有颅内压增高 $PaCO_2$ 应维持在较低水平（25 ~ 30 mmHg）为佳。如围术期出现突发不能解释的低氧血症及二氧化碳分压升高，应考虑有肺栓塞、肺水肿或急性呼吸窘迫综合征的可能，缓慢进展的或突发的肺顺应性下降，预示有肺水肿的发生，常表现为肺间质水肿，肺部听诊时湿啰音可不清楚。机械通气时可加用呼气末正压通气。对高位脊髓损伤患者，术后拔除气管导管时应特别慎重，最好保留气管导管直至呼吸循环稳定后再拔，如估计短时间内呼吸功能不能稳定者，可做气管切开，以便于气道管理。

（3）循环管理：对脊柱创伤伴有休克的患者，首先应分清是失血性休克还是脊髓休克，以便做出正确处理。前者以补充血容量为主，而对脊髓休克者可采用适当补液和 α - 受体兴奋药（新福林或多巴胺）

治疗，且不可盲目补液，特别是四肢瘫痪的患者已存在心功能不全和血管张力的改变，在此基础上如再过量输液，增加循环负荷可导致心力衰竭及肺水肿。其次脊髓损伤患者麻醉时既不可过浅致高血压，也不可过深致低血压。麻醉诱导时常出现低血压，尤其体位变动时可出现严重的低血压，甚至心搏骤停，多见于脊髓高位损伤者。为预防脊髓损伤的自主神经反射引起的心血管并发症，应选择相应的血管活性药物治疗。对脊髓损伤早期出现的严重高血压可选用直接作用到小动脉的硝普钠，α-受体阻滞剂（酚妥拉明）；对抗心律失常可用 β-受体阻滞剂、利多卡因和艾司洛尔（Esmolol）等药，对窦性心动过缓、室性逸搏可选用阿托品对抗；也可适当加深麻醉来预防和治疗脊髓损伤患者的自主神经反射亢进。对慢性脊髓损伤合并贫血和营养不良的患者，麻醉时应注意补充红细胞和血浆，必要时可输清蛋白。

在脊髓休克期间，一般是脊髓损伤后的 3 天～6 周，为维持血流动力学的稳定和防止肺水肿，监测 CVP 和肺动脉楔压（PAWP），尤其是 PAWP 不仅可直接监测心肺功能，而且还能估计分流量。

（4）体位：脊柱创伤患者伴有呼吸及循环不稳等情况，而手术大多采取俯卧位，必须注意胸腹垫物对呼吸循环和静脉回流的影响，同时还应注意眼或颌面部软组织压伤及肢体因摆放不妥所带来的损伤等。另外，应注意体位变动时可能发生的血流动力学剧变。

3. 术中输血补液

术中应详细记录出入量，输液不可过量，并注意晶胶体比例，一般维持尿量在 25～30 mL/h，必要时可予以利尿。已有许多研究表明围术期的高血糖可加重对脊髓神经功能的损害作用，因此，术中一般不补充葡萄糖。根据患者术前的血色素和出血情况而决定是否输血。

（五）颈椎损伤的气道处理

对颈椎损伤患者的进展性创伤生命支持（advanced trauma life support，ATLS）方案已由美国创伤学会提出，方案如下：①无自主呼吸又未行 X 线检查者，如施行经口插管失败，应改行气管切开。②有自主呼吸，经 X 线排除颈椎损伤可采用经口插管，如有颈椎损伤，应施行经鼻盲探插管，若不成功再行经口或造口插管。③虽有自主呼吸，但无时间行 X 线检查施行经鼻盲探插管，若不成功再行经口或造口插管。

ATLS 方案有它的局限性，到目前为止对颈椎损伤的呼吸道处理尚无权威性和可行性的方案。对麻醉医师来说重要的是意识到气道处理与颈椎进一步损伤有密切关系的同时，采用麻醉医师最为娴熟的插管技术，具体患者具体对待，把不因行气管插管而带来副损伤或使病变加重作为指导原则。必要时可借助纤维支气管镜引导插管。颈椎制动是治疗可疑颈椎损伤的首要问题，所以，任何操作时均应保持颈椎处于相对固定的脊柱轴线位置。

1. 各种气道处理方法对颈椎损伤的影响

常用的气管插管的方法有：经口、经鼻及纤维支气管镜引导插管等三种。其他插管方法，如逆行插管、环甲膜切开插管及 Bullard 喉镜下插管等目前仍较少应用。

（1）经口插管。颈椎损伤多发生在 C_3～C_7，健康志愿者在放射线监测下可见，取标准喉镜插管体位时，可引起颈椎的曲度改变，其中尤以 C_3～C_4 的改变更为明显。

（2）经鼻气管插管。虽然在发达国家施行经鼻盲探插管以控制患者的气道已经比较普及，但对存在自主呼吸的颈椎损伤患者，仍无有力证据表明采用这种插管技术是安全的，原因在于：①插管时间较长。②如表面麻醉不充分，患者在插管过程中常有呛咳，从而导致颈椎活动，可能加重脊髓损伤。③易造成咽喉部黏膜损伤和呕吐误吸而致气道的进一步不畅。④插管时心血管反应较大，易出现心血管方面意外情况。

我们对大量颈椎创伤合并脊髓损伤的患者采用全身麻醉，快速诱导经鼻或口插管的方法收到良好的临床效果。在此，要强调的是插管操作必须由有经验的麻醉医生来完成，而不应由实习生或不熟练的进修生来操作。

（3）纤维支气管镜引导下插管。纤维支气管镜是一种可弯曲的细管，远端带有光源，操作者可通过光源看到远端的情况，并可调节使其能顺利通过声门。与气管插管同时使用时，先将气管导管套在纤维支气管镜外面，再将纤维支气管镜经鼻插至咽喉部，调节光源使其通过声门，然后再将气管导管顺着纤维支气管镜送入气管内。纤维支气管镜插管和经鼻盲探插管比较，具有试插次数明显减少，完成插管迅速，可保持头颈部固定不动，并发症少等优点，纤维支气管镜插管的成功率几乎可达100%，比经鼻盲探明显增高，且插管的咳嗽躁动发生率低。

2. 颈椎损伤患者气管插管方式的选择

如上所述，为了减少脊柱创伤后的继发损伤，选用何种插管方法是比较困难的，但有一点是肯定的，有条件者首选纤维支气管镜插管引导下插管；其次，要判断患者的插管条件，如属困难插管，千万别勉强，可借助纤维支气管镜插管或行气管切开；另外，要选麻醉者最熟练的插管方法插管。只有这样才能将插管可能带来的并发症降到最低。

二、择期类手术

（一）概述

脊柱外科发展很快，尤其最近十来年，新的手术方法不断涌现，许多国际上普遍使用的脊柱外科手术及内固定方法，在国内也已逐渐推广使用，开展脊柱外科新手术的医院也越来越多，在这方面做得较好的是上海长征医院，已有手术患者8 000多例，手术方法及内固定材料等方面基本上与国际接轨。脊柱外科手术大多比较精细和复杂，而且一旦发生脊髓神经损伤，将造成患者的严重损害，甚至残废。因此，在手术前做好充分准备，选择恰当的手术方案及麻醉方法，以确保麻醉和手术的顺利进行显得尤为重要。

（二）脊柱择期手术的特点

脊柱外科手术同胸腹和颅脑手术相比，虽然对重要脏器的直接影响较小，但仍有其特点，麻醉和手术医师对此应有足够的认识，以保证患者围术期的安全。

1. 病情差异较大

脊柱手术及接受手术的患者是千变万化和参差不齐的，患者可以是健壮的，也可以是伴有多系统疾病的，年龄从婴儿到老年；疾病种类繁多，既有先天性疾病，如先天性脊柱侧凸，又有后天性疾病，如脊柱的退行性变；既可以是颈椎病，也可以是骶尾部肿瘤等。手术方法多种多样，既可以经前方、侧前方减压，也可以经后路减压，有的需要内固定，有的则不需要，即使是同一种疾病，由于严重程度不等，其治疗方法也可完全两样。因此，麻醉医生术前应该准确了解病情及手术方式，以便采取恰当的麻醉方法，保证手术顺利地进行。

2. 手术体位对麻醉的要求

脊柱外科手术患者的正确体位可以减少术中出血，易于手术野的暴露和预防体位相关的损伤。根据脊柱手术进路的不同，常采取不同的体位，仰卧位和侧卧位对循环和呼吸功能影响不大，麻醉管理也相对较为简单。当采用俯卧位时可造成胸部和腹部活动受限，胸廓受压可引起限制性通气障碍，使潮气量减少，如果麻醉深度掌握不好使呼吸中枢受到抑制，患者则有缺氧的危险；而腹部受压可导致静脉回流障碍，使静脉血逆流至椎静脉丛，加重术中出血。另外，如果头部位置过低或颈部过分扭曲等都可造成颈内静脉回流障碍，而致球结膜水肿甚至脑水肿。因此，俯卧位时应取锁骨和髂骨为支撑点，尽量使胸腹部与手术台之间保持一定空隙，同样要将头部放在合适的位置上，最好使用软的带钢丝的气管导管，这样可以避免气管导管打折和牙垫可能造成的搁伤。较长时间的手术，建议采用气管内麻醉。如果采用区域阻滞麻醉，则应加强呼吸和循环功能的监测，特别是无创血氧饱和度的监测，以便及时发现患者的氧合情况。患者良好体位的获得要靠手术医生、麻醉医生和手术护士的一起努力。

3. 充分认识出血量大

脊柱手术，由于部位特殊，止血常较困难，尤其是骶尾部的恶性肿瘤手术，失血量常可达数千毫升，因此术前必须备好血源，术中要正确估计失血量，及时补充血浆成分或者全血。估计术中有可能发生大量失血时，为减少大量输血带来的一些并发症，有时可采取血液稀释、自体输血及血液回收技术，也可采用术中控制性降压，但这些措施可使麻醉管理更加复杂，麻醉医生在术前应该有足够的认识，并做好必要的准备，以减少其相关的并发症。

（三）术前麻醉访视和病情估计

1. 术前麻醉访视

（1）思想工作：通过麻醉前访视应尽量减少患者术前的焦虑和不安情绪，力争做到减轻或消除对手术和麻醉的顾虑和紧张，使患者在心理和生理上均能较好地耐受手术。麻醉医生术前还应向患者及其家属交代病情，说明手术的目的和大致程序，拟采用的麻醉方式，以减少患者及其家属的顾虑。对于情绪过度紧张的患者手术前晚可给予适量的镇静药，如安定 5 ~ 10 mg，以保证患者睡眠充足。

（2）病史回顾：详细询问病史，包括常规资料（如身高、体重、血压、内外科疾病、相关系统回顾、用药情况、过敏史、本人或家族中的麻醉或手术的意外情况、异常或过分出血史）和气道情况估计，以便正确诊断和评价患者的疾病严重程度以及全身状况，选择适当的麻醉方法以保证手术得以顺利进行。虽然脊柱手术的术后并发症和死亡率都较低，但也应同样重视术前的准备工作，包括病史采集工作。特别是对于脊柱畸形手术患者，要注意畸形或症状出现的时间及进展情况，畸形对其他器官和系统功能的影响，特别要注意是否有呼吸和循环系统并发症，如心悸、气短、咳嗽和咳痰。

（3）体格检查：对于麻醉医生来说，在进行体格检查时，除了对脊柱进行详细的检查外，对患者进行系统的全身状况的检查也非常重要，特别是跟麻醉相关项目的检查，如气管插管困难程度的判断及腰麻、硬膜外穿刺部位有无畸形和感染等，以便为麻醉方式的选择做好准备。另外，对脊柱侧凸的患者，要注意心、肺的物理检查。

（4）了解实验室检查和其他检查情况：麻醉医生在术前访视时，对已做的各项实验室检查和其他检查情况应作详细了解，必要时可做一些补充检查。对于要施行脊柱手术的患者，国内除了要进行血、尿常规和肝、肾功能、凝血功能、电解质检查等以外，还应进行心电图检查。如疑有心功能异常的患者，术前可做超声心动图检查，有助于对心功能的进一步评价，从而估计对手术的耐受性。但近年来国外的趋势是在许多患者中已减少了一些常规检查，术前实验室检查、胸片、心电图和B超等应根据患者的年龄、健康情况及手术的大小而定，对健康人的筛选试验如（表 7-1）所示。

表 7-1　手术、麻醉前常规检查

年龄（岁）	胸片	ECG	血液化验
< 40	–	–	
40 ~ 59	–	+	肌酐、血糖
≥ 60	+	+	肌酐、血糖及全血常规

2. 病情估计

在评价患者对麻醉和手术的耐受性时，首先要注意的是患者的心肺功能状态。在脊柱手术中，脊柱侧凸对患者的心肺功能影响最大，因此，严重脊柱侧凸和胸廓畸形的患者术前对心肺功能的估计特别重要，由于心肺可以直接受到影响，如机械性肺损害或者作为一些综合征（如马方综合征，它可有二尖瓣脱垂、主动脉根部扩张和主动脉瓣关闭不全）的一部分而受到影响，可表现为气体交换功能的障碍，肺活量、肺总量和功能残气量常减少，机体内环境处于相对缺氧状态，术中和术后易出现缺氧、呼吸困难甚至呼吸衰竭，因此术前应进行血气分析和肺功能测定，以评价患者的肺功能状态，这对判断其能否耐受手术和预后有重要意义。一般肺功能检查显示轻度损害的患者，只要在术中加强监护一般可耐受麻醉和手术，对中度以上损害的患者，则应在术前根据病因采取针对性的处理。另外，根据病史情况，必要时应行彩色超声心动图检查及心功能测定。

一般认为脊柱侧凸程度越重，则影响越大，预后也越差。任何原因导致的胸部脊柱侧凸，均有可能导致呼吸和循环衰竭。据报道许多这种病例在 45 岁以前死亡，而在尸检中右心室肥厚并肺动脉高压的发生率很高。特发性脊柱侧凸常于学龄前后起病，如得不到正确治疗，其病死率可比一般人群高两倍，其原因可能是由于胸廓畸形使肺血管床的发育受到影响，单位肺组织的血管数量比正常人少，从而导致血管阻力的增加。另外由于胸廓畸形使肺泡被压迫，肺泡的容量变小，导致通气血流比率异常，使肺血管收缩，最后导致肺动脉高压。术前心电图检查 P 波大于 2.5 mm 示右房增大，如果 V_1 和 V_2 导联上 R 波大于 S 波，则提示有右心室肥厚，这些患者对麻醉的耐受性降低，在围术期应注意避免缺氧和增加右心室负荷。

对于脊柱畸形的患者，还应注意是否同时患有神经肌肉疾患，如脊髓空洞症、肌营养不良、运动失调等，这些疾患将影响麻醉药的体内代谢过程。

有些脊柱手术患者，由于病变本身造成截瘫，患者长期卧床，活动少，加上胃肠道功能紊乱，常发生营养不良，降低对麻醉和手术的耐受力。对这类患者术前应鼓励其进食，必要时可以采取鼻饲或静脉高营养，以尽可能改善其营养状况。高位截瘫患者易合并呼吸道和泌尿道感染，术前应积极处理，另外，截瘫患者由于瘫痪部位血管舒缩功能障碍，变动体位时易出现体位性低血压，应引起麻醉医生注意。部分患者可合并有水、电解质和酸碱平衡紊乱，也必须在术前予以纠正。长期卧床患者因血流缓慢和血液浓缩可引起下肢深静脉血栓形成，活动或输液时可引起血栓脱落，一旦造成肺动脉栓塞可产生致命性后果，围术期前后应引起重视并予以妥善处理。

（四）麻醉方法的选择和术中监测

1. 麻醉方法的选择

以前，脊柱手术通常选用局部浸润麻醉，由于麻醉效果常不理想，术中患者常有疼痛感觉，因此，近年来已逐渐被全身麻醉和连续硬膜外麻醉所取代。腰段简单的脊柱手术可以选用连续硬膜外麻醉，但如果手术时间较长，患者一般不易耐受，必须给予辅助用药，而后者可以抑制呼吸中枢，有发生缺氧的危险，处于俯卧位时又不易建立人工通气，一旦发生危险抢救起来也非常困难，因此对于时间较长的脊柱手术，只要条件允许，应尽量采用气管内麻醉。对于高位颈椎手术或俯卧位手术者应选择带加强钢丝的软气管导管做经鼻插管，前者可避免经口插管时放置牙垫而影响手术操作，后者是为便于固定和头部的摆放而气管导管不打折。

大部分脊柱手术的患者术前可以给予鲁米那钠 0.1 g、阿托品 0.5 mg 肌内注射，使患者达到一定程度的镇静。如果使用区域阻滞麻醉，术前也可以只使用镇静药，特殊病例，可根据情况适当调整术前用药。

2. 术中监测

术中监测是保证患者安全及手术顺利进行的必不可少的措施，血压、心电图、SpO_2 以及呼吸功能（呼吸频率、潮气量等）的监测应列为常规，有条件的可监测 $ETCO_2$。

在脊柱畸形矫正术及脊柱肿瘤等手术时，由于创面大，失血多，加上采用俯卧位时，无创血压的监测可能更困难，因此在有条件的情况下，应行桡动脉穿刺直接测压，如有必要还应行 CVP 的监测，以便指导输血和输液，对术前有心脏疾病者或老年人可放置漂浮导管，监测心功能及血管阻力等情况。在行控制性降压时 ABP 和 CVP 的监测更是十分必要。

在行唤醒试验前，应了解肌松的程度，可用加速度仪进行监测，如果 T_4/T_1 恢复到 0.7 以上，此时可行唤醒试验。如果用周围神经刺激器进行监测，则 4 个成串刺激均应出现，否则在唤醒前应先拮抗非去极化肌松药。目前有的医院已用体表诱发电位等方法来监测脊髓功能。

（五）常见脊柱手术的麻醉

脊柱外科手术种类很多，其麻醉方法也各有其特点，以下仅介绍几种复杂且较常见手术的麻醉处理。

1. 脊柱畸形矫正术的麻醉

脊柱畸形的种类很多，病因也非常复杂，其手术方式也不相同，其麻醉方法虽不完全相同，但一般均采用气管内麻醉，下面以脊柱侧凸畸形矫正的麻醉为例作详细介绍。

（1）术前常规心肺功能检查：特发性脊柱侧凸是危害青少年和儿童健康的常见病，可影响胸廓和肺的发育，使胸肺顺应性降低，肺活量减少，甚至可引起肺不张和肺动脉高压，进而影响右心，导致右心肥大和右心衰竭。限制性通气障碍和肺动脉高压所导致的肺心病是严重脊柱侧凸患者的主要死因。因此，术前除做常规检查外，必要时应做心肺功能检查。

（2）备血与输血：脊柱侧凸矫形手术涉及脊柱的范围很广，有时可超过 10 个节段，有的需经前路开胸、开腹或胸腹联合切口手术，有的经后路手术，即使经后路手术，没有大血管，但因切口长，手术创伤大，尤其是骨创面出血多，常可达 2 000 ~ 3 000 mL，甚至更多，发生休克的可能性很大，术前必须做好输血的准备。估计术中的失血量，一般备血 1 500 ~ 2 000 mL。近年来，不少学者主张采用自体输血法，即在术前采集患者的血液，在术中回输给患者自己。一般在术前 2 ～ 3 周的时间内，可采血 1 000 mL 左右，但应注意使患者的血红蛋白水平保持在 100 g/L 以上，血浆总蛋白在 60 g/L 左右。另外，可采用血液回收技术，回收术中的失血，经血液回收机处理后回输给患者，一般患者术中不需再输异体血。采用这两种方法可明显减少异体输血反应和并发症。

（3）麻醉选择：脊柱侧凸手术一般选择全身麻醉，经前路开胸手术者，必要时可插双腔气管导管，术中可行单肺通气，按双腔管麻醉管理；经后路手术者，可选择带加强钢丝的气管导管经鼻插管，并妥善固定气管导管，以防止术中导管脱落。诱导用药可使用芬太尼 1 ～ 2 μg/kg、异丙酚 1.5 ～ 2.0 mg/kg 和维库溴铵 0.1 mg/kg。也可用硫喷妥钠 6 ～ 8 mg/kg 和其他肌松药，但对截瘫患者或先天性畸形的患者使用琥珀胆碱时，易引起高钾（从而有可能导致心室颤动甚至心搏骤停）或发生恶性高热，应特别注意。对全身情况较差或心功能受损的患者也可以选择依托咪酯 0.1 ～ 0.3 mg/kg。麻醉的维持有几种不同的方式：吸入麻醉（如安氟醚、异氟醚或地氟醚＋笑气＋氧气）＋非去极化肌松药，中长效的肌松药的使用在临近唤醒试验时应特别注意，最好在临近唤醒试验 1 小时左右停用，以免影响唤醒试验。静脉麻醉（如静脉普鲁卡因复合麻醉和静脉吸入复合麻醉），各种麻醉药的组合方式很多，一般认为以吸入麻醉为佳，因为使用吸入麻醉时麻醉深度容易控制，有利于术中做唤醒试验。

（4）控制性降压的应用：由于脊柱侧凸手术切口长，创伤大，手术时间长，术中出血较多，为减少大量异体输血的不良反应，可在术中采用控制性降压术。但应掌握好适应证，对于心功能不全、明显低氧血症或高碳酸血症的患者，不要使用控制性降压，以免发生危险。用于控制性降压的措施有加深麻醉（加大吸入麻醉药浓度）和给血管扩张药（如 α - 受体阻滞药、血管平滑肌扩张药或钙通道阻滞剂）等，但因高浓度的吸入麻醉药影响唤醒试验，且部分患者的血压也不易得到良好控制，所以临床上最常用的药物是血管平滑肌扩张药（硝普钠和硝酸甘油）及钙通道阻滞剂（佩尔地平）。控制性降压时健康状况良好的患者可较长时间耐受 8 ～ 9.33 kPa（60 ～ 70 mmHg）的平均动脉压（MAP）水平，但对血管硬化、高血压和老年患者则应注意降压程度不要超过原来血压水平的 30% ～ 40%，并要及时补充血容量。

（5）术中脊髓功能的监测：在脊柱侧凸矫形手术中，既要最大限度地矫正脊柱畸形，又要避免医源性脊髓功能损伤。因此，在术中进行脊髓功能监测以便术中尽可能早地发现各种脊髓功能受损情况并使其恢复是必需的。其方法有唤醒试验和其他神经功能监测。唤醒试验多年来在临床广泛应用，因其不需要特殊的仪器和设备，使用起来也较为简单，但是受麻醉深度的影响较大，且只有在脊髓神经损伤后才能做出反应，对术后迟发性神经损伤不能做出判断，正因为唤醒试验具有上述缺点，有许多新的脊髓功能监测方法用于临床，这些方法各有其优缺点，下面仅作简要的介绍。

①唤醒试验：所谓唤醒试验（wake-up test），即在脊柱畸形矫正后，如放置好 TSRH 支架后，麻醉医生停用麻醉药，并使患者迅速苏醒后，令其活动足部，观察有无因矫形手术时过度牵拉或内固定器械放置不当而致脊髓损伤而出现的下肢神经并发症甚至是截瘫。要做好唤醒试验，首先在术前要把唤醒试验的详细过程向患者解释清楚，以取得配合。其次，手术医生应在做唤醒试验前 30 分钟通知麻醉医生，以便让麻醉医生开始停止静脉麻醉药的输注和麻醉药的吸入。如使用了非去极化肌松药，应使用加速度仪或周围神经刺激器以及其他方法了解肌肉松弛的程度，如果肌松没有恢复，应在唤醒试验前 5 分钟左右使用阿托品和新斯的明拮抗。唤醒时，先让患者活动其手指，表示患者已能被唤醒，然后再让患者活动其双脚或脚趾，确认双下肢活动正常后，立即加深麻醉。如有双手指令动作，而无双足指令动作，应视为异常，有脊髓损伤可能，应重新调整矫形的程度，然后再行唤醒试验，如长时间无指令动作，应手术探查。在减浅麻醉过程中，患者的血压会逐渐升高，心率也会逐渐增快，因此手术和麻醉医生应尽量配合好，缩短唤醒试验的时间。有报道以地氟醚、笑气和小剂量阿曲库铵维持麻醉时，其唤醒试验的时间平均只有 8.4 分钟，可明显缩短应激反应时间。另外，唤醒试验时应防止气管导管及静脉留置针脱出。目前神经生理监测（SEP 和 MEP）正在逐渐取代唤醒试验。

②体表诱发电位（SEP）：SEP 是应用神经电生理方法，采用脉冲电刺激周围神经的感觉支，而将记录电极放置在刺激电极近端的周围神经上或放置在外科操作远端的脊髓表面或其他位置，连接在具有叠加功能的肌电图上，接受和记录电位变化。刺激电极常置于胫后神经，颈段手术时可用正中神经。

SEP 记录电极可置于硬脊膜外（SSEP）或头皮（皮层体表诱发电位，CSEP），其他还有硬膜下记录、棘突记录及皮肤记录等。测定 CSEP 值，很多因素可影响测定结果，SSEP 受麻醉药的影响比 CSEP 小，得到的 SEP 的图形稳定且质量好。CSEP 是在电极无法置于硬膜外或硬膜下时的选择，如严重畸形时。CSEP 的监测结果可能只反映了脊髓后束的活动。应用 SEP 做脊髓功能监测时，需在手术对脊髓造成影响前导出标准电位，再将手术过程中得到的电位与其进行比较，根据振幅和潜伏期的变化来判断脊髓的功能。振幅反映脊髓电位的强度，潜伏期反映传导速度，两者结合起来可作为判断脊髓功能的重要测量标志。通常以第一个向下的波峰称第一阳性波，第一个向上的波峰称为第一阴性波，依此类推。目前多数人以第一阴性波峰作为测量振幅和潜伏期的标准。在脊柱外科手术中，脊髓体表诱发电位 SSEP 波幅偶然减少 30% ~ 50% 时，与临床后遗症无关，总波幅减少 50% 或者一个阴性波峰完全消失才提示有脊髓损伤。皮层体感诱发电位 CSEP 若完全消失，则脊髓完全性损伤的可能性极大；若可记录到异常的 CSEP，则提示脊髓上传的神经纤维功能尚存在或部分存在，并可依据潜伏期延长的多少及波幅下降的幅度判断脊髓受损伤的严重程度；脊柱畸形及肿瘤等无神经症状者，CSEP 可正常或仅有波幅降低，若伴有神经症状，则可见潜伏期延长及波幅降低约为正常的 1/2，此时提示脊柱畸形对脊髓产生压迫或牵拉，手术中应仔细操作；手术中牵拉脊髓后，若潜伏期延长大于 12.5 ms 或波幅低于正常 1/2，10 分钟后仍未恢复至术前水平，则术后将出现皮肤感觉异常及二便障碍或加重原发损伤。影响 CSEP 的因素有：麻醉过深、高碳酸血症、低氧血症、低血压和低体温等，SSEP 则不易受上述因素影响。

③运动诱发电位（MEP）：在脊髓功能障碍中，感觉和运动功能常同时受损。SEP 仅能监测脊髓中上传通道活动，而不能对运动通道进行监测。有报道 SEP 没有任何变化，但患者术后发生运动功能障碍。动物实验表明，用 MEP 观察脊髓损害比 SEP 更敏感，且运动通道刺激反应与脊髓损害相关。MEP 监测时，刺激可用电或磁，经颅、皮质或脊柱，记录可在肌肉、周围神经或脊柱。MEP 永久地消失与术后神经损害有关，波幅和潜伏期的变化并不一定提示神经功能损害。MEP 监测时受全麻和肌肉松弛药的影响比 SEP 大，MEP 波幅随刺激强度的变化而变化。高强度电刺激引起肌肉收缩难以被患者接受，临床上取得成功的 MEP 较困难，尤其是在没有正常基础记录的患者。因头皮刺激可引起疼痛，故使运动诱发电位的术前应用受到限制。Barker 等用经颅磁刺激诱发 MEP（tcMEP）监测，具有安全可靠、不产生疼痛并可用于清醒状态的优点，更便于手术前后对照观察。MEP 和 SEP 反应各自脊髓通道功能状态，理论上可互补用于临床脊髓功能监测，然而联合应用 SEP 和 MEP 还需要更多的临床研究。在脊柱外科手术中，各种监测脊髓功能的方法都有其优缺点，需正确掌握使用方法，仔细分析所得结果。一旦脊髓监测证实有脊髓损伤，应立即取出内固定器械及采取其他措施，取出器械的时间与术后神经损害恢复直接相关，有人认为若脊髓损伤后 3 小时取出内固定物，则脊髓功能难以在短期内恢复。术中脊髓功能损伤可分为直接损伤和间接损伤，其最终结果都引起脊髓微循环的改变。动物实验发现 MEP 潜伏期延长或波形消失是运动通道缺血的显著标志。但仅通过特殊诱发电位精确预测脊髓缺血、评价神经损害还有困难。

2. 颈椎手术的麻醉

常见的颈椎外科疾病有颈椎病、颈椎间盘突出症、后纵韧带骨化、颈椎管狭窄症及颈椎肿瘤等，多数经非手术治疗可使症状减轻或明显好转，甚至痊愈。但对经非手术治疗无效且症状严重的患者可选择手术治疗，以期治愈、减轻症状或防止症状的进一步发展。由于在颈髓周围进行手术，有危及患者生命安全或者造成患者严重残废的可能，故麻醉和手术应全面考虑，慎重对待。

（1）颈椎手术的常见方法有经前路减压植骨内固定、单纯后路减压或加内固定等，根据不同的入路，麻醉方式也有所不同。后路手术可选用局部浸润麻醉，但手术时间较长者，患者常难以坚持，而且局麻效果常不够确切，故应宜选择气管内插管全身麻醉为佳。前路手术较少采用局部浸润麻醉，主要采用颈神经深、浅丛阻滞，这种方法较为简单，且患者术中处于清醒状态，有利于与术者合作，但颈前路手术中常需牵拉气管，患者有不舒服感觉，这是颈丛阻滞难以达到的，因此，近年来颈前路手术已逐渐被气管内插管全麻所取代。上海长征医院骨科在全麻下行颈椎手术已有数千例，取得了良好的效果。

在行颈前路手术时需将气管和食管推向对侧，方可显露椎体前缘，故在术前常需做气管、食管推移训练，即让患者用自己的 2 ~ 4 指插入手术侧（常选右侧）的气管、食管和血管神经鞘之间，持续地向非手术侧（左侧）推移。这种动作易刺激气管引起干咳，术中反复牵拉还易引起气管黏膜、喉头水肿，以至患者术后常有喉咙痛及声音嘶哑，麻醉医生在选择和实施麻醉时应注意到这一点，并向患者解释。

（2）麻醉的实施。

①局部浸润麻醉：常选用 0.5% ~ 1% 的普鲁卡因，成人一次最大剂量 1.0 g，也可选用 0.25% ~ 0.5% 的利多卡因，一次最大剂量不超过 500 mg，二者都可加或不加肾上腺素。一般使用 24 ~ 25 G 皮内注射针沿手术切口分层注射。先行皮内浸润麻醉，于切口上下两端之间推注 5 ~ 6 mL，然后行皮下及颈阔肌浸润麻醉，可沿切口向皮下及颈阔肌推注局麻药 4 ~ 8 mL，切开颈阔肌后，可用 0.3% 的丁卡因涂布至术野表面直至椎体前方，总量一般不超过 2 mL。到达横突后，可用 1% 的普鲁卡因 8 mL 行横突局部封闭。行浸润麻醉注药时宜加压，以使局麻药与神经末梢广泛接触，增强麻醉效果。到达肌膜下或骨膜等神经末梢分布较多的地方时，应加大局麻药的剂量，在有较大神经通过的地方，可使用浓度较高的局麻药行局部浸润。须注意的是每次注药前都应回抽，以防止局麻药注入血管内，并且每次注药总量不要超过极量。

②颈神经深、浅丛阻滞：多采用 2% 利多卡因和 0.3% 的丁卡因等量混合液 10 ~ 20 mL，也可以采用 2% 的利多卡因和 0.5% 的布比卡因等量混合液 10 ~ 20 mL，一般不需加入肾上腺素。

因颈前路手术一般选择右侧切口，故麻醉也以右侧为主，必要时对侧可行颈浅丛阻滞。麻醉穿刺定位如下：患者自然仰卧，头偏向对侧，先找到胸锁乳突肌后缘中点，在其下方加压即可显示出颈外静脉，二者交叉处下方即颈神经浅丛经过处，相当于第 4 及第 5 颈椎横突处，选定此处为穿刺点，第 4 颈椎横突，常为颈神经深丛阻滞点。穿刺时穿刺针先经皮丘垂直于皮肤刺入，当针头自颈外静脉内侧穿过颈浅筋膜时，此时可有落空感，即可推注局麻药 4 ~ 6 mL，然后在颈浅筋膜深处寻找横突，若穿刺针碰到有坚实的骨质感，而进针深度又在 2 ~ 3 cm 之间，此时退针 2 mm 使针尖退至横突骨膜表面，可再推药 3 ~ 4 mL 以阻滞颈神经深丛。每次推药前均应回抽，确定无回血和脑脊液后再推药。如有必要，对侧也可行颈浅丛阻滞。

③气管内插管全身麻醉：颈椎手术时全麻药物的选择没有什么特殊要求，但是在麻醉诱导特别是插管时应注意切勿使颈部向后过伸，以防止引起脊髓过伸性损伤。最好在术前测试患者的颈部后伸活动的最大限度。颈前路手术时，为方便行气管、食管推移应首选经鼻气管内插管麻醉。颈椎病患者常有颈髓受压而伴有心率减慢，诱导时常需先给予阿托品以提升心率，另外，术中牵拉气管时也引起心率减慢，需加以处理。还有前路手术时，反复或过度牵拉气管有可能引起气管黏膜和喉头水肿，如果术毕过早拔除气管导管，有可能引起呼吸困难，而此时再行紧急气管插管也比较困难。其预防措施如下：①术前向对侧退松气管。②术中给予地塞米松 20 mg，一方面可以预防和减轻因气管插管和术中牵拉气管可能造成的气管黏膜和喉头水肿，另一方面可预防和减轻手术可能造成的脊髓水肿。③术后待患者完全清醒后，度过喉头水肿的高峰期时拔除气管导管。

3. 脊柱肿瘤手术的麻醉

脊柱肿瘤在临床上并不少见，一般分为原发性和转移性两大类，临床上脊柱肿瘤以转移性为多见，而其中又以恶性肿瘤占多数，故及时发现及时治疗十分重要。过去对脊柱恶性肿瘤，特别是转移性肿瘤多不主张手术治疗，现在随着脊柱内固定技术的发展和肿瘤化疗的进步，手术治疗可以治愈、部分治愈或缓解疼痛而使部分患者生活质量明显提高。

（1）术前病情估计和准备。脊柱良性肿瘤病程长，发展慢，一般无全身症状，局部疼痛也较轻微。恶性肿瘤的病程则较短，发展快，可伴随有低热、盗汗、消瘦、贫血、食欲减退等症状，局部疼痛也较明显，并可出现肌力减弱、下肢麻木和感觉减退，脊柱活动也受限。无论良性或恶性肿瘤，随着病程的进展，椎骨破坏的加重，常造成椎体病理性压缩骨折或肿瘤侵入椎管，压迫或浸润脊髓或神经根，引起四肢或肋间神经的放射痛，出现大小便困难。颈胸椎部位的肿瘤晚期还引起病变平面以下部位的截瘫和大小便失禁。由于脊柱的部位深，而脊柱肿瘤的早期症状多无特殊性且体征也不明显，因此拟行手术治疗的患者病程常已有一段时间，多呈慢性消耗病容，部分患者呈恶病质状态。化验检查会发现贫血、低蛋白血症、血沉增快等。术前除应积极进行检查，还应加强支持治疗，纠正贫血和低蛋白血症等异常情况，提高患者对手术和麻醉的耐受力。

脊柱肿瘤的手术包括瘤体切除和椎体重建术，手术创伤大，失血多，尤其是骶骨肿瘤切除术，由于骶椎为骨盆后壁，血液循环十分丰富，止血也很困难，失血可达数千毫升甚至更多，故术前须根据拟手术范围备足血源，为减少术中出血可于术前行 DSA 检查，并栓塞肿瘤供血动脉。

（2）麻醉选择和实施。脊柱肿瘤手术一般选择气管内插管全身麻醉，较小的肿瘤可以选择连续硬膜外麻醉。估计术中出血可能较多时，应行深静脉穿刺和有创动脉侧压，可以在术中施行控制性降压术，骶尾部巨大肿瘤患者术中可先行一侧髂内动脉结扎。

全身麻醉一般采用静吸复合方式，药物的选择根据患者的情况而定。如果患者的一般情况好，ASA 分级在 Ⅰ～Ⅱ 级，麻醉药物的选择没有什么特殊要求，但如果患者的全身情况较差，则应选择对心血管功能抑制作用较小的药物，如静脉麻醉药可选择依托咪酯，吸入麻醉药可选择异氟醚，而且麻醉诱导时药物剂量要适当，注药速度不要过快。对行骶骨全切除术或次全切除术的患者，术中可实施轻度低温和控制性降压术，一方面降低患者的代谢和氧需求量，另一方面可减少失血量，从而减少大量输入异体血所带来的并发症。

4. 胸椎疾病手术麻醉

胸椎疾病以后纵韧带骨化症和椎体肿瘤为多见，而肿瘤又以转移性为多见。前者常需经后路减压或加内固定术，一般采用行经鼻气管插管全身麻醉，后者常需经前路开胸行肿瘤切除减压内固定术，也采用全身麻醉，必要时需插双腔气管导管，术中可行单肺通气，以便于手术操作，此时麻醉维持不宜用笑气，以免造成术中 SPO_2 难以维持。术中出血常较多，需做深静脉穿刺，以便术中快速输血输液用。开胸患者需放置胸腔引流管，麻醉苏醒拔管前应充分吸痰，然后进行鼓肺，使萎陷的肺泡重新张开，并尽可能排除胸膜腔内残余气体。

5. 脊柱结核手术的麻醉

脊柱结核为一种继发性病变，95% 继发于肺结核。脊柱结核发病年龄以 10 岁以下儿童最多，其次是 11～30 岁的青少年，30 岁以后则明显减少。发病部位以腰椎最多，其次是胸椎，而其中 99% 是椎体结核。

（1）麻醉前病情估计。脊柱结核多继发于全身其他脏器结核，所以患者的一般情况较差，多合并有营养不良，如合并有截瘫，则全身情况更差，可出现心肺功能减退。患者可有血容量不足，呼吸功能障碍以及水、电解质平衡紊乱。因此，术前应加强支持治疗，纠正生理紊乱。对消瘦和贫血患者，除了积极进行支持治疗外，应在术前适当予以输血，以纠正贫血。合并截瘫者围术期要积极预防和治疗压疮、尿路感染和肺炎。术前尤其要注意的是应仔细检查其他器官如肺、淋巴结或其他部位有无结核病变，若其他部位结核病变处于活动期，则应先进行抗结核治疗，然后择期行手术治疗。

一般脊柱结核患者手术前均应进行抗结核治疗。长期使用抗结核药治疗的患者，应注意其肝功能情况，如肝功能差，应于术前 3 天开始肌内注射维生素 K_3，每天 5 mg。

（2）麻醉的选择和实施。脊柱结核常见的手术方式有病灶清除术、病灶清除脊髓减压术、脊柱融合术和脊柱畸形矫正术。手术宜在全身麻醉下进行，由于脊柱结核患者全身情况较差，因此对麻醉和手术的耐受力也较差，全身麻醉一般选择静吸复合麻醉，并选择对心血管系统影响较小的麻醉药物，如依托咪酯而不选择硫喷妥钠和异丙酚。麻醉过程中应注意即时补充血容量。颈椎结核可合并咽后壁脓肿，施行病灶清除的径路。①经颈前路切口：可选用局麻或全麻下进行手术。②经口腔径路：适用于高位颈椎结核，采用全身麻醉加经鼻气管插管或气管切开，术中和术后要注意呼吸管理，必要时可暂保留气管导管。

6. 腰椎手术的麻醉

腰椎常见疾病有腰椎间盘突出症、腰椎管狭窄及腰椎滑脱等。椎间盘突出可发生在脊柱的各个节段，但以腰部椎间盘突出为多见，而且常为 L_5/S_1 节段。由于椎间盘的纤维环破裂和髓核组织突出，压迫和刺激神经根可引起一系列症状和体征。

椎间盘突出症一般经过保守治疗大部分患者的症状可减轻或消失，只有极少数患者须手术治疗。常规手术方法是经后路椎间盘摘除术。近来出现了显微椎间盘摘除术和经皮椎间盘摘除术等方法，麻醉医生应根据不同的手术方式来选择适当的麻醉方法。行前路椎间盘手术时可选择气管内插管全麻或连续硬膜外麻醉，其他手术方式可选择全身麻醉、连续硬膜外麻醉、腰麻或局部麻醉。连续硬膜外麻醉和局麻对患者的全身影响小，术后恢复也较快，但有时麻醉可能不完全，在暴露和分离神经根时须行神经根封闭，而采用俯卧位时如果手术时间较长患者常不能很好耐受，须加用适量的镇静安定药或静脉麻醉药。腰椎管狭窄的手术方式为后路减压术，可采用连续硬膜外麻醉或全身麻醉。腰椎滑脱常伴有椎间盘突出或椎管狭窄，术式常为经后路椎管减压加椎体复位内固定，由于手术比较大，而且时间也较长，故一般首选气管插管全身麻醉。

微信扫码
◆临床科研
◆医学前沿
◆临床资讯
◆临床笔记

第八章

妇产科手术麻醉

第一节　妇科腹腔镜手术麻醉

一、麻醉前准备

（一）麻醉前访视

麻醉医师应该在麻醉前 1～2 天访视患者，全面了解患者一般状态、既往史、现病史及疾病治疗过程，与妇科医师充分沟通，了解手术具体方案，评估麻醉中可能出现的问题，制定合适的麻醉方案。

1. 详细了解病史、认真实施体格检查询问患者既往是否有心脏病史、高血压病史、血液系统病史、呼吸系统病史、外伤史、手术史、长期用药史以及药物过敏史等；进行全面的体格检查，重点检查与麻醉相关的事项，如心肺功能、气道解剖和生理状况等。

2. 查阅实验室检查及辅助检查结果血、尿、便常规，胸透或胸片、心电图；血清生化、肝功能检查；年龄大于 60 岁者或有慢性心肺疾病者应常规作动脉血气分析、肺功能检查、屏气时间等。查阅相关专科检查结果，了解患者病情。

3. 与患者 和术者充分沟通使患者了解手术目的、手术操作基本过程、手术难度及手术所需要的时间等情况，根据患者病情向术者提出术前准备的建议，例如是否需要进一步实施特殊检查，是否需要采取措施对患者血压、血糖及电解质等基础状态进行调整等。

4. 对患者做出评价在全面了解患者病情的基础上评价患者 ASA 分级、评估心功能分级和气道 Mallampati 分级，制定合适的麻醉方案，向患者交代麻醉相关事项，让患者签署麻醉知情同意书。

（二）患者准备

1. 患者心理准备

通过向患者介绍麻醉方法、效果和术后镇痛等情况，尽量消除患者对手术造成痛苦的恐惧、焦虑心理，充分了解患者的要求与意见，取得患者的充分信任，使患者得到充分的放松和休息，减少紧张导致的应激反应。

2. 胃肠道准备

术前访视患者应告知患者术前禁食水时间，以防患者因不知情而影响麻醉。一般情况下，妇科医师会给患者使用缓泻剂以清理胃肠道、防止手术中胀大的肠管影响术野清晰，妨碍手术操作。

（三）麻醉器械、物品准备

1. 麻醉机

麻醉前常规检测麻醉机是否可以正常工作，包括检查呼吸环路是否漏气，气源是否接装正确，气体流量表是否灵活准确，是否需要更换 CO_2 吸收剂等。

2. 监护仪

检查监护仪是否可以正常工作，通常要监测血压、心电图、脉搏氧饱和度、呼气末 CO_2 浓度、体温等。

3. 麻醉器具

检查负压吸引设备是否工作正常，检查急救器械和药品是否齐备。在麻醉诱导前准备好麻醉喉镜、气管导管、气管导管衔接管、牙垫、导管管芯、吸痰管、注射器、口咽通气道、吸引器、喉罩等器械物品，并检查所有器械物品工作正常。

二、妇科腹腔镜手术麻醉选择

麻醉医师应当在选择麻醉方式的一般原则的基础上，根据腹腔镜手术的特点、患者体质的基本状态、麻醉设备情况、麻醉医生的技术和临床经验来决定实施麻醉的方案。

（一）人工气腹腹腔镜手术麻醉方法选择

1. 全身麻醉

虽然腹腔镜手术对局部的损伤小，但是如前所述人工气腹腹腔镜手术过程中对患者的呼吸循环功能影响较大，因此应该选择全身麻醉实施手术。这样就利于术中患者气道管理，调节合适的麻醉深度，控制不良刺激引起的有害反射，有利于保证适当的麻醉深度和维持有效的通气，又可避免膈肌运动，利于手术操作，在监测 $P_{ET}CO_2$ 下可随时保持通气量在正常范围。全身麻醉期间宜应用喉罩或者气管插管进行气道管理，时间短小、术中体位变化不大、采用低压人工气腹技术时，可以在应用喉罩通气道的情况下安全实施手术；而由于气管插管全身麻醉是最确切、安全的气道管理技术，因此目前临床上大多数人工气腹腹腔镜手术都是采用这种气道管理方式，尤其是手术时间长，术中体位变动大的情况更是应该实施气管插管。

2. 椎管内麻醉

椎管内麻醉镇痛确切、肌松效果良好，可以基本满足腹腔镜手术的麻醉镇痛需要，但是 CO_2 人工气腹升高的 IAP、手术操作牵拉腹膜、CO_2 刺激等均可导致迷走神经反射性增强；CO_2 人工气腹期间导致的高碳酸血症也使心肌迷走神经反射增强；椎管内麻醉阻滞部分交感神经，导致副交感神经相对亢进；椎管内麻醉不能满足手术过程中所有的需要，患者舒适度差，可以辅助静脉镇静 – 镇痛剂，使用不当则会影响到呼吸、循环系统的稳定；上述这些因素都是导致患者术中出现腰背、肩部不适，甚至虚脱、恶心呕吐等症状，使手术无法继续进行，而且这些因素也是麻醉过程中发生不良事件的潜在风险，麻醉管理起来相当困难，因此目前已基本不选择椎管内麻醉实施人工气腹腹腔镜手术。诊断性检查，或短小手术，可考虑选择椎管内麻醉。

（二）免气腹腹腔镜手术麻醉方法选择

1. 局麻

如前所述，时间短小的免气腹腹腔镜检查术是采用局麻的适应证。

2. 椎管内麻醉

由于免气腹腹腔镜手术没有人工气腹操作导致一系列的生理学改变，但是要求腹肌松弛度良好，以便腹壁得到充分悬吊，为手术创造良好视野；椎管内麻醉镇痛确切、肌松效果好，术后恢复快，术后恶心呕吐发生率低，因此椎管内麻醉尤其是腰 – 硬联合麻醉是妇科免气腹腹腔镜手术的理想麻醉选择。

3. 全身麻醉

虽然椎管内麻醉可以满足妇科免气腹腹腔镜手术的麻醉要求且有前述的很多优点，但是由于妇科患者大多数存在恐惧、焦虑等情况，很多患者自己选择全身麻醉实施手术，这些患者就是实施全身麻醉的适应证。

三、妇科腹腔镜手术麻醉监测与管理

（一）妇科腹腔镜手术麻醉监测

妇科腹腔镜手术麻醉过程中在选择了合适麻醉方法的基础上必须进行合理的监测来及时发现异常情

况和减少麻醉并发症。妇科腹腔镜手术麻醉时通常需要常规监测心电图、无创动脉血压、脉搏血氧饱和度、体温、气道压、$P_{ET}CO_2$、肌松监测、尿量等项目。对于肥胖患者、血流动力学不稳定患者以及心肺功能较差患者，术中需要实施动脉穿刺置管严密监测血压变化、定时监测血气分析。

1. $P_{ET}CO_2$ 监测是妇科腹腔镜手术麻醉期间最常用的无创监测项目，用以代替 $PaCO_2$，来评价人工气腹期间肺通气状况。然而应该特别注意的是人工气腹时由于通气 / 血流不相匹配致使 $P_{ET}CO_2$ 与 $PaCO_2$ 之间浓度梯度差异可能增加，此时两者的浓度梯度差已不再是普通手术全身麻醉时的两者之间相差 3 ~ 5 mmHg，而是因患者心肺功能状态、人工气腹 IAP 大小等因素而异。因此，我们无法通过 $P_{ET}CO_2$ 来预测心肺功能不全患者的 $PaCO_2$，故在这种情况下就需要进行动脉血气分析来评价 $PaCO_2$ 以及时发现高碳酸血症。对于肥胖患者、术中高气道压、低氧血症或 $P_{ET}CO_2$ 不明原因增高患者，也需要监测动脉血气分析。

2. 妇科腹腔镜手术机械通气时术中监测气道压的变化有利于及时发现 IAP 过高。当 IAP 升高时，由于膈肌抬高，胸肺顺应性降低，导致气道压升高，故当术中发现气道压较高时，排除气道梗阻、支气管痉挛等情况后，应当提醒术者注意 IAP 是否太高。

3. 妇科腹腔镜手术期间应当监测患者肌松状态，术中肌肉松弛，以使腹壁可以有足够的伸展度，令腹腔镜有足够的操作空间，且有清楚的视野，同时可以降低 IAP；另一方面，足够的肌松状态也可以确保患者术中不会突然运动，导致意外损伤腹腔内组织器官。

（二）妇科腹腔镜手术麻醉管理要点

妇科腹腔镜手术的特点决定了麻醉的特点，除遵循常规的麻醉原则外，尚需针对妇科腹腔镜手术的特点注意相应的特殊问题。一般地，腹腔镜手术麻醉过程中首先要维持手术时适宜的麻醉深度，合适的肌肉松弛状态，以防术中患者突然运动造成腹腔内组织器官损伤。其次，CO_2 人工气腹腹腔镜手术时，要适当过度通气，以维持体内酸碱平衡状态。第三，妇科腹腔镜手术时体位改变也可能对患者造成一定的影响，应当注意防止体位改变引起的损伤。这里主要叙述 CO_2 人工气腹腹腔镜手术时全身麻醉的管理要点。

1. 麻醉维持

提供适当的麻醉深度，保障循环和呼吸平稳，适当的肌松状态并控制膈肌抽动，慎重选择麻醉前用药和辅助药，保证术后尽快苏醒，早期活动和早期出院。妇科腹腔镜手术时间一般较短，因此要求麻醉诱导快、苏醒快、并发症少。适合于此类手术麻醉维持的药物及方式有：①丙泊酚、芬太尼、罗库溴铵静脉诱导，吸入异氟烷、七氟烷维持麻醉，术中适量追加肌松剂；②丙泊酚、芬太尼、罗库溴铵静脉诱导，静脉靶控输注丙泊酚、瑞芬太尼或者可调恒速输注丙泊酚、瑞芬太尼维持麻醉，术中适量追加肌松剂；③吸入七氟烷麻醉诱导，吸入或者静脉麻醉维持。

2. 妇科腹腔镜手术麻醉循环管理

腹腔镜手术人工气腹 IAP 在 20 cmH_2O 以下时，中心性血容量再分布引起 CVP 升高，心排血量增加。当 IAP 超过 20 cmH_2O 时，则压力压迫腹腔内血管影响右心充盈而使 CVP 及心排血量降低，麻醉过程中应当考虑这些因素对循环的影响，采取相应的措施。当人工气腹头低位时，要注意由于头低位可能引起回心血量增加，前负荷增加，引起血压升高，并非是麻醉深度不足的表现，不要一味加深麻醉而致麻醉药过量。腹腔镜手术过程中可能由于人工气腹压力升高、手术操作牵拉腹膜等因素，引起迷走神经反射，导致心动过缓，应当及时发现，对症处理。术中根据手术出血量情况适当输血补液，维持患者血容量正常。

3. 妇科腹腔镜手术麻醉呼吸管理

目前腹腔镜手术多数是在 CO_2 人工气腹下实施的，腹内压升高可致膈肌上抬而引起胸肺顺应性下降，潮气量下降，呼吸无效腔量增大，FRC 减少，$P_{ET}CO_2$ 或 $PaCO_2$ 明显升高，BE 及 pH 降低，$P_{(A-a)}CO_2$ 增加，加之气腹时腹腔内 CO_2 的吸收，造成高碳酸血症，上述变化在头低位时可更显著。人工气腹后，腹式呼吸潮气量降低，胸式呼吸潮气量与总潮气量比值增加，均说明腹部呼吸运动受限，因此要求人工机械通气实施过度通气。常规实施 $P_{ET}CO_2$ 监测，及时调节呼吸参数，使 $P_{ET}CO_2$ 维持在 35 ~ 45 mmHg 之间。

4. 苏醒期管理

妇科腹腔镜手术结束后早期，即使是已经停止了 CO_2 人工气腹，由于手术过程中人工气腹的作用，患者仍然有可能存在高碳酸血症，这种状态一方面可以刺激患者呼吸中枢，使患者呼吸频率增快，通气量增加，另一方面也导致患者 $P_{ET}CO_2$ 升高。如果在此期间由于麻醉药物残留患者呼吸功能尚未完全恢复，通气量不足，更加容易加重高碳酸血症状态，导致严重后果，此时就需延长机械通气时间，等待患者通气功能完全恢复后方可停止机械通气。术前患有呼吸系统疾患的患者可能无法排出多余的 CO_2 导致高碳酸血症甚至呼吸衰竭。患有心脏疾病的人可能由于腹腔镜人工气腹导致的高碳酸血症而引起血流动力学状态不稳定。麻醉医师必须关注这些腹腔镜手术结束时特有的情况，并且予以及时处理。

5. 术后镇痛

虽然与开腹手术相比，腹腔镜手术后患者的疼痛程度相对轻，持续时间也没有开腹手术疼痛时间长，但是腹腔镜手术后也是相当痛的，因此也需要预防和处理。通常可以使用局麻药、非甾类消炎药和阿片类镇痛剂来进行处理，可以手术开始前非甾类消炎药等实施超前镇痛，使用也可以这几种药物联合应用。

（三）妇科腹腔镜手术麻醉常见问题及处理

1. 一般状况

妇科腹腔镜手术过程中可能会出现低血压、心动过缓、心动过速等心律失常、CO_2 蓄积综合征和 CO_2 排出综合征等并发症。气腹后 CVP 升高，肺内分流量增大，下腔静脉受压回流减少，心排血量下降，可致血压下降，CO_2 吸收入血可致总外周阻力增加，通气 / 血流比例失调，因而可增加心肺负荷。人工气腹吹胀膈肌、手术操作牵拉腹膜，都可能引起迷走神经反射，高碳酸血症心肌对迷走神经的反应性增强，引起心动过缓。气腹压和术中头低位所致的血流动力影响，对心功能正常者尚能代偿，但心血管系统已有损害者将难以耐受。患者存在高碳酸血症可能引起 CO_2 蓄积综合征，使患者颜面潮红、血压升高、心率增快。在 CO_2 快速排出后容易导致 CO_2 排出综合征，使患者血压急剧下降，甚至可能导致心搏骤停。另外，手术期间由于呼吸性酸中毒、缺氧、反应性交感神经刺激都可能导致心律失常。如果术中发生低血压，首先要分辨低血压原因，如果是由于 IAP 过高导致静脉回流减少所致，应提醒妇科医师调整 IAP，如果是由于麻醉深度过深导致低血压则需降低麻醉药用量，在没有查清原因前，可以对症处理。对于心动过缓者，给予阿托品静脉注射对症处理。术中监测 PET CO_2，调整呼吸参数，防止 CO_2 蓄积，一旦出现 CO_2 蓄积，在处理时要逐步降低 $P_{ET}CO_2$，以防出现 CO_2 排出综合征。

2. 气管导管移位进入支气管

由于人工气腹期间腹腔内压力增加，膈肌上升，肺底部肺段受压，头低位时引起腹腔内脏器因重力而向头端移位，使胸腔长径缩短，气管也被迫向头端移位，从而使绝对位置固定的气管导管与气管的相对位置发生改变，原本位于气管内的导管滑入了支气管内，导致单肺通气，患者表现为低氧血症、高碳酸血症、气道压上升，故当人工气腹建立后、体位改变后要重新确认气管导管位置，以及时发现气管导管进入支气管。相反地，当头低位时，也可能由于重力的原因导致气管导管滑脱，这种情况相对少见。

3. 胃液反流

人工气腹后，因胃内压升高可能致胃液反流，清醒患者常有胃肠不适的感觉，全麻患者则有吸入性肺炎之虑。因此，要求术前常规禁食至少 6 小时，禁水 4 小时，术中经胃管持续胃肠减压。术前应用抗酸药和 H_2 受体阻滞药可提高胃液 pH，以减轻误吸的严重后果。气管插管选用带气囊导管、气腹过程中常规将气囊充足。

4. 术后恶心呕吐

由于女性患者容易发生恶心呕吐、腹腔镜手术人工气腹牵拉膈肌、术中以及术后使用阿片类药物等因素，所以妇科腹腔镜手术后恶心呕吐发生率较高。所以妇科腹腔镜手术以后可以预防性使用止呕药，尤其是术后使用阿片类药物镇痛者更应该使用。甲氧氯普安、氟哌利多以及 5-HT 受体阻滞剂昂丹司琼、阿扎司琼、托烷司琼等均可以降低术后恶心呕吐的发生率。

第二节　宫腔镜手术麻醉

一、宫腔镜手术的特点

宫腔镜检查是采用膨宫介质扩张宫腔，通过纤维导光束和透镜将冷光源经宫腔镜导入宫腔内，直视下观察宫颈管、宫颈内口、宫内膜及输卵管开口，以便针对病变组织直观准确取材并送病理检查，同时也可在直视下行宫腔内的手术治疗。目前比较广泛应用的宫腔镜为电视宫腔镜，经摄像装置把宫腔内图像直接显示在电视屏幕上观看，使宫腔镜检查更方便。检查适应证：①异常子宫出血的诊断；②宫腔粘连的诊断；③节育环的定位及取出；④评估超声检查的异常宫腔回声及占位性病变；⑤评估异常的 HSG 宫腔内病变；⑥检查原因不明不孕的宫内因素。治疗适应证：①子宫内膜息肉；②子宫黏膜下肌瘤；③宫腔粘连分离；④子宫纵隔切除；⑤子宫内异物的取出。

1. 宫腔镜有两种基本操作技术

接触镜和广角镜，分别取决于镜头的焦距。接触镜通常不需扩张宫颈和宫腔，供诊断用，检查简便但视野有限，亦不需麻醉和监测，可在门诊实施。广角宫腔镜应用复杂精细的设备，通过被扩张的宫颈并需使用膨胀宫腔的膨宫介质，视野满意，便于镜检诊断及手术治疗，因扩张宫颈及宫腔以及手术治疗，都需麻醉和监测。

2. 宫腔镜有直的硬镜和纤维光学可弯软镜

前者有镜鞘带有小孔供膨胀宫腔的膨宫介质或灌流液流通，硬镜主要管道可容手术器械通过，如剪刀、活检钳、手术镜以及滚动式电切刀等。纤维光镜外径细，适用于诊断及活组织检查，尤适用于非住院患者的诊断应用。

二、宫腔镜麻醉处理

宫腔镜手术刺激仅限于宫颈扩张及宫内操作。感觉神经支配前者属 $S_{2 \sim 4}$，后者属 $T_{10} \sim L_2$。

麻醉选择取决于：

1. 诊断镜或手术治疗镜用光学纤维镜或是硬镜；
2. 是否为住院患者；
3. 患者的精神心理状态能否合作，患者的麻醉要求；
4. 手术医师的要求和熟练程度。

麻醉可分别选择全身麻醉，区域麻醉（脊髓麻醉、硬膜外麻醉或由手术医师行宫颈旁阻滞）。区域麻醉最大的优点是一旦发生 TURP 综合征和穿孔时便于患者提供主述症状并监测其特有的体征，尤其是稀释性低钠血症时可能发生的意识改变，硬膜外麻醉和宫颈旁阻滞适用于非住院患者，对中老年患者可选择脊髓麻醉，脊髓麻醉后头痛发生率低于青年女性，脊髓麻醉阻滞效果完善，阻滞速度优于硬膜外麻醉。

宫腔镜麻醉和监测一如常规，但更重要的是基于麻醉医师应知晓宫腔镜手术可能发生的不良反应（如TURP 综合征）和手术操作的并发症，通过分析监测生理参数及其变化，为尽早诊治提供依据，并为手术医师对并发症的进一步手术处理（如腹腔镜手术诊治内出血，必要的剖腹探查等）提供更好的麻醉支持和生理保障。

术中应监测与评估体液平衡情况，有主张在膨宫液中加入乙醇，监测呼出气中乙醇浓度可提示膨宫液吸收程度。对泌尿科应用 5% 葡萄糖为冲洗液或进行妇科宫腔镜检查时用膨宫液的患者，术中输液仅用平衡液，定时快速测定血糖浓度（one touch 血糖测定仪），遇血糖升高提示冲洗液或膨宫液吸收，继而测定床边快速生化（Ⅰ-stat 生化测定仪），测定血液电解质，可早期检出稀释性低钠血症，为防治急性水中毒提供可靠诊断依据。

宫腔镜手术一般耗时不长，被认为是普通手术，而忽视正确安放手术体位—截石位。长时间截石位时膝关节小腿固定不妥可致腓骨小头受压使腓总神经麻痹，术后并发足下垂，妥善的体位安置避免组织受压亦应作为麻醉全面监测项目之一。

新型的宫腔镜已采用高亮度纤维冷光源，通过微型摄像头将宫腔图像借电视屏幕显示。手术关键是为了宫腔镜能窥视宫腔，常需扩张宫颈，同时应用气体（CO_2）或液体作膨宫介质扩张宫腔。随之在术中可能引发有关不良反应和严重并发症。麻醉人员对此应有所认识，除麻醉处理外应进行相应的监测，以行应急治疗。

三、宫腔镜的并发症

（一）损伤

1. 过度牵拉和扩张宫颈可致宫颈损伤或出血。

2. 子宫穿孔诊断性宫腔镜手术子宫穿孔率为4%，美国妇科腹腔镜医师协会近期报道，宫腔镜手术子宫穿孔率为13%。严重的子宫粘连、瘢痕子宫、子宫过度前倾或后屈、宫颈手术后、萎缩子宫、哺乳期子宫均易发生子宫穿孔。有时子宫穿孔未能察觉，继续手术操作，可能导致严重的肠管损伤。穿孔都发生在子宫底部。同时应用腹腔镜监测可减少穿孔的发生。一旦发生穿孔，应停止操作，退出器械，估计穿孔的情况，仔细观察腹痛及阴道出血。5 mm的检查镜穿孔无明显的后遗症，而宫腔镜手术时穿孔，则需考虑开腹或腹腔镜检查。近年来使用的电凝器或激光器所致的穿孔，更应特别小心。宫腔电切手术时，通过热能传导可能损伤附着于子宫表面的肠管，或者电凝器穿孔进入膜腔，灼伤肠管、输尿管和膀胱。宫腔镜电切手术时，同时用腹腔镜监测，可协助排开肠管，确认膀胱空虚，减少并发症的发生。宫腔镜下输卵管插管可能损伤子宫角部，CO_2气体膨宫可致输卵管积水破裂，气体进入阔韧带形成气肿。

（二）出血

宫腔镜检术后一般有少量阴道出血，多在一周内消失。宫腔镜手术可因切割过深、宫缩不良或术中止血不彻底导致出血多，可用电凝器止血，也可用Foly导管压迫6～8小时止血。

（三）感染

感染发生率低。掌握好适应证和禁忌证，术前和术后适当应用抗生素，严格消毒器械，可以避免感染的发生。

1. 膨宫引起的并发症

膨宫液过度吸收是膨宫常见的并发症，多发生于宫腔镜手术，与膨宫压力过高、子宫内膜损伤面积较大有关。膨宫时的压力维持在100 mmHg即可，过高的压力无益于视野清晰，反而促使液体经静脉或经输卵管流入腹腔被大量吸收。手术时间长，也容易导致过度吸收，导致血容量过多及低钠血症，引起全身一系列症状，严重者可致死亡。用CO_2做膨宫介质，若充气速度过快，可引起静脉气体栓塞，可能导致严重的并发症甚至死亡。目前采用专用的充气装置，充气速度控制在100 mL/min，避免了并发症的发生。CO_2膨宫引起术后肩痛，系CO_2刺激膈肌所致。

2. 过敏反应

个别患者对右旋糖酐过敏，引起哮喘、皮疹等症状。

第三节　妇科肿瘤手术麻醉

妇科肿瘤根据病理性质分为良性肿瘤和恶性肿瘤，根据肿瘤的发生部位又可分为外阴肿瘤、阴道肿瘤、子宫肿瘤、卵巢肿瘤、输卵管肿瘤、滋养细胞肿瘤等。子宫肌瘤是最常见的妇科良性肿瘤，宫颈癌、子宫内膜癌和卵巢癌则是常见的妇科恶性肿瘤。一般良性肿瘤如外阴乳头状瘤、卵巢囊肿、子宫肌瘤等，手术涉及范围较小，但恶性肿瘤如宫颈癌等根治性手术，手术范围除切除子宫及附件外，还可涉及盆腹腔的其他器官，如直肠、膀胱、输尿管、尿道、大网膜、淋巴结等盆腹腔内的器官组织，这类手术时间长、范围广、创伤大、出血多，对机体内环境干扰大，加之恶性肿瘤患者术前存在严重贫血、营养不良、晚期出现恶病质，某些恶性肿瘤患者术前还可能进行化疗、放疗，患者全身状况差，因此，增加了麻醉的难度和风险。本节主要介绍几种常见妇科肿瘤的病理解剖学特点、手术主要步骤及麻醉特点。

一、子宫肌瘤

子宫肌瘤（hysteromyoma）是女性生殖器中最常见的良性肿瘤，也是人体最常见的良性肿瘤之一。多见于 30 ～ 50 岁妇女，以 40 岁～ 50 岁女性发病率最高。子宫肌瘤主要由子宫平滑肌组织增生而成，其间有少量纤维结缔组织，故又称为"子宫纤维肌瘤""子宫纤维瘤"或"平滑肌瘤"。

（一）子宫肌瘤的分类及其病理解剖学特点

子宫肌瘤按其生长位置与子宫壁各层的关系可分为壁间肌瘤、浆膜下肌瘤、黏膜下肌瘤三种类型。

1. 子宫肌壁间肌瘤

最为常见，约占总数的 60% ～ 70%，肌瘤位于子宫肌层内，周围被肌层所包围。壁间肌瘤常使子宫增大，宫腔弯曲变形，子宫内膜面积增加。

2. 浆膜下肌瘤

约占总数的 20%，肌瘤向子宫体浆膜面生长，突起于子宫表面。瘤体继续向浆膜面生长时，可仅有一蒂与子宫肌壁相连，成为"有蒂肌瘤"，营养由蒂部血管供应。当血供不足时可变性、坏死。或蒂部扭转、断裂，肌瘤脱落至腹腔或盆腔，可两次获得血液供应而形成游离性或寄生性肌瘤。肌瘤还可贴靠邻近的组织器官如大网膜、肠系膜等。有时，可使在大网膜随行部分扭转或阻塞而发生组织液漏出，形成腹水，子宫肌瘤的症状因肌瘤生长的部位、大小、生长速度、有无继发变性及并发症等而异，浆膜下子宫肌瘤多以腹部包块为主要症状，极少出现子宫出血、不孕症等。当肌瘤发展增大到一定程度时，可产生邻近脏器压迫症状。

3. 黏膜下肌瘤

约占总数的 10% ～ 15%，肌瘤向子宫黏膜方向生长、突出于宫腔。常为单个，易使宫腔变形增大，多不影响子宫外形。极易形成蒂，在宫腔内犹如异物，可以刺激子宫收缩，将肌瘤推出子宫口或阴道口。

子宫肌瘤常为多发性，并且以上不同类型肌瘤可同时发生在同一子宫上，称为多发性子宫肌瘤。

（二）子宫肌瘤的手术方式及其特点

手术治疗是有症状的子宫肌瘤患者的最佳治疗方法。经腹全子宫切除术、次全子宫切除术及子宫肌瘤剔除术是传统的子宫肌瘤手术方式。随着微创外科的发展，近几年国内腔镜手术治疗子宫肌瘤也得到迅速发展，成为治疗子宫肌瘤的手术方式之一。可根据肿瘤的大小、数目、生长部位及对生育的要求，采取相应的手术方式。

1. 全子宫切除术适应证

（1）子宫出血较多，经药物治疗无效且造成贫血。

（2）子宫达妊娠三个月大小，或有明显的压迫症状，如大小便困难、尿频尿急、下肢水肿、腰腿酸痛等症状日趋严重。

（3）子宫肌瘤可疑肉瘤变性。

（4）附件触诊不满意。

2. 子宫切除的方式

（1）经腹全子宫切除术：经腹全子宫切除术（total abdominal hysterectomy，TAH）是传统的手术方式，适用于肌瘤较大数目较多的患者，可选用下腹部横切口或纵切口。

TAH 操作简单直接，容易掌握，技术及理论成熟且肉眼判断肌瘤恶变可立即扩大手术，减少转移，但 TAH 容易出现一些术后并发症，在处理子宫血管、主韧带、髁骨韧带时，有可能直接损伤膀胱、输尿管、直肠等盆腔脏器。此外，交感和副交感神经经骨盆神经丛到达膀胱，穿过主韧带到 Fran Kenhauser 神经丛，子宫全切术在宫颈旁分离时易损伤这些神经，术后膀胱和肠发生感觉神经整合性改变。

（2）经腹次全子宫切除术：次全子宫切除术又称宫颈上子宫切除术，是将子宫体部切除保留子宫颈的手术，手术适应证大体上同全子宫切除术。做全切或次全切除有时要在开腹探查或手术进行中才能做最后决定，如探查发现子宫颈周围组织有严重粘连，向下剥离时可能损伤直肠、膀胱及输尿管，或引起出血者可行次全子宫切除术。根据病情需要，在不影响切除子宫病灶的情况下，对年轻妇女也可做高位子宫部分切除，能保留部分子宫的生理功能。次全子宫切除术易于操作，出血较少，能保持阴道的解剖学关系，对术后性生活影响较少。

（3）经腹筋膜内全子宫切除术：筋膜内全子宫切除术与全子宫切除术的主要差别在于前者保留包绕和固定子宫颈的韧带、血管，筋膜组织。该术式的优点是：①不需要充分分离膀胱，避免了膀胱损伤。②不切断子宫骶、主韧带及宫旁和阴道组织，维护了盆底支持结构，缩短了手术时间。③保持了阴道完整供血系统，对性功能影响小。手术成败的关键是正确分离宫颈筋膜。

（4）经阴道子宫切除术：经阴道子宫切除术（trans-vaginal hysterectomy，TVH）即从阴道切除子宫，关闭阴道断端。经阴道子宫切除术的优点：① TVH 使用特制的专用器械，对手术步骤进行如下简化及改进：一是在分离子宫间隙时采用组织剪尖端紧贴宫颈筋膜向上推进、撑开；二是处理子宫骶主韧带及子宫血管时采用一次钳夹处理；三是处理圆韧带和输卵管、卵巢固有韧带时将过去的分次钳夹改为用固有韧带钩形钳一并钩出，在直视下一次钳夹处理，加上阴式手术无须开、关腹，明显缩短手术时间。②经阴道子宫切除术具有创伤小、手术时间快、术后疼痛轻、肠功能恢复早、术后并发症发生率低、住院时间短及腹壁无切口瘢痕等优点。

（5）子宫肌瘤的内镜手术：近十年来，妇科手术已从经典的剖腹术转向最小损伤的内镜手术。包括宫腔镜黏膜下肌瘤切除、子宫内膜切除和腹腔镜子宫切除等。

宫腔镜下黏膜下肌瘤切除术：宫腔镜下子宫肌瘤挖除术适用于有症状的黏膜下肌瘤、内突壁间肌瘤和宫颈肌瘤。肌瘤的大小、瘤蒂的有无、肌瘤的位置、宫腔的深度都会影响镜下手术的时间，在临床上综合以上因素恰当选择病例和手术方式。宫腔镜手术的优点是：①不开腹，缩短了术后恢复时间。②子宫无切口对未生育者，大大减少了以后剖宫产率。③对出血严重又不要求再生育的妇女，可同时行子宫内膜切除术。缺点是：①手术技术要求高，目前尚不能在基层普及。②对于无蒂肌瘤，手术需分期进行，一次难以切除干净。对于壁间肌瘤、浆膜下肌瘤不适用。③手术有一定的并发症，可导致子宫穿孔及引起肠管、膀胱的损伤。④术中应用膨宫液，液体吸收导致体液超负荷，可能引起肺水肿和电解质紊乱等并发症。

腹腔镜下子宫切除术：随着腹腔镜器械的更新及手术操作技巧的提高，应用腹腔镜行子宫切除有普及的趋势，一些适于阴式子宫切除的病例可借助腹腔镜完成手术。手术类型包括腹腔镜全子宫切除术、腹腔镜阴道上子宫切除术及腹腔镜筋膜内子宫切除术。腹腔镜手术的优点是：避免了腹部大切口，并发症少，住院时间短，恢复快。缺点是：对手术者技术要求高，手术时间长、费用高；如在术中发现严重盆腔粘连、出血、视野显露困难、恶性病变、膀胱损伤等则需中转开腹，以及术后出现气腹、感染等副反应。

（6）子宫肌瘤剔除术：子宫肌瘤剔除术的适应证为：①单个或多个子宫肌瘤，影响生育；②子宫肌瘤引起月经失调、痛经；③宫颈肌瘤需保留生育功能。此术式的优点：①保留生育功能；②黏膜下肌瘤或突向阴道的宫颈肌瘤可经宫腔镜或经阴道摘除；③对生理影响小。此术式缺点：①术后复发率高；②子宫肌瘤剔除术后妊娠，发生子宫破裂的风险增加。

（三）子宫肌瘤手术的麻醉

1. 术前评估与准备

子宫肌瘤是最常见的妇科疾病，子宫切除术也是妇科最常采用的手术方式。麻醉医师麻醉前访视应重点了解患者有无贫血及其程度，是否合并内科疾病，如瓣膜性心脏病、高血压、冠心病、糖尿病。对于重度贫血的患者，术前应将血红蛋白升至 70 g/L 以上。对伴有风湿性瓣膜疾病、冠心病、高血压等患者，应详细了解心血管系统情况，必要时请专科医师会诊，指导术前治疗，改善心脏功能。对糖尿病患者，应详细了解血糖水平、有无酮症酸中毒、水电解质失衡以及有无心、肾功能受损，还应了解采用的治疗方案，尤其要了解胰岛素的使用情况。肥胖患者应充分评估气道和呼吸功能，对于评估为困难气道者，无论是采用全身麻醉或椎管内麻醉，均应按困难气道患者处理，做好困难气管插管的各种准备。

2. 常用的麻醉方法及管理要点

（1）局部麻醉和区域阻滞麻醉：可用于浆膜下小型肌瘤的切除术。经腹或腹腔镜子宫肌瘤手术宜选用椎管内麻醉或全身麻醉。

（2）蛛网膜下腔阻滞（腰麻）：单次腰麻（0.5% ~ 0.75% 布比卡因）持续时间为 2 ~ 3 小时，可用于子宫肌瘤剔除术、估计手术难度不大、手术时间 2 小时内可完成的子宫全切除术，但为了保证足够的麻醉时间及术后镇痛之需要，目前大多数以腰麻联合硬膜外麻醉取代单次腰麻。伴有高血压、冠心病及心功能差的患者慎用腰麻。

（3）硬膜外阻滞：硬膜外阻滞是子宫切除术传统的麻醉方法，一点法（$L_{2~3}$ 向头端置管）或两点法（T_{12} ~ L_1 向头端置管加 $L_{2~3}$ 或 $L_{3~4}$ 向尾端置管）连续硬膜外阻滞均可满足手术要求，但麻醉阻滞不全发生率较高，可达 10%，需辅助应用镇静镇痛药。两点法硬膜外阻滞要注意避免局麻药过量所引起的局麻药中毒。

（4）腰麻联合硬膜外阻滞：腰麻联合硬膜外阻滞（CSEA）作为一点穿刺达到两种麻醉效果的技术，操作简便、对患者损伤小、起效迅速、麻醉确切且可行术后镇痛等优点，尤其术中仅需给予少量镇静药，易于保持呼吸通畅。但 CSEA 的应用应注意以下两点：①当硬膜外腔常规注入试验量时，因患者已出现腰麻平面，给硬膜外导管是否误入蛛网膜下腔的判断带来一定的障碍，故置入硬膜外导管后必须回抽有无脑脊液，同时仔细观察麻醉平面的扩散及患者的生命体征。CSEA 针内针技术一个潜在不利因素是硬膜外导管可能通过腰穿针孔进入蛛网膜下腔；②采用 CSEA 时腰麻宜选择低浓度小剂量的局麻药，选择 0.375% ~ 0.5% 布比卡因 7 ~ 10 mg，既保留了腰麻起效快、麻醉效果确切、骶神经阻滞完善的优点，又尽量避免了腰麻的各种不良反应如低血压、恶心、呕吐及术后头痛等。随后辅以亚剂量的硬膜外腔局麻药，加强延续了麻醉效果，并可通过硬膜外进行术后镇痛。

（5）全身麻醉：适用于严重高血压、心肺功能较差、凝血功能障碍或椎管有病变的患者。腹腔镜下子宫切除术应首选全身麻醉，以确保麻醉效果和安全。但对患有糖尿病的患者尽可能不采用全麻，因为与椎管内麻醉相比，全麻对患者的血糖及术后恢复的不利影响较大。全麻可采用静吸复合麻醉或者全凭静脉麻醉。对伴有高血压、冠心病等心脏病的患者，尽量避免应用对心肌抑制明显的药物，力求麻醉诱导平稳，避免血流动力学剧烈波动。肥胖患者或其他原因而存在困难气道的患者，无论采用何种麻醉方式，均必须严格按照困难气道的处理原则实施麻醉。

二、宫颈癌

宫颈癌（carcinoma cervicis）是全球妇女中仅次于乳腺癌的第二个最常见的恶性肿瘤，在发展中国家的妇女中尤为常见。在 1990 年至 1992 年我国部分地区女性常见肿瘤死因构成中占 4.6%，发病率为 3.25/10 万，仍居女性生殖系统恶性肿瘤第一位。

（一）宫颈癌的病理分类及临床分期

宫颈癌的组织类型主要有鳞状细胞癌及腺癌两种。宫颈癌随着浸润的出现，可表现为四种类型：

1. 糜烂型

环绕宫颈外口有较粗糙的颗粒状糜烂区，或有不规则的溃破面，触之易出血。

2. 外生型癌

一般来自宫颈外口，向外生长成息肉、乳头或菜花状肿物。肿瘤体积大，但浸润宫颈组织表浅。可侵犯阴道，较少侵犯宫颈旁组织，预后相对较好。

3. 内生型

多来自颈管或从外口长出后向颈管内生长。浸润宫颈深部组织，使宫颈增大成桶状或浸透宫颈达宫颈旁组织，预后较差。

4. 溃疡型

内生或外生型进一步发展，合并感染坏死后可形成溃疡。尤其是内生型，溃疡可很深，有时整个宫颈及阴道穹隆部组织可溃烂、完全消失。

根据国际妇产科联合会（FIGO）2006 年的标准，将宫颈癌临床分期如下（表 8-1）：

表 8-1　宫颈癌分期

FIGO 分期		TMN 分类
	原发肿瘤无法评估	T_x
	没有原发肿瘤的证据	T_0
0 期	原位癌（浸润前癌）	T_{is}
I 期	宫颈癌局限在子宫（扩展至宫体将被忽略）	T_1
I $_a$	镜下浸润癌。所有肉眼可见的病灶，包括表浅浸润，均为 I $_b$	T_{is}
I $_{a1}$	间质浸润深度 < 3 mm，水平扩散 ≤ 7 mm	T_{1a1}
I $_{a2}$	间质浸润深度 3 ~ 5mm，水平扩散 ≤ 7 mm[a]	T_{1a2}
I $_b$	肉眼可见癌灶局限于宫颈，或者镜下病灶 > I $_{a2}$	T_{1b}
I $_{b1}$	肉眼可见癌灶最大径线 ≤ 4 cm	T_{1b1}
I $_{b2}$	肉眼可见癌灶最大径线 > 4 cm	T_{1b2}
II 期	肿瘤超越子宫，但未达骨盆壁或未达阴道下 1/3	T_2
II $_a$	无宫旁浸润	T_{2a}
II $_b$	有宫旁浸润	T_{2b}
III 期	肿瘤扩展到骨盆壁和（或）累及阴道下 1/3 和（或）引起肾盂积水或肾无功能	T_3
III $_a$	肿瘤累及阴道下 1/3，没有扩展到骨盆壁	T_{3a}
III $_b$	肿瘤扩展到骨盆壁和（或）引起肾盂积水或肾无功能	T_{3b}
IV $_a$	肿瘤侵犯膀胱黏膜或直肠黏膜和（或）超出真骨盆[b]	T_4
IV $_b$	远处转移	M_1

注 a. 无论从腺上皮或者表面上皮起源的病变，从上皮的基底膜量起浸润深度不超过 5 mm。肿瘤浸润深度的测量要从上皮 - 间质连接处最表层的乳突量起到浸润的最深处来确定。无论是静脉或淋巴等脉管区域的浸润，均不影响分期；b. 泡状水肿不能分为 T_4 期

（二）宫颈癌的治疗

1. 微小浸润癌

只有在宫颈锥切活检边缘阴性，或子宫颈切除或全宫切除后才能做出宫颈癌 I $_{a1}$ 或 I $_{a2}$ 期的诊断。如果是宫颈上皮瘤样病变（CIN）III 级宫颈锥切边缘阳性或浸润癌，需要再做一次宫颈锥切或者按 I $_{b1}$ 期处理。

在确定治疗前应该做阴道镜检查排除相关的阴道上皮内瘤变（VAIN）。

I $_{a1}$ 期：推荐经腹或经阴道全子宫切除术。如果同时存在阴道上皮内瘤变，应该切除相应的阴道段。如患者有生育要求，可行宫颈锥切，术后 4 个月、10 个月随访追踪宫颈细胞学抹片。如两次宫颈细胞学抹片均阴性，以后每年进行一次宫颈抹片检查。

I $_{a2}$ 期

I $_{a2}$ 期宫颈癌明确有淋巴结转移可能，治疗方案应该包括盆腔淋巴结切除术。

推荐的治疗是改良广泛子宫切除术（II 型子宫切除术）加盆腔淋巴结切除术。如果没有淋巴血管区域浸润，可以考虑行筋膜外子宫切除术和盆腔淋巴结切除术。

要求保留生育功能者，可选择：①大范围的宫颈锥切活检，加腹膜外或腹腔镜下淋巴结切除术；②广泛宫颈切除术，加腹膜外或腹腔镜下淋巴结切除术。

2. 浸润癌

I $_{b1}$ 和 II $_a$ 期（肿瘤直径 < 4 cm）

早期宫颈癌（ I $_{b1}$ 、II $_a$ < 4 cm）采用手术或放疗的预后均良好。

手术和放疗联合应用并发症将增加。为了减少并发症的发生，初始治疗方案时应该避免

联合应用广泛手术和放射治疗。

手术治疗：Ⅰ$_{b1}$和Ⅱ$_a$期（肿瘤直径 < 4 cm）宫颈癌的标准手术治疗方法是改良广泛子宫切除术或广泛子宫切除术和盆腔淋巴结切除术。年轻患者可以保留卵巢，如果术后需要放疗，应将卵巢悬吊于盆腔之外。对于特殊病例，可以行经阴道广泛子宫切除术和腹腔镜下盆腔淋巴结切除术，加放射治疗或术后辅助治疗。

Ⅰ$_{b2}$和Ⅱ$_a$期（肿瘤直径 > 4 cm），初始治疗措施包括：①放化疗；②广泛子宫切除术和双侧盆腔淋巴结切除术，术后通常需要加辅助放疗；③新辅助化疗（以铂类为基础的快速输注的三疗程化疗），随后进行广泛子宫切除术和盆腔淋巴结切除术加或不加术后辅助放疗或放化疗，手术加辅助放疗。新辅助化疗后广泛子宫切除术加盆腔淋巴结切除术。

3. 晚期

宫颈癌（包括Ⅱ$_b$、Ⅲ、Ⅳ$_a$期）标准的初始治疗是放疗，包括盆腔外照射和腔内近距离放疗联合同期化疗。

（三）宫颈癌各种手术及麻醉特点

1. 宫颈锥形切除术

宫颈锥形切除术是由外向内呈圆锥形的形状切下一部分宫颈组织。此手术适用于：①原位癌排除浸润；②宫颈重度非典型增生，进一步明确有无原位癌或浸润癌同时存在；③宫颈刮片持续阳性，多次活检未能确定诊断者。此手术尤其适用于要求保留生育能力的年轻患者。全身情况差、不能耐受大手术、病变局限者，也可采用宫颈锥形切除术。

宫颈锥形切除术可选用腰麻、硬膜外麻醉。理论上，完全阻滞骶神经丛即可满足手术要求，但如果为了减轻或消除手术牵拉子宫引起的牵拉反射，阻滞平面应达到T$_6$或适当使麻醉性镇痛药以消除牵拉痛。

2. 次广泛性全子宫切除术和广泛性全子宫切除术加盆腔淋巴结清除术

次广泛性全子宫切除术适用于宫颈癌Ⅰ$_a$期，子宫内膜癌Ⅰ期以及恶性滋养细胞肿瘤，经保守治疗无效者。有严重心、肝、肾等重要器官疾病不能耐受手术者禁施行此手术。

手术范围：切缘距病灶大于 2 cm，必须游离输尿管、打开输尿管隧道，向侧方分离，切除宫旁组织、韧带及阴道壁 2 ~ 3 cm。

广泛性全子宫切除术主要适用于宫颈癌Ⅰ$_b$ ~ Ⅱ$_a$期，Ⅰ$_a$期中有脉管浸润及融合性浸润者，子宫内膜癌Ⅱ期。此手术禁忌证有：①年龄 65 岁以上，又有其他伴发不良因素；②体质虚弱或伴有心、肝、肾等脏器疾病不能耐受手术者；③盆腔有炎症或伴有子宫内膜异位症，且有广泛粘连者；④宫颈旁有明显浸润，或膀胱、直肠已有转移的Ⅱ$_a$期以上患者；⑤过分肥胖者。

3. 子宫颈癌次广泛性全子宫切除和广泛性子宫切除术加盆腔淋巴结清除术的麻醉

手术切口在脐上 3 ~ 5 cm 到耻骨联合，腹腔探查范围广及全腹、盆腔，涉及中胸、腰、骶段脊神经支配区，因此，根据患者情况、手术要求、患者的意愿、麻醉条件及麻醉者的技术水平，可选用全身麻醉、硬膜外阻滞或腰硬联合麻醉。腹腔镜下施行的广泛性全子宫切除术、高龄患者或合并严重心血管疾病的患者，采用全身麻醉较椎管内麻醉更易于维持血流动力学的稳定及充分的氧供。目前尚无足够的临床证据说明全身麻醉与椎管内麻醉对术后患者康复的影响存在差异。椎管内麻醉完全无痛平面要求上至T$_{5~6}$，下达S$_{3~4}$。硬膜外阻滞采用两点法（T$_{12}$ ~ L$_1$向头端置管加 L$_{2~3}$ 或 L$_{3~4}$向尾端置管）更能确保麻醉平面满足手术要求。麻醉平面小于此范围切皮可以完全无痛，然而腹腔内脏牵拉反应往往较严重，除恶心、呕吐、低血压及心动过缓外，甚至腹肌紧张、鼓肠、牵拉痛，影响术野暴露。遇腹壁厚、骨盆深患者更增加手术困难。测试麻醉平面时如果耻骨联合区皮肤有痛感，常提示骶神经阻滞不完善，牵拉子宫尤其涉及宫颈旁组织时有大、小便感及酸胀不适，致使患者不能安静。盆腔淋巴结清除术野达闭孔，此处神经支配来自L$_{1~2}$脊神经，因此，只要子宫提拉时无反应，手术解剖此区时麻醉效果也应满意。

盆腔血管由盆侧壁向正中集中，除子宫动脉外在腹膜外与盆腔之间有丰富的静脉丛，其特点是管腔大、壁薄，因此易发生渗血。麻醉者应注意吸引血量及血染纱布数，粗略估计出血量，及时输血输液，维持有效循环血量。对于高龄、全身情况差的患者，既要维持足够的血容量，但又要避免容量过多而损害心肺功能，此类患者应行中心静脉压监测，以指导液体治疗。

三、子宫内膜癌

子宫内膜癌（endometrialcarcinoma）又称子宫体癌（carcinoma of uterine corpus）是指发生于子宫内膜腺上皮的癌，包括腺癌、棘腺癌、腺鳞癌及透明细胞癌等类型，是女性生殖道常见的恶性肿瘤之一。约占女性总癌症的7%，占女性生殖道恶性肿瘤的20%～30%，近年发病率有上升趋势，多见于老年妇女。

（一）子宫内膜癌的大体病理解剖与病理分级

1. 子宫内膜癌的大体病理解剖

按腺癌的生长方式，病变主要表现局限型和弥漫型。局限型病变局限于一个区域，多位于宫底或宫角处，后壁比前壁多见。肿瘤形成局部的斑块、息肉或结节、菜花，向肌层侵犯较深，有时病灶较小而浅，可于刮宫时被刮去，手术切除子宫标本检查，注意多在宫角处取材。弥漫型肿瘤累及宫腔内膜大部或全部，病灶呈息肉状、乳头状瘤组织，脆灰白，表面可有溃疡坏死，肿瘤可侵及肌层或向下蔓延累及宫颈甚至突出宫颈外口处。

2. 病理分级

根据细胞分化程度，子宫内膜癌又可分为三级。

Ⅰ级（G_1）：高分化腺癌

Ⅱ级（G_2）：中等分化腺癌

Ⅲ级（G_3）：低分化腺癌

子宫内膜癌发展缓慢，局限在子宫内膜的时间较长，可通过直接蔓延、淋巴道或血行侵犯邻近器官或转移远处器官。

（二）子宫内膜癌的临床分期

FIGO新的分期法（表8-2），根据手术中探查和病理镜下癌组织浸润情况分期。

表8-2　子宫内膜癌的FIGO分期

Ⅰ期	Ⅲ期
I_a病变局限子宫内膜	$Ⅲ_a$病变侵犯子宫浆膜和（或）附件和（或）腹腔细胞学阳性
I_b病变浸润小于1/2肌层	$Ⅲ_b$阴道转移
I_c病变浸润大于1/2肌层	$Ⅲ_c$转移至盆腔和（或）腹主动脉旁淋巴结
Ⅱ期	Ⅳ期
$Ⅱ_a$病变只浸润到宫颈腺体	$Ⅳ_a$病变累及膀胱和（或）肠黏膜
$Ⅱ_b$病变侵及宫颈间质	$Ⅳ_b$远处转移包括腹腔外和（或）腹股沟淋巴结

（三）子宫内膜癌的治疗及手术的麻醉特点

1. 治疗原则

子宫内膜以手术治疗为主，以放射治疗、孕激素治疗及化疗为辅。手术是Ⅰ、Ⅱ期子宫内膜癌的主要治疗手段，选择性地辅加放疗。对晚期患者，多数学者倾向于尽量切除病灶，缩小瘤体，再辅加放疗或孕激素治疗。复发性癌可行综合治疗。

2. 子宫内膜癌的手术治疗

手术方式：有常规的全子宫切除术常规切除双附件、次广泛性全子宫切除术、广泛性全子宫切除术及盆腔淋巴结清扫术三种。目前，人们对子宫内膜癌术式的选择有不同意见。应用最广的是次广泛性全子宫切除术，切除子宫同时，切除一部分宫旁组织和约2cm长阴道穹隆部分。如病变很早，且年龄较大，或合并其他脏器病变，手术耐受性差，可以选择子宫全切加双附件切除术，缩短手术时间。对早期年轻患者，可保留一侧卵巢，但须作楔形切除活检，以排除癌瘤侵犯的可能性。第三种手术方式一般用于细胞分化不好，肌层浸润较深或癌瘤已侵及子宫外的病例，因这些情况下，淋巴转移率较高。病变属于临床早期，且仅有浅肌层浸润者，一般不考虑第三种手术，但手术中须探查淋巴结。

3. 子宫内膜癌手术的麻醉特点

子宫内膜癌多见老年妇女，因此，对于子宫内膜癌的老年患者，麻醉医师应在麻醉前了解患者的全身情况，尤其要注意患者有无合并重要的心、肺、肝、肾等重要系统疾病。此类患者可能因全身情况差，对手术和麻醉耐受的能力差，因此，选择麻醉时应做出全面的评估。对于情况良好的患者可选用椎管内麻醉，情况差或合并有严重系统疾病患者，采用全身麻醉则更容易维持稳定的血流动力学和充分的氧供。

四、卵巢良性肿瘤

卵巢肿瘤（ovarian tumor）是妇科常见病。占女性生殖道肿瘤的 32%，可以发生于任何年龄，但多见于生育期妇女。实性肿瘤较少见，囊性肿瘤多为良性。目前无法预防卵巢肿瘤的发生，但早期发现及时处理，对防止其增长、恶变、发生并发症及保留卵巢功能有重要意义。

（一）卵巢良性肿瘤常见类型

良性卵巢肿瘤占卵巢肿瘤的 75%，多数呈囊性，表面光滑，境界清楚，可活动。常见类型有：

1. 浆液性囊腺瘤

约占卵巢良性肿瘤的 25%，常见于 30～40 岁患者，以单侧为多。外观呈灰白色，表面光滑，多为单房性，囊壁较薄，囊内含淡黄色清亮透明的液体，有部分病例可见内壁有乳头状突起，群簇成团或弥漫散在，称乳头状浆液性囊腺瘤。乳头可突出囊壁，在囊肿表面蔓延生长，甚至侵及邻近器官，如伴有腹水者，则多已发生恶变。

2. 黏液性囊腺瘤

约占卵巢肿瘤的 15%～25%，最常见于 30～50 岁。多为单侧。肿瘤表面光滑，为蓝白色，呈多房性，囊内含藕粉样黏液，偶见囊壁内有乳头状突起，称乳头状黏液性囊腺瘤，若囊壁破裂，瘤细胞可种植于腹膜及内脏表面，产生大量黏液，称腹膜黏液瘤。

3. 成熟畸胎瘤

又称囊性畸胎瘤或皮样囊肿。占卵巢肿瘤约 10%～20%，占畸胎瘤的 97%，大多发生在生育年龄。肿瘤多为成人拳头大小，直径多小于 10 cm，单侧居多，约 25% 为双侧，外观为圆形或椭圆形，呈黄白色，表面光滑，囊壁较厚，切面多为单房，囊内常含皮脂及毛发，亦可见牙齿、骨、软骨及神经组织，偶见甲状腺组织。

（二）卵巢良性肿瘤的手术治疗

卵巢肿瘤不论大小，一经确诊，原则上一律行手术治疗。年轻或要求保留生育功能且肿瘤不大者，可行肿瘤剔除（剥出）术，较大肿瘤行患侧附件切除术，术前须排除卵泡囊肿、黄体囊肿、黄素囊肿、巧克力囊肿（即卵巢的子宫内膜异位囊肿）、输卵管伞端积液及输卵管卵巢囊肿（炎症性）等卵巢的瘤样病变。

卵巢良性肿瘤合并蒂扭转、囊内出血、感染、盆腔嵌顿或囊壁破裂者，一经确诊，应立即手术。

大型卵巢囊肿手术时，应尽可能将囊肿完整取出。如有粘连，应仔细分离，避免撕破囊壁。如延长切口仍不能取出时，可穿刺放出部分液体，但必须注意保护，勿使囊液流入腹腔，以防瘤细胞在其他组织上种植或引起化学性腹膜炎。

卵巢良性肿瘤常用术式：

1. 卵巢良性肿瘤剔除术

卵巢良性肿瘤剔除术是指将肿瘤从卵巢中剔除，保留正常卵巢组织，保留其功能的手术。缝合卵巢包膜重建卵巢组织，剔除肿瘤时切忌挤压，以防肿瘤破裂引起瘤细胞种植。

2. 患侧附件切除术

患侧附件切除术适用于单侧卵巢良性肿瘤，对侧卵巢经查正常，或患者年龄较大（45 岁以上），如浆液性乳头状囊腺瘤可行患侧附件切除术。

3. 全子宫及附件切除术

发生于围绝经期或绝经期妇女患一侧或双侧卵巢肿瘤，则行全子宫及附件切除术。

4. 双侧附件切除术

绝经期前后的妇女患一侧或双侧卵巢肿瘤而患者全身情况不能耐受手术或子宫周围严重炎症患者，可行此手术。

（三）卵巢囊肿蒂扭转

卵巢囊肿蒂扭转是卵巢囊肿的一种常见并发症。多数患者过去在下腹部有中等大小、能活动的肿块，扭转后，突然下腹一侧剧烈疼痛（多为持续性或发作性绞痛），或恶心、呕吐，疼痛有时可恢复。不能恢复的瘤蒂扭转，时间过长，瘤蒂内静脉闭塞，肿瘤充血，继而发生间质出血，且流入囊肿腔内，使囊肿呈紫茄色，还可继发感染或破裂，故一经确诊，应立即手术。

手术特点：主要是蒂的处理与卵巢囊肿有区别。在切除前，应先用弯止血钳夹住扭转蒂的根部正常组织，再行转回扭转的瘤蒂。因为卵巢囊肿扭转后、蒂内静脉瘀血，可形成血栓，如不先夹住就复位，有可能造成血栓脱落，引起栓塞危及生命。也可先钳夹根部，不用复位，直接切除。手术步骤按输卵管卵巢切除处理。

（四）巨大卵巢囊肿手术

卵巢囊肿过大（如近足月妊娠大小）者，完整切除肿瘤要做很大的切口，从大切口突然托出巨大肿物，可因腹内压骤减而使血压下降，甚至休克。经探查无恶性征象时，可先做穿刺放液，然后再手术。用盐水棉垫隔开肠管，在囊壁较厚处先作一个荷包缝合，勿穿透囊壁，在其中心用刀或穿刺器刺入囊腔，连接吸管，吸出囊内液。待瘤体缩小后，将荷包缝合线抽紧结扎，防止液体继续外溢。如无吸引设备，也可用 100 mL 空针连续抽取囊内液，以缩小囊肿体积。抽液后以中弯止血钳夹住穿刺部位的囊壁，将囊肿托出切口外，进行切除。这样可避免延长腹壁切口，防止腹压骤降所引起的休克。巨大卵巢囊肿可能会压迫腹腔血管，引起仰卧位低血压综合征，这为实施麻醉增加了一系列需要处理的问题（后面详述）。在麻醉手术过程中，应当保证上肢静脉通路通畅。囊肿切除步骤同输卵管、卵巢切除术。

（五）卵巢良性肿瘤手术的麻醉特点

1. 术前评估与准备

卵巢囊肿可发生于任何年龄，其囊肿的大小亦相去甚远，巨大的卵巢囊肿由于腹内压升高而出现相应的脏器受压症状，对心肺功能均构成一定威胁，术前访视应加以重视。卵巢囊肿发生蒂扭转，起病急骤需施行紧急手术，此时患者全身情况及术前准备难以达到通常的要求，所以麻醉医师术前访视应根据患者的特点，给予适当的调整，做好麻醉前的准备。

（1）一般卵巢囊肿的手术：对比较小的囊肿，患者往往因其他疾病就诊时被发现，或在妇科普查时才被发现，此类患者以年轻人居多，无明显的症状。中等大小的囊肿，患者因腰围增粗而被发现，患者多无压迫症状，全身情况较好。此类患者的手术，按麻醉常规准备即可。

（2）巨大卵巢囊肿的手术：巨大卵巢囊肿病程较长，全身状况较差，心肺功能受累较严重，巨大的囊肿充盈整个腹腔内，压力增高致膈肌上升胸腔内容积缩小，潮气量减少，故术前应进行肺功能检查和血气分析。下腔静脉受压，回心血容量减少，下腔静脉回流受阻，导致腹水和下肢水肿。术前应了解心脏功能，常规检查心电图，超声心动图。全身情况较差的如贫血、低蛋白血症，术前应积极纠正。

（3）卵巢囊肿蒂扭转：发生蒂扭转的囊肿一般为中等大小，可以是急性扭转，也可以是慢性扭转。发生急性扭转的患者，起病急骤，腹痛的同时伴恶心呕吐。卵巢囊肿在妊娠及产褥期由于子宫位置的改变也易发生蒂扭转。此类患者饱胃的比例较大，麻醉医师对此类患者应及时进行访视，重点了解患者循环、呼吸、神志及肝肾功能，是否进食，进食时间，做好饱胃患者麻醉的防治措施。

2. 麻醉前用药与麻醉选择

麻醉前用药：对于巨大卵巢囊肿患者，术前避免使用阿片类镇痛药，以免加重呼吸抑制。对蒂扭转的急症患者，镇痛、镇静药要避免药量过大，以保持患者的意识和反射，对呕吐严重的给予抗吐药。

麻醉方式应根据患者的情况及手术要求进行选择。

（1）局部麻醉：适用于腹腔镜的检查，或在腹腔镜的检查中进行治疗，如腹腔镜下卵巢囊肿的穿刺，或剔除术。

（2）腰麻：适用于囊肿比较小而又年轻的患者，其手术范围不大，手术需时较短如卵巢囊肿除术，或一侧的输卵管、卵巢切除术。

（3）硬膜外阻滞或腰硬联合麻醉：对切口在脐以下的中等大小囊肿，可采用连续硬膜外麻醉或腰硬联合麻醉。对囊肿较大的患者，因囊肿长期压迫腔静脉，可使硬膜外腔血管扩张，在硬膜外穿刺及置管时易损伤血管，应予以注意，同时硬膜外的局麻药用量应减少。

（4）全身麻醉：对巨大卵巢囊肿，麻醉处理比较困难，采用全身麻醉比较稳妥。全麻药物的选择可根据患者心肺情况来决定。

3. 术中管理

对于非巨大卵巢肿瘤情况良好的患者，麻醉则按常规管理即可。对蒂扭转的饱胃患者，术中慎用辅助用药，积极防止呕吐误吸。较大的囊肿，麻醉管理的难易与囊肿的大小直接相关。要注意患者平卧时可出现仰卧位低血压综合征，一旦发生立即手术床向左侧倾斜15°～30°，必要时静脉注射适量麻黄碱。巨大卵巢囊肿，由于腹压升高，胃受压，麻醉诱导易导致反流误吸。麻醉前应置入胃管进行胃肠减压。全身麻醉诱导宜采用表面麻醉下清醒插管或慢诱导气管插管，如采用快速麻醉诱导插管，麻醉前应高流量8 L/min，吸氧3～5分钟，然后采用快速序贯法进行麻醉诱导插管，避免大潮气量辅助呼吸，以防气体进入胃内，增加反流误吸的风险。

术中探查及吸除囊内液时，要注意心率、血压、中心静脉压的变化。防止由于减压过快致腹压骤减，回心血量突然增加而发生肺水肿，故吸放囊液要分次，缓慢减压。当囊肿搬出腹腔时要立即给予腹部加压，可以将囊肿暂放在腹腔或用沙袋给腹部加压，患者采取头低位，以防腹内压骤然消失，腹主动脉的压迫突然解除造成血压骤降。注意术中输液的调整，囊肿减压前后应适当加快输液速度，补充血容量，同时根据中心静脉压随时调整输液速度，适当增加胶体的输入。

因巨大囊肿难以平卧的患者，如诊断明确，可以考虑术前B超引导下行囊肿穿刺，缓慢放液减压后再施行麻醉。

五、卵巢恶性肿瘤

恶性卵巢肿瘤是妇科多见的肿瘤之一，其发病率占女性全身恶性肿瘤的5%（仅次于乳腺癌、皮肤癌、胃肠癌、宫颈癌和肺癌），居第六位。在妇科恶性肿瘤中，发病率仅次于宫颈癌和恶性滋养细胞肿瘤，占第三位。由于卵巢位于盆腔深处，故对恶性卵巢肿瘤缺乏早期特异性诊断方法，又无特殊症状，所以当出现症状就诊时多数已达晚期，故其死亡率超过宫颈癌和子宫内膜癌死亡率的总和，居妇科恶性肿瘤死亡率之首。

恶性卵巢肿瘤常见转移部位主要在盆腔器官，其次是腹膜、大网膜及肠壁，远处转移的器官有肝、胆囊、胰、胃肠道、肺、膈肌等。淋巴转移主要在腹主动脉旁及盆腔淋巴结等处。

（一）卵巢肿瘤的临床分期

在妇科癌瘤中，宫颈癌及宫体癌首先是局部浸润，继而远处扩散，而卵巢癌的转移，很早就出现盆腔或腹腔内扩散种植，或淋巴结转移。这些部位的转移，在早期无症状和体征，单凭临床检查不易发现。其转移部位及累及的范围也不易确定。因而卵巢癌的准确全面分期需要依靠手术所见和手术时详细探查的结果，而且还要配合病理组织学及细胞学的检查。国际妇产科联盟（FIGO）为取得一个卵巢癌完善的分期标准，曾对不同分期的定义多次反复修改。1985年FIGO修订的卵巢恶性肿瘤分期法（表8-3）如下：

表8-3　卵巢恶性肿瘤的FIGO分期

I 期	病变局限于卵巢
I_a	病变局限于一侧卵巢，包膜完整，表面无肿瘤，无腹水
I_b	病变局限于双侧卵巢，包膜完整，表面无肿瘤，无腹水
I_c	I_a 或 I_b 期病变已穿出卵巢表面，或包膜破裂，或腹水或腹腔冲洗液中找到恶性细胞
II 期	病变累及一或双侧卵巢，伴盆腔转移

II_a	病变扩展或转移至子宫或输卵管
II_b	病变扩展至其他盆腔组织
II_c	II_a期或II_b期病变已穿出卵巢表面，或包膜破裂，或腹水或腹腔冲洗液中找到恶性细胞
III期	病变累及一或双侧卵巢，伴盆腔以外种植或腹膜后淋巴结或腹股沟淋巴结转移，肝表浅转移属于II期
III_a	病变大体所见局限于盆腔，淋巴结阴性，但腹腔腹膜面有镜下种植
III_b	腹腔腹膜种植瘤直径 < 2 cm，淋巴结阴性
III_c	腹腔腹膜种植瘤直径 > 2 cm 或伴有腹膜后或腹股沟淋巴结转移
IV期	远处转移，胸腔积液存在时需找到恶性细胞，肝转移需累及肝实质

* I c 及 II c，如细胞学阳性，应注明确是腹水还是腹腔冲洗液，如包膜破裂，应注明是自然破裂或手术操作时破裂。

（二）卵巢恶性肿瘤的手术治疗

目前对恶性卵巢肿瘤多数仍处于确诊晚、治疗效果差的状况，手术治疗仍是恶性卵巢肿瘤首选的方法，无论肿瘤属于早期或晚期都应行手术探查。原则上应尽量将癌瘤切除，强调首次手术的彻底性，但不宜进行不必要的扩大手术范围，术后辅以化疗或放疗。太晚期的患者以姑息性手术为妥。

1. 手术适应证

几乎不受限制，初次接受治疗者，都应给予1次手术切除的机会。但对有大量胸腹水、不能耐受1次手术者，应于胸腹水基本控制后再手术；经探查，腹腔广泛种植，原发灶很小或大部分肠管包裹在肿瘤之中、肠系膜缩成一团已分不清，则不宜立即行手术切除。

2. 各期卵巢恶性肿瘤的手术范围

一般根据手术分期、患者全身情况、年龄等来决定手术范围。

（1）对 I、II_a 期癌原则上行全子宫、双侧附件、阑尾、大网膜切除。

（2）对 II 期以上的中晚期患者，初治病例应行肿瘤缩减术或细胞灭减术。

肿瘤细胞灭减术是将肉眼所见的肿瘤，包括全子宫和双侧附件、大网膜、阑尾、肠段、腹膜等转移病灶全部切除，还包括腹膜后淋巴结切除。

（三）卵巢恶性肿瘤手术的麻醉特点

卵巢恶性肿瘤患者年龄及全身情况个体差异悬殊。30%患者腹部肿块巨大或有大量腹水，近半数患者有化疗、激素或手术治疗史。近半数患者可出现心电图异常，其中心律不齐最为常见。一般病例全身情况尚好，肿瘤亦不太大，手术单纯行全子宫及附件切除或包括部分大网膜切除者，硬膜外麻醉或腰硬联合麻醉基本满足手术的要求。对于需清除腹主动脉旁淋巴结者，如果清除范围只达髂总动脉分叉处，椎管内麻醉平面亦无特殊。但如果若清除范围达肾门区，麻醉平面需相应提高达 $T_{4\sim6}$ 水平，此时可考虑采用两点穿置管（$T_{10\sim11}$，$L_{1\sim2}$），推荐采用全身麻醉。

晚期患者全身情况很差，常出现营养不良、贫血、低蛋白血症、腹部膨隆，腹腔内脏受压，肠曲被推向横膈，膈面抬高，膈肌活动受限，肺下叶受压发生盘状肺不张，肺容量减少，顺应性降低。呼吸浅速甚至呼吸困难，不能平卧。心脏被推移，活动受限，可能影响每搏量和心排出量。下腔静脉受压迫致腹壁静脉怒张，甚至波及胸壁静脉，回心血量减少，脉搏细速。反复放腹水可加重低蛋白血症和水电解质的紊乱。有的患者可伴有发热、低血容量。这些状态都给实施麻醉提出了挑战，麻醉前必须充分了解患者病情、准确评估麻醉风险，麻醉过程中必须处理好这些变化与麻醉的关系，尽可能保障麻醉安全。

对于腹腔肿块巨大，伴有大量腹水或呼吸困难不能平卧的患者，麻醉方式宜选用全身麻醉，以确保血流动力学的稳定和充分的氧供，防止低氧血症和高碳酸血症的发生。对曾用化疗药者，要了解用药及剂量，注意化疗药物对心肺等脏器功能的影响以及麻醉药与化疗药的协同作用。术前曾用皮质激素治疗者，麻醉前及术中、术后均需补充用药，以免引起肾上腺皮质功能低下，导致严重低血压。肿块巨大或伴有大量腹水的患者，在手术吸除腹水或搬出瘤体时，注意维持循环稳定，避免输液过多或过少。输入液体过多过快或麻黄碱多次反复使用，可导致心脏前负荷增加而诱发肺水肿。

六、外阴癌

外阴癌是最常见的外阴恶性肿瘤，占外阴恶性肿瘤的 95%，平均发病年龄 60 岁，但 40 岁以前也可发病。

（一）外阴癌的病理解剖

外阴是特殊的皮肤区域，可发生性质不同的肿瘤，最常见的是鳞状细胞癌，其次是恶性黑色素瘤、基底细胞癌及腺癌。发生部位以皮肤较黏膜多见，外阴前部较后半部多见。外阴受侵部位以大阴唇最常见，其次是小阴唇及阴蒂。癌瘤可多灶性或在两侧大阴唇对称性生长，称"对称癌"，这不是直接接种，而是属于多灶癌或经淋巴转移。根据镜下结构分类如下：

1. 外阴原位癌

有时与宫颈原位癌同时存在，属多灶癌。基底完整，无间质浸润。镜下表皮增厚过度角化，棘细胞层排列紊乱，失去极性。外阴原位癌包括三类特殊原位癌：外阴鲍文病、外阴帕哲特（paget）病及增生性红斑。

2. 外阴镜下浸润癌

上皮内少数细胞侵入间质，侵入深度不超过 5 mm，局部基底膜断裂或消失，周围有淋巴细胞浸润。容易继发感染，流脓发臭，触及出血。镜下绝大多数为分化好的棘细胞癌，可见癌巢向间质浸润。分化差的鳞癌生长快，转移早且远。分化良好者生长慢易治愈。

3. 外阴浸润癌

可继发于白斑、外阴原位癌或没有先驱病变。肉眼见溃疡、结节或菜花型。早期外阴鳞癌小结节状，表面有光滑的皮肤或黏膜。以后皮肤水肿与癌块粘连，继续发展表面破溃坏死脱落形成溃疡，表现为外凸或内陷。

4. 基底细胞癌

早期为表面光滑圆形斑块，表皮菲薄，也可有边缘隆起的侵蚀性溃疡。除个别病例外，一般不发生转移。镜下特征性改变为细胞核大而呈卵圆形或长形，胞质较少，各细胞质界线清，胞核无细胞间桥，无间变，大小不一，无异常核分裂象。

5. 外阴腺癌

一般起源于前庭大腺。

（二）转移方式

局部蔓延与淋巴转移为主，极少血行转移。

1. 局部蔓延

外阴部逐渐增大，可沿黏膜向内侵及阴道和尿道，并可累及肛提肌、直肠与膀胱。

2. 淋巴转移

外阴有丰富的、密集的毛细淋巴网，错综复杂、互相吻合。大阴唇的淋巴管均沿大阴唇本身向前经阴阜外下转向腹股沟淋巴结。会阴部的淋巴管沿大阴唇外侧斜横向流经大腿部到达腹股沟淋巴结，且一侧癌肿可经双侧淋巴管转移。经腹股沟浅淋巴结转向腹股沟下方的股管淋巴结（Cloquet 淋巴结），并经此进入盆腔淋巴结。阴蒂部癌可直接至 Cloquet 淋巴结，而外阴后部及阴道下段癌可绕开直接转移到盆腔淋巴结，所以该处癌应清扫盆腔淋巴结。淋巴系统的转移主要是癌栓的转移，而不是渗透作用。外阴癌即使到晚期也很少血行远处转移，少数病例可以转移到远处器官脏器。

（三）外阴癌的临床分期（表 8-4）

表 8-4　外阴癌的临床分期

I 期	肿瘤局限于外阴或 / 和会阴，直径 ≤ 2 cm，无淋巴结转移
I_a	期肿瘤局限于外阴或 / 和会阴，直径 ≤ 2 cm，间质浸润不超过 1.0 mm（从邻近上皮间质交界处最表面的真皮乳头到浸润的最深点），无淋巴结转移

I$_b$	肿瘤局限于外阴或 / 和会阴，直径 ≤ 2 cm，间质浸润 > 1.0 mm，无淋巴结转移
Ⅱ期	肿瘤局限于外阴或 / 和会阴，直径 > 2 cm，无淋巴结转移
Ⅲ期	肿瘤无论其大小，累及下段尿道或 / 和阴道、肛门或 / 和单侧腹股沟淋巴结转移
Ⅳ期	肿瘤不论其大小，侵犯膀胱或 / 和直肠、尿道上段黏膜，或侵犯骨骼，或双侧腹股沟有淋巴结转移，或盆腔淋巴结转移，或远处转移

（四）外阴癌的手术治疗

1. 癌前病变——白斑

外阴白斑剧烈瘙痒，经常搔破，治疗效果不佳者，应预防性切除。

2. 原位癌

由于原位癌多灶性或隐性浸润，应行外阴广泛切除术，术后若浸润，应加双腹股沟淋巴结清扫。

3. 镜下浸润癌的治疗

当肿块小于 2 cm，间质浸润 < 5 mm，无脉管浸润者，可以行外阴广泛切除术。否则应行外阴广泛切除加双腹股沟淋巴结清扫。

4. 浸润癌

应行外阴广泛切除加双腹股沟淋巴结清扫术。当腹股沟管淋巴结（cloquet 淋巴结）转移时，应加盆腔淋巴结清扫术。对侵犯尿道直肠患者，可行部分尿道、直肠切除术。

（五）外阴癌手术的麻醉特点

根据患者情况及手术要求，外阴手术的麻醉方式可选用椎管内麻醉或全身麻醉。椎管内麻醉应根据手术范围选择相应的穿刺点。如作外阴广泛切除术加双腹股沟淋巴结清扫术，硬膜阻滞平面上达 T_{10}，下达 S_5 即可。若需行腹膜外盆腔淋巴结清扫术则阻滞平面需达 $T_{8 \sim 9}$，方可阻滞腹膜刺激反应。全膀胱切除回肠代膀胱、直肠切除、人工肛门等需同时开腹者，麻醉平面要求与子宫内膜癌相同。如手术广泛、时间冗长，患者难以配合者，可考虑采用全身麻醉，且必须加强呼吸循环的管理。

微信扫码
◆ 临床科研
◆ 医学前沿
◆ 临床资讯
◆ 临床笔记

第九章

小儿患者麻醉

第一节　小儿神经外科手术麻醉

一、脑室－腹腔分流术

（一）脑积水的发病机制

小儿脑脊液的产生过程和形成量与成人相同，平均每小时 20 mL。但其脑积水临床特点有所不同。小儿脑积水多为先天性和炎症性病变所致，而成人脑积水以颅内肿瘤、蛛网膜下腔出血和外伤多见。从解剖学上看，脑脊液通路上任何部位发生狭窄或阻塞都可产生脑积水。从生理功能上讲，脑积水是由于脑脊液的吸收障碍所致，这种脑脊液的形成与吸收失衡，使脑脊液增多，颅内压增高，脑组织本身的形态结构改变，产生脑室壁压力增高，脑室进行性扩大。在婴幼儿中，即使脑内严重积水，脑室扩大明显，前囟穿刺压力仍在 20 ~ 70 mmH$_2$O 的正常范围之内，在容纳异常多的脑脊液情况下，颅内压变化仍很小，这与婴幼儿脑的颅缝和前囟未闭有关。脑积水分两类：

1. 先天性脑积水

先天性脑积水的发病率约在 4 ~ 10/10 万人口，是最常见的先天性神经系统畸形疾病之一，所有先天性脑积水几乎都是由于脑脊液通道阻塞所致，尤其是中脑导水管和第四脑室出口部位的阻塞。先天性脑积水可伴有其他神经系统畸形，以脊柱裂多见。

2. 获得性脑积水

小儿获得性脑积水是指出生后有明确病因产生的脑积水，常见于：脑室出血后脑积水，感染性脑积水，外伤后脑积水，与肿瘤有关的脑积水，颅骨异常性脑积水等。

（二）麻醉处理

脑室－腹腔分流术是小儿神经外科最常见的手术之一，而且多数情况下，患儿因急性高颅压，甚至脑疝，属急诊手术。

1. 术前必须注意患儿的颅压情况，意识水平和全身状况，有无明显消瘦、脱水及电解质紊乱。

2. 麻醉诱导根据小儿不同的条件，选择不同的诱导方法。

由于颅内压升高，容易发生恶心、呕吐，一旦涉及饱胃状况，快诱导时应压迫环甲膜，直到确定气管导管已进入主气管。也可在保留自主呼吸的状态下行慢诱导完成气管内插管。可以使用芬太尼、异丙酚和非去极化肌松剂快诱导。诱导过程中应避免肌颤或咳嗽，增高颅内压。

3. 患儿的手术体位为仰卧头侧，背下垫高，暴露颈部。气管插管后要妥善固定气管内导管，防止脱落，扭曲和打折。

4. 麻醉维持通常使用静吸复合全麻或全凭静脉麻醉。术中要注意的是，在用通条从头部向腹部打通皮下隧道时，手术刺激很强，此时应注意加深麻醉，避免循环的明显波动。

5. 脑室－腹腔分流术通常不会产生明显的失血和第三间隙的液体丢失，但突然大量地丧失脑脊液会引起心动过缓和低血压。术中应严密监测，适当输液，维持血流动力学平稳。

6. 由于整个手术过程中，患儿的头、胸、腹整个暴露在外面，应尽量避免发生低体温。

二、颅咽管瘤

（一）疾病特点

颅咽管瘤是一种先天性颅内肿瘤，占全年龄组颅内肿瘤的 4.7% ~ 6.5%，其中约 60% 发生于 15 岁以下的小儿。北京天坛医院的一组 332 例小儿颅咽管瘤占同期 2 000 例小儿颅内肿瘤的 16.6%。颅咽管瘤虽然在组织学上属良性，但其临床发病过程呈进行性恶化，目前仍是难治愈性小儿颅内肿瘤。

由于肿瘤压迫视神经、垂体、下丘脑等重要结构，引起相应的临床症状和体征。主要表现为三大综合征：①颅压高；②内分泌功能低下（尿崩症、身材矮小、肥胖、低体温或中枢性高热等）；③视觉损害。

尿崩症表现为多饮多尿，每小时出入量可达数百毫升。此为肿瘤侵犯视上核、视旁核、下丘脑－垂体柄或垂体后叶导致抗利尿激素生成减少所致。

由于内分泌功能低下，特别是甲状腺激素和糖皮质激素的缺乏将影响患儿的手术应激性，故术前 3 天到 1 周常给予甲状腺激素和地塞米松口服。

术前已发生颅内压增高的脑积水患儿，需要进行脑室外引流术或脑室—腹腔分流术，使临床症状缓解后再进行肿瘤切除术。

术后因下丘脑损伤引起水盐代谢紊乱，可出现高钠或低钠，最常见的是前 3 ~ 5 天高钠，其后几天转为低钠。无论高钠还是低钠，皆可引起抽搐发作。

不恰当的术中和术后处理可以引起肾上腺皮质功能和甲状腺功能的进一步减退。

（二）麻醉处理

1. 术前应注意了解颅内压、内分泌的变化、体温、尿崩、血钠水平以及服用激素的情况。如有电解质紊乱，应尽量在术前进行调整。

2. 麻醉时要防止颅内压的增高，保持水和解质的平衡。为防止术后前几天发生高钠，麻醉中要严格控制含钠液体的入量，并尽可能不使用甘露醇。如果术中发现尿量增多，色淡，要警惕发生尿崩症，引起低血容量，应将尿量的 2/3 额外补充。

3. 术前及术中应常规给予地塞米松 0.2 mg/kg，对增强应激性，防治下丘脑损伤有极其重要的作用。主要是利用其强大的抗炎作用，提高血管的紧张性，降低毛细血管的通透性，减轻下丘脑区的充血，从而抑制炎性渗出和浸润。

4. 术中应连续监测体温的变化，及时采取保温或降温措施，发生中枢性高热时，要注意降温，防止发生惊厥。

三、后颅窝肿瘤

（一）疾病特点

1. 小儿颅内肿瘤中后颅窝肿瘤约占一半。由于后颅窝肿瘤比邻脑干，与周围重要神经、血管关系密切，患儿对手术耐受差，而长期呕吐，营养不良及水电解质失衡，以及肿瘤对脑干的压迫和侵犯，增加了手术和麻醉的难度。

2. 由于后颅窝有脑干等重要结构，且又是脑脊液循环的必经之路，加之后颅窝空间狭小，容积代偿能力有限，因而绝大多数患儿后颅窝肿瘤早期即合并有梗阻性脑积水，易引起急性颅内高压甚至脑疝。必要时在肿瘤切除术前需先行脑室－腹腔分流术或脑室外引流术，一方面可以缓解高颅压以及因高颅压而引起的长期呕吐、营养不良及水电解质紊乱，改善患儿的一般情况，增强手术的耐受性；另一方面也为肿瘤切除术中有效缓解高颅压，减轻术中脑肿胀创造有利条件。

3. 后颅窝肿瘤患儿常伴有强迫头位或颈部抵抗，这实际上是一种机体的保护性反射。患儿多采用向患侧卧位或膝胸卧位（这种姿势可保证脑脊液循环通畅），若向健侧卧位或仰卧位时，肿瘤向下压迫引起急性脑脊液循环梗阻而病情急剧加重。颈部抵抗是由于肿瘤或下疝的小脑扁桃体压迫或刺激上颈神经根所致，说明存在着隐性枕骨大孔疝，随时有突然发生呼吸停止的可能。

（二）麻醉处理

1. 在术前访视患儿时，要特别注意发病以来的循环和呼吸功能方面的表现，应查血气及肺功能；同时要注意有无强迫头位及颈部活动受限；还需了解病变的位置、大小及脑干压迫程度等。这些对于麻醉管理都具有特殊重要性，必须加以重视。

2. 对于伴有强迫头位或颈部抵抗的患儿，在麻醉插管时，禁忌头部后仰，以避免间接或直接压迫或牵拉呼吸循环中枢，发生呼吸循环骤停。

3. 伴有第Ⅸ、Ⅹ、Ⅺ、Ⅻ对后组颅神经功能障碍的患儿，表现为吞咽困难、饮水发呛、流涎等，极易造成误吸，术后应保留气管导管。

4. 脑干实质及邻近区域病变使呼吸中枢功能不全，咳嗽反射减弱，运动传导通路受阻，骨骼肌运动障碍，患儿对麻醉药和肌松药的敏感性增加，易发生呼吸停止或通气不足。因此，当估计术后有呼吸功能障碍时也应保留气管导管。

5. 病变可导致循环功能障碍，血压波动明显，心电图可显示心律失常和 ST-T 改变。术前应与心肌炎鉴别；术中应常规监测直接动脉压和心电图，若突发血压剧烈波动和心律失常，可能与手术相关，应及时通知手术医生，暂停操作，以免造成脑干不可逆性损害。心率及心律的变化在排除体温升高、缺氧、CO_2 蓄积及血容量不足等因素外，常见的原因为牵拉脑干引起，如果停止牵拉即可复原，一般不需要使用抗心律失常药。

6. 后颅窝手术患者有特殊的体位，国外 50% 的病例采用俯卧位。我国多采用侧卧、颈部屈曲体位。应注意保持额部和胸骨至少二指宽，以防止静脉回流不畅导致颅内压增加和术后口咽部水肿，导致拔管后发生上呼吸道梗阻。当体位改变时要注意观察导管是否扭曲移位。当取坐位时要监测气栓。

7. 术后如果自主呼吸良好，咳嗽、吞咽反射恢复，吸入空气 $SpO_2 > 98\%$，可考虑早期拔管；如果病情危重、咽喉反射不灵敏，即使通气良好，拔管也应慎重。

8. 术后应保持头位稳定，不过分转动，特别是术前脑干被肿瘤挤向一侧者，术后短期内应保持头位与术中相同，避免搬动患儿时剧烈活动头颈部，否则有可能导致脑干移位而发生呼吸循环骤停的意外。

四、小儿头部外伤和脊髓外伤

（一）头部外伤

外伤是 1 岁以上小儿的主要死亡原因。小儿头颅脑外伤发生率为 50%，其中 20% ~ 25% 为颅内出血。硬膜外血肿较少见。麻醉管理的目的是通过维持血压、足够的氧供以及降低颅内压来避免继发性脑损伤的发生。

1. 术前不宜使用镇静或镇痛药物，可应用抗胆碱能药物抑制分泌物，可适当应用抑酸剂，如法莫替丁或奥美拉唑。

2. 气道管理对所有急诊创伤患儿，均应以饱食状态看待，因为无论就诊距进食时间长短，创伤可以延迟胃排空时间。麻醉诱导控制呼吸时，部分氧气可进入胃腔引起反流，因此应压迫环甲膜，直到确定气管导管已进入主气管。

年龄越小，后枕部越大，颈部损伤的概率越大，颈髓损伤或可疑时，头部不能后仰，以免加重损伤，这在一定程度上增加了气管插管的困难。

对有窒息体征，尤其是颌面部或颈部有创伤的患儿，应首先保持头低位，偏向一侧，并托起下颌，清除口腔内脱落的牙齿等，争取经口行气管插管，必要时采取环甲膜穿刺并送导管入气管。对于严重创伤，如有指征，应毫不迟疑行气管切开，以避免额外的损伤。

3. 低血压可增加高危患儿的死亡率。脑灌注压 = 平均动脉压 - 颅内压，当血压降低时或颅内压增高时都会使脑灌注减少，导致继发性损伤。术中应及时输液输血，维持正常血容量，防止低血压。

4. 过度通气虽然可降低颅内压，但无明显颅内高压时不必预防性应用。因为 $PaCO_2$ 降低时脑血管收缩，脑血流减少，可加剧继发性损伤。一般情况下，$P_{ET}CO_2$ 不应低于 30 mmHg。

5. 可以给予甘露醇 0.25 ~ 1 g/kg 或者呋塞米 0.5 mg/kg，均可短时间内利尿，降低颅内压。两者合用可以防止甘露醇的反弹。

（二）脊髓损伤

小儿脊髓损伤的情况与成人不同，尤其是颈髓。小儿颈部肌肉尚未完全发育成熟，相对较大的头部使小儿 $C_{2~3}$ 较易受伤。约 50% 的脊髓损伤影像学表现阴性，因此对每一个头颅外伤的危重患儿，均应考虑脊髓的潜在损伤，气管插管时应固定头部，除非排除脊髓损伤。由于代谢率小，脊髓的血流量仅是大脑皮层血流量的一半。但是对 CO_2 和氧浓度变化非常敏感，因此维持血压及足够的氧供仍是关键。

第二节　小儿常见先天性心脏病手术麻醉

一、房间隔缺损

（一）解剖学特点

房间隔缺损（atrial septal defect，ASD）指原始心房间隔在发生、吸收和融合时出现异常，左右心房之间存在交通。ASD 是最常见的先心病之一，占先心病总数的 10%，新生儿发病率为 1.2/1 000。解剖类型包括卵圆孔未闭（patent foramen ovale，PFO），原发孔型 ASD，继发孔型 ASD，静脉窦型 ASD，冠状窦型 ASD 和单心房。

（二）病理生理

由于左心房压力高于右心房，故血流经房间隔缺损自左向右分流，导致右室容量超负荷，分流量的大小取决于左右心房之间的压差。缺损较大时，肺血增加明显，可达到正常的 3 ~ 4 倍，肺血管床循环超负荷，内膜增生。尽管如此，肺动脉阻力增高发生较晚，肺动脉高压一般在 10 岁以后可有发生。有 10% 的患儿可发展成为严重的不可逆的肺血管阻塞性疾病，严重的肺动脉高压可导致右向左分流即 Eisenmenger 综合征，失去手术治疗的机会。

（三）手术治疗

1. 手术修补

缺损小可直接缝闭，缺损较大则补片修补。原发孔型缺损常伴有二尖瓣前瓣裂，伴有二尖瓣反流时，需进行二尖瓣成形。手术补片时须注意避开房室结和传导束的穿透支。手术需要在体外循环心脏停搏或室颤下进行修补术。

2. 手术室封堵术

经胸骨旁右侧第四肋处小切口进入纵隔，直接经右心房穿刺，在食道超声的引导下，放入封堵伞，进行房缺封堵。

3. 导管室封堵术

经股静脉放入心导管至右心房，在食道超声引导下进行房间隔缺损封堵术。

（四）麻醉管理

由于发生心肺功能异常的很少，所以麻醉用药和术中管理无特殊要求。但是在房缺较大的患儿，由于分流可能使左心室的发育受到一定的限制，在房缺修补后，由于不存在分流和相对较大的右房，CVP 往往较低，应注意不可为提高 CVP 而快速输血输液，避免左室容量负荷过重，发生急性左心衰竭。大部分患儿可手术室内拔出气管插管，但芬太尼总量一般小于 15 μg/kg。

二、室间隔缺损

（一）解剖学特点

室间隔缺损是在胚胎发育过程中，肌性室间隔、心内膜垫和分隔大血管的球嵴相互融合期间发生偏差，出现室间隔缺损。室间隔缺损是最常见的先心病，占先心病总数的 20%，新生儿发病率为 3.5/1 000。室间隔缺损分四种类型：膜周型、肺动脉干下型、肌型和混合型。膜周缺损最常见，肌部缺损较少见。

（二）病理生理

左向右分流量取决于缺损的大小和肺血管阻力。非限制性缺损的分流量取决于 PVR/SVR 的比值，刚出生时由于肺血管阻力高，限制了左向右分流量。生后数周到数月后，肺血管阻力下降，分流量增大，易出现充血性心力衰竭。不可逆性肺血管阻塞性病变发生早，易发生 Eisenmenger 综合征，因此最好在生后 1 年内进行缺损修补术。限制性室间隔缺损左向右分流量较少，临床症状不明显，发生肺血管病变相对较晚。

（三）手术治疗

正中或右侧胸部切口，体外循环直视下 VSD 修补。常经肺动脉或三尖瓣修补 VSD，心尖部或右室流出道的缺损，需要切开右心室进行修补。修补缺损包括单纯缝合和补片法。

（四）麻醉管理

1. 非限制 VSD 小婴儿麻醉，体外循环前要适当限制肺血流，避免肺损伤和体循环灌注不足。

2. 严重肺动脉高压患儿：

（1）要防止 $PaCO_2$ 蓄积，以避免 PVR 进一步升高，肺血流减少。

（2）肺动脉高压，心室肥厚时，要维持一定的麻醉深度，避免手术刺激诱发室颤。

（3）脱离体外循环机困难时，首先排除外科因素（残留 VSD 和存在 PDA），必要时左右心房联合使用正性肌力药和血管活性药有助于脱离体外循环机。

3. 房室传导阻滞发生时，常用异丙肾上腺素治疗，无效时使用临时起搏器。

4. 有明显心室肥厚和扩大的，一般使用多巴胺，多巴酚丁胺，米力农和硝酸甘油等药持续静脉输入。

三、法洛四联症

（一）解剖学特点

法洛四联症（tetralogy of Fallot，TOF）由非限制性室间隔缺损、右室流出道梗阻（RVOT）、主动脉骑跨和右室肥厚等四个解剖特征组成。TOF 是最常见的发绀型先心病，TOF 占先心病总数的 10%，新生儿发病率为 2.1/1 000。

常合并的畸形有房间隔缺损、动脉导管未闭、完全性的心内膜垫缺损、多发室间隔缺损、永存左上腔、冠状动脉起源异常和左右肺动脉起源异常等。

（二）病理生理

发绀轻重与 RVOT 程度有关。RVOT 较轻，同时伴有大室缺者，发绀轻；RVOT 严重者，发绀加重；肺动脉闭锁（存在异常大的体肺侧支除外），发绀最为严重。缺氧发作与肺动脉圆锥的梗阻程度和各种原因引起的“痉挛”发作有关。

缺氧导致血中红细胞代偿性增多，血液黏滞度增高；血小板和凝血因子减少和大量侧支循环形成。

（三）手术治疗

1. 姑息手术

（1）目的在于增加肺血流量，提高氧饱和度，促进肺动脉发育和缓解症状。

（2）适用于新生儿、肺动脉发育极差和全身状况差的婴儿，2 岁以后考虑行根治术。

（3）术式：Blalock-Taussig 分流术和中心分流术，使体循环血通过 Core-Tex 管分流入肺循环。Blalock-Taussig 分流术是在全麻下将锁骨下动脉与肺动脉用 Core-Tex 管连接，临床上较常用。中心分流术是在体外循环下，主动脉和主肺动脉之间用 Core-Tex 管搭桥。

2. 根治手术

（1）闭合手术前存在的重要的体循环和肺循环交通，如大的体肺侧支、PDA 和分流术的通道。

（2）严密修补室间隔缺损，彻底解除右室流出道和肺动脉系统狭窄，同时矫治合并的其他心内畸形。

（3）体外循环深低温（20～25℃）下进行根治术。

（四）麻醉管理

1. 维持适宜的血容量、麻醉深度和机体的酸碱平衡，避免右室流出道痉挛诱发缺氧发作的发生。

2. 可以选用氯胺酮和芬太尼麻醉，维持适当的体循环阻力，避免肺血流减少。

3. 麻醉开始后静脉持续泵入抑肽酶（总量10万～20万单位/kg），直到手术结束。

4. 术中应用甲基强的松龙（30 mg/kg）可减轻CPB所致的炎性反应，麻醉诱导后给予半量，体外循环中给予剩余量。

5. 建议放置左房管，为监测左心房压力和必要时左房用药使用。

6. 左房压高的原因，一方面可能和左室发育不良有关，另一方面可能存在较多的体肺侧支。在右心系统使用正性肌力药量较大，左房压高，仍不能维持体循环灌注压时，建议在原有用药的基础上加用左房持续泵入小量的肾上腺素。

7. 右心功能不全较常见，右室结构的改变、心室切开损伤、右室流出道疏通不满意和远端肺动脉发育差等是主要的原因。治疗需要使用多巴胺、多巴酚酊胺和肾上腺素等药物。

8. 术中和术后均易发生心律失常，应安装临时起搏器以备急用。

四、动脉导管未闭

（一）解剖学特点

动脉导管未闭（patent ductus arteriosus，PDA）是最常见的先心病之一，新生儿发病率为1.4/1 000。动脉导管是胎儿赖以生存的，在肺动脉与主动脉之间的生理性血流通道，于生后2～3周左右动脉导管闭合。在有些病理原因存在时，可影响导管的闭合成为动脉导管未闭。

动脉导管未闭可以单独存在，也可以与其他畸形合并存在。依未闭导管形态可以分五型，即管型、漏斗型、窗型、哑铃型和动脉瘤型，前两型较常见。

（二）病理生理

1. 左向右分流

由于主动脉收缩压和舒张压均高于肺动脉压，所以左向右分流是连续的。分流量的大小取决于导管的内径和体肺循环之间的压力阶差。

2. 左心室扩大

左心室容量负荷增加，逐渐导致左心室扩大和肥厚，甚至出现左心衰。

3. 肺血流增加

可以使肺血管阻力增加，肺小动脉进而发生不可逆的阻塞性病变，当肺动脉压不断增加，超过主动脉压时，产生右向左分流，即Eisenmenger综合征，临床出现下半躯体发绀。

（三）手术治疗

1. 导管结扎术

（1）左后外侧切口，在3～4肋间进胸，经胸腔动脉导管结扎术和胸膜外导管结扎术。

（2）胸膜外导管结扎术常用于婴儿或新生儿，易误扎左肺动脉。胸腔动脉导管结扎术，应注意避免误扎降主动脉。

2. 导管切断缝合术

适用于大部分病例，可以避免术后导管再通或结扎线切透管壁而发生动脉瘤的危险。

（四）麻醉管理

1. 单纯动脉导管未闭，可在常温气管插管全麻和控制性降压下完成。

2. 年龄大并有肺动脉高压时，需在体外循环低温低流量下，经肺动脉直接缝闭或补片修补。

3. 直接动脉监测压力应选择在右上肢和股动脉，以便及时发现误扎主动脉和避免手术涉及左锁骨下动脉影响压力监测。

4. 结扎动脉导管时，可使用硝普钠将动脉收缩压控制在60～70 mmHg。

5. 结扎动脉导管前须试阻断，观察血压和心电图变化，以判定是否有误扎和是否适宜结扎动脉导管。

6. 结扎后，由于体循环血量相对增加或结扎后血管内压力和容量感受器的反应，易发生体循环高血压，损伤左心功能，常需要持续泵入硝普钠控制血压。

五、主动脉缩窄

（一）解剖学特点

主动脉缩窄是常见的先心病之一，新生儿发病率为 1.8/1 000，是指主动脉先天发育不良导致的局限性或广泛性狭窄，常见部位是主动脉峡部。临床根据狭窄部位分为导管后型和导管前型，前者缩窄位于动脉导管韧带远侧，多为局限性。临床上最常见，约占 90%，较少合并心内畸形；后者缩窄位于动脉导管发出之前，范围较广，约占 10%，多合并心内畸形。

（二）病理生理

主动脉缩窄主要变化是血流动力学异常，严重程度取决于出生后动脉导管闭合时间和是否伴发心内畸形。出生后导管闭合过快，可使左心负荷突然增高，导致严重的充血性心力衰竭。生后 3 ~ 6 个月未出现心衰，则可有侧支循环形成和左心室逐渐肥大以适应血流动力学变化。

（三）手术治疗

1. 缩窄段切除和对端吻合术，适用于导管后型，侧支循环较丰富，缩窄段较短。

2. 缩窄段切开补片成形术，适用于缩窄近心端的血管发育较好，邻近缩窄的血管壁纤维化不重者。

3. 缩窄段切除人工血管移植术，适于缩窄段长或主动脉弓发育不全、不宜做成形术者。

（四）麻醉管理

1. 重度主动脉缩窄的患儿，由于心肌肥厚，麻醉诱导和劈胸骨过程中要考虑到冠状动脉血供和降低心肌应激性的问题，一旦发生室颤，复苏较困难。

2. 重度狭窄的新生儿应当输注前列腺素，以维持动脉导管的开放，直到开始体外循环后停止。前列腺素的副作用有发热和呼吸暂停。

3. 心动过速、心动过缓、心肌抑制和外周血管阻力过低，都会影响心肌血供。维持一定的前负荷，对于稳定循环很重要。

4. 阻断主动脉时，需控制性降压，避免心脏负荷过重。

5. 修补完毕，开放主动脉前，需停用降压处理，给予适当容量补充、钙剂和 5% 碳酸氢钠 1 mL/kg。

6. 动脉压监测需要上下肢同时监测，应取右侧上肢和股动脉穿刺。

六、大动脉转位

（一）解剖学特点

大动脉转位是指大血管和心室的连接异常，主动脉起自右心室，而肺动脉则起自左心室。大动脉转位主要有两种类型，即完全型大动脉转位（TGA）和矫正型大动脉转位（c-TGA）。

1. 完全型大动脉转位（TGA）

主动脉开口位于肺动脉的右前方，主动脉接受来自体循环的静脉血，肺动脉接受来自肺循环的动脉血，心室的位置正常。体循环与肺循环之间是并行循环的关系。发病率仅次于 TOF，新生儿发病率为 2.1/1 000。

2. 矫正型大动脉转位（c-TGA）

主动脉开口位于肺动脉的左前方，在存在大动脉转位的基础上，心室位置也发生变化（心室与心房的连接异常），而血液循环途径却正常。常合并心内其他畸形，无心内畸形可不予外科矫正治疗。

（二）病理生理

1. 完全型大动脉转位（TGA）

体肺循环之间的交通（VSD，ASD，PDA）是维持患儿生存的重要前提，分流是双向的。缺氧的程度取决于有效的分流量和血液混合量，肺血多少与发绀的程度无明显相关。

TGA 可分为三种类型：室间隔完整型的 TGA（TGA/IVS），患儿生存依赖于 ASD 的大小和未闭的动脉导管；伴室间隔缺损型的 TGA（TGA/VSD），肺血多，易发生心力衰竭或肺血管阻塞性病变；TGA/VSD 伴有左室流出道梗阻（TGA/VSD/LVOTO），发绀与左室流出道梗阻程度有关。

2. 矫正型大动脉转位（c-TGA）

体肺循环是序列循环，血流正常，即血流由腔静脉→右心房→右侧解剖左室→肺动脉→肺静脉→左心房→左侧解剖右室→主动脉。

（三）外科治疗

1. 完全型大动脉转位（TGA）

（1）室间隔完整型 TGA（TGA/IVS）：出生后 3 周内尽早进行大动脉调转手术（ASO），三周以上患儿，由于肺动脉压已经降低，解剖左室肌肉开始萎缩。根据术中测压结果决定是行 ASO，还是分期手术。术中测压，左室收缩压大于右室收缩压的 60% 以上，则可行 ASO；左室收缩压占右室收缩压的 50% ~ 60%，一期根治术后常需辅用 ECMO 治疗；左室收缩压小于右室收缩压的 50%，则行分期手术。一期行肺动脉环缩术，同时加做改良的 BT 分流术。房间隔缺损较小时，可同时行房间隔缺损扩张术。一期手术目的在于训练左室功能。一般在 1 ~ 2 周内可行二期矫治术（ASO），时间过长可能引起心室纤维组织增生。

（2）伴有室间隔缺损的 TGA（TGA/VSD）：可在 6 个月内行 ASO 和 VSD 修补术；6 个月以上患儿由于可能存在肺血管器质性病变，须行心导管检查评估肺血管阻力决定是否可行 ASO 手术。

（3）伴有室间隔缺损和左室流出道梗阻的 TGA（TGA/VSD/LVOTO）：根据年龄和狭窄程度决定行 REV、Nikaidoh 和 Rastelli 手术。Rastelli 手术是通过切开右心室关闭 VSD，使左心室与主动脉相通，右心室通过带瓣管道与肺动脉连接。改良 REV 手术是扩大 VSD，用人工血管片修补 VSD，同时将主动脉出口隔入左室流出道，游离肺动脉远离三尖瓣的 2 个肺动脉瓣叶，与牛颈静脉带瓣血管片重建正常的肺动脉瓣结构。Nikaidoh 手术，即在大动脉调转的同时，将主动脉根部和肺动脉根部也进行调转。

2. 矫正型大动脉转位

单纯的 c-TGA 无须手术治疗，只有在合并其他心脏畸形需要手术治疗时，才采取针对矫治合并畸形的手术。

（四）麻醉管理

大动脉调转手术

1. 室间隔完整型 TGA（TGA/IVS）

（1）多为新生儿，麻醉操作过程中注意保温非常重要。通常要使用鼓风机保温毯，变温毯和红外线加热灯等。

（2）避免心率减慢、前负荷减少和心肌收缩力抑制，以维护一定心排血量，满足组织灌注。

（3）使用前列腺素 E 输注维持动脉导管开放，直到体外循环开始。

（4）脱离体外循环后常需联合使用多巴胺和多巴酚酊胺、硝酸甘油、米力农和肾上腺素等。

（5）以尽量低的左房压（4 ~ 6 mmHg），来维持有效的心排血量，避免体循环阻力过高。

（6）维持较快心率，必要时使用药物或起搏器（心房起搏）。

2. 伴有室间隔缺损的 TGA（TGA/VSD）

（1）患儿一般是在 2 个月到 1 岁之间，避免过度通气增加肺再循环血量，加重心衰。

（2）左心室与体循环后负荷的匹配问题，避免入量过多。

（3）在发生肺血管阻塞性病变后，应采取降低肺血管阻力的管理措施。

（4）体外循环后需要使用正性肌力药和血管活性药。

3. 改良 REV、改良 Nikaidoh 和 Rastelli 手术

（1）主要适用于伴有室间隔缺损和左室流出道梗阻的 TGA（TGA/VSD/LVOTO）患儿。

（2）患儿年龄一般稍大，左心功能相对较好，易发生右心功能损伤。

（3）为避免进一步增加右心负荷，正性肌力药可经左房管持续输入。

（4）在有明确右心功能损伤时，增加吸入氧浓度，调整呼吸参数，保持适当过度通气。

（5）维持较高的中心静脉压，满足有效的心排血量。

七、右室双出口

（一）解剖学特点

两个大动脉均起源于形态右心室，两个半月瓣与房室瓣均无延续，VSD 是左心室的唯一出口。新生儿发病率为 0.3/1 000。根据 VSD 与大动脉的关系可分四类：肺动脉瓣下 VSD（Taussing-Bing），占 30%，左室血进入肺动脉；主动脉瓣下 VSD，占 50%，左心室血进入主动脉；邻近两大动脉 VSD，占 10%，由于没有流出道间隔，左室血进入主动脉和肺动脉；远离两大动脉 VSD，占 10%，VSD 远离两大动脉。

（二）病理生理

VSD 位置与大动脉流出道和大动脉的相对关系，有无肺动脉和主动脉狭窄，以及合并的畸形等因素，决定了肺动脉瓣 DORV 的生理状态和氧合血与未氧合血的混合程度。一般情况下，右心室和左心室压力相等，临床表现介于充血性心力衰竭与发绀的临床表现之间。肺动脉瓣下 VSD 伴或不伴肺动脉狭窄者的临床表现类似 TGA 合并 VSD；主动脉瓣下 VSD 无肺动脉狭窄者的临床表现类似大的 VSD；主动脉瓣下 VSD 伴肺动脉狭窄者的临床表现类似 TOF。

（三）外科治疗

外科矫治手术的目的在于建立左心室 – 主动脉和右心室 – 肺动脉的连接，闭合 VSD。不能行矫治术的可行姑息手术：Blalock–Taussig 分流术和肺动脉环缩术。也可行单心室矫治术即双向格林和全腔静脉与肺动脉吻合术。

（四）麻醉管理

1. 肺血过多的应注意维持或增加肺血管阻力，避免肺循环血过多，而体循环灌注不足。

2. 肺血少的应注意改善肺血流的处理，避免降低体循环血管阻力，而加重发绀。

3. 围术期肺动脉高压的需过度通气，吸入 100% 的氧，适当碱化血液，深镇静和保持肌松。

4. 体外循环后常需使用正性肌力药支持心脏功能。

5. 易发生心律失常，需及时诊断和处理。

八、完全性肺静脉异位引流

（一）解剖学特点

全部肺静脉不回流至左房，而是异位引流至右心房或体循环的静脉系统。根据四支静脉干异位连接的位置不同，分为四种解剖类型：心上型、心内型、心下型和混合型。通常伴有 ASD，是左房血液的主要来源。新生儿发病率为 0.6/1 000，占先天性心脏病的 1% ~ 3%。

（二）病理生理

完全性的肺静脉异位引流产生左向右分流，部分血液通过房间隔缺损或卵圆孔未闭流向左心，变成右向左分流。房间隔缺损的大小决定病理生理状态。房内交通小时，左心房的血流量有限，心排出量减少，右心房室扩大和肺动脉压力增高。房内交通大时，肺静脉血的总量是由肺和全身的血管阻力来决定的。虽然这些患者的动脉血氧饱和度在 85% ~ 90% 之间，但很早就产生右心衰竭。

心下型和混合型肺静脉畸形引流易发生梗阻。肺静脉梗阻时，可有进行性低氧和体循环低灌注，表现为急性肺水肿和心功能衰竭，需紧急手术治疗。

（三）外科治疗

1. 一经确诊，宜早期手术治疗，对于有严重发绀和心功能衰竭的，需急诊手术。

2. 症状轻，房内交通较大和无肺静脉回流梗阻的，可适当推迟到 1 岁以后。

3. 手术治疗使肺静脉血引入左房，结扎异常静脉，闭合 ASD。

4. 深低温体外循环下完成手术。

（四）麻醉管理

1. 发绀严重，酸中毒的急诊患儿，麻醉开始前可持续输入正性肌力药支持心脏功能。

2. 麻醉用药避免心肌抑制较强的药物，通常以阿片类麻醉药物为主。

3. 吸入高浓度氧，适当过度通气，纠正酸中毒。

4. 尽量避免使用食道超声，以防加重肺静脉梗阻。

5. 由于左心发育较差，脱离体外循环过程中，左右心容量平衡的调整需要缓慢进行。

6. 脱离 CPB 早期，在满足组织灌注下，维持低水平血压有助于防止未适应的左心过度负荷。

7. 使用药物或临时起搏器维持较快的心率，避免左室负荷过多，维持有效心排血量。

8. 防止肺动脉高压危象：过度通气，吸入 100% 的氧和 NO，碱化血液，充分镇静和肌松。

9. 需要使用多巴胺，多巴酚丁胺，米力农，肾上腺素等药物强心和降低肺动脉压和左心后负荷。

10. 预防和治疗室上性心动过速。

九、三尖瓣闭锁

（一）解剖学特点

三尖瓣闭锁（tricuspid atresia，TA）是指右心房和右心室之间不存在房室瓣，由肌性或纤维性隔膜组织替代，有心房内和心室内交通，右心室发育不良，常合并其他心血管畸形。新生儿发病率为 0.6/1 000，占先天性心脏病的 1% ~ 3%。

（二）病理生理

1. 由于三尖瓣闭锁，体循环静脉血需通过 ASD 流入左心房室，右向左分流，导致左心房和左心室扩大，患儿可有低氧血症。

2. 肺动脉血流依赖于肺动脉瓣是否正常，以及 VSD 和 PDA 的存在。肺动脉瓣正常和合并 VSD，患儿可无发绀但有肺动脉高压。在有大动脉转位无肺动脉狭窄时，肺血过多，易发生心力衰竭。

3. ASD 较小时，可导致体循环静脉回流受阻，表现肝大、腹水和下肢水肿。

（三）外科治疗

手术治疗最终只能达到生理学上的矫治，而非解剖学上的根治。

1. 房间隔切开术

在新生儿和 ASD 较小的婴儿，为增加心内血液的混合和稳定循环，需要心导管球囊扩大 ASD 术。

2. 体肺分流手术和肺动脉环缩术

为增加肺血流，促进肺血管床发育，以及减轻发绀症状等，可行改良的 Blalock–Taussing 分流术或中心性分流手术。

肺动脉血流增多的患儿，为避免肺血管阻塞性病变的发生，进行肺动脉环缩术，使远端的肺动脉压力是体循环压力的 30% ~ 50%。

3. 双向格林手术

（1）患儿在 6 个月左右时，可以行双向格林手术，目的在于减轻心室的压力和容量负荷。手术需要结扎早期的体肺分流，使肺动脉血流来源于上腔静脉。

（2）格林手术是将上腔静脉与肺动脉端侧吻合，使上腔静脉的血可以直接流入左右肺动脉。

（3）可在非体外循环下完成，实施该手术要求肺动脉的压力正常。

4. 全腔肺动脉吻合术

（1）离断上腔静脉与右肺动脉端侧吻合（双向格林）；采用内隧道或外管道的方法，将下腔静脉与右肺动脉或主肺动脉进行吻合。

（2）一般年龄小时，可先行双向格林手术，大于 2 岁后，再将下腔静脉与肺动脉连接。稍大患儿可一次性完成全腔肺动脉吻合术。实施手术前提是要求肺动脉压力正常。

（3）是单心室生理矫治术的最后一步骤。

（四）麻醉管理

1. 双向格林手术

（1）一般是在非体外循环下全麻完成，阻断腔静脉时静脉给予肝素 1 ~ 2 mg/kg，ACT > 300 秒。吻合后可用鱼精蛋白半量或全量中和肝素。

（2）颈内静脉留置双腔中心静脉导管，为压力监测、抽血减压和吻合后持续输注扩血管药使用。股静脉留置三腔中心静脉导管，为压力监测、输注强心药和上腔静脉血的回输。

（3）术中在阻断上腔静脉进行腔静脉与肺动脉吻合过程中，上腔静脉血的回流通过上腔与右心房之间的连接管。采取适当头高位，以利于引流。在上腔静脉压力过高时（> 25 mmHg），缓慢抽取血液，经三通回输入下腔静脉，以减轻脑水肿。

（4）肺血依靠静脉的压力维护，适当补充容量，降低肺血管阻力。

（5）术后避免使 PEEP，可尽早拔出气管插管。

2. 全腔肺动脉吻合术

（1）可在全麻下或体外循环辅助全麻下完成。在二次手术心脏粘连较重，或心脏解剖位置异常时，常需体外循环支持下完成手术。

（2）分期手术的患儿，在最后完成生理学上的根治，是将下腔静脉与肺动脉吻合；而部分患儿可一次性完成上腔静脉和下腔静脉与肺动脉的吻合。

（3）分别经颈内静脉和股静脉留置中心静脉导管，压力监测和给予药物。

（4）需要输注一定量的胶体补充容量，以满足适当的静脉压力，维持有效的肺血流。

（5）主张术后早期拔出气管插管，自主通气可以降低肺血管阻力。

第三节　小儿普外常见手术麻醉

一、肠梗阻

小儿肠梗阻的原因有十二指肠闭锁、小肠重复畸形、肠扭转、肠旋转不良、胎粪性肠梗阻、肠套叠，嵌顿疝，粘连性肠梗阻，先天性肛门直肠畸形等。小儿先天肠道畸形可伴发其他畸形，如：①锁肛伴先天性心脏病；②囊性纤维化（可伴发胎粪性肠梗阻）；③声门下区狭窄伴十二指肠闭锁。

肠梗阻患儿肠腔扩张，腹内压升高，腹部明显膨隆，膈肌活动受限，致使通气功能降低，麻醉诱导时存在反流和误吸的危险。患儿全身呈现不同程度的脱水、低血容量、电解质紊乱（低氯、低钠和低钾）、酸碱失衡（多为代谢性酸中毒），加之毒素吸收，极易引起休克。

1. 麻醉前准备

（1）检查患儿补液是否适当。

（2）纠正电解质紊乱及酸中毒。

（3）置入鼻胃管，进行胃肠减压。

2. 麻醉处理

诱导前静脉注射阿托品，并通过胃管尽量吸出胃内容物。麻醉方法采用气管内全麻，面罩吸入氧气，采用清醒插管。难以合作的小儿可行快速静脉诱导插管，面罩下正压通气时压迫环状软骨，防止反流。麻醉诱导前准备好负压吸引装置，一旦发生反流，及时吸出，防止误吸的发生。注意患儿有声门下狭窄的可能。插管后吸入0.5% ~ 1%异氟烷或1% ~ 3%七氟烷诱导和维持麻醉。不用N$_2$O，因可能使肠腔扩张。给予小剂量肌松药，以利于控制呼吸。腹腔打开后，一些患儿出现低血压，尤其是小肠梗阻或扭转的患儿，应给予足够的补液量。术中监测动脉血气和电解质，继续纠正离子紊乱和酸碱失衡。

3. 术后处理

（1）手术结束后，待患儿完全清醒且反射恢复良好后拔管，拔管时将患儿置于侧卧位。

（2）术后可能需要较长时间的肠内或肠外营养。

（3）腹腔内污染严重的患儿，术后仍可能存在肠功能紊乱、败血症、肺炎等还需要继续治疗。

二、消化道穿孔

新生儿发生消化道穿孔的常见疾病是新生儿坏死性小肠结肠炎，新生儿胃穿孔的发生率比较低。其他年龄段可以引起消化道穿孔的疾病有急性阑尾炎、溃疡性结肠炎、外伤等。

新生儿坏死性小肠结肠炎的病理所见是小肠、结肠局限性或广泛坏死性炎症，多见于早产儿尤其是低出生体重儿。回肠最常受侵犯，然后依次是升结肠、盲肠、横结肠、直肠。受累的肠黏膜缺血坏死，并发肠穿孔。该病发病急，主要临床表现有腹痛、腹胀、呕吐、腹泻、便血，体温不稳定、精神萎靡。早产儿容易有呼吸暂停、心动过缓。腹部 X 线可见肠间隙和门静脉积气。消化道穿孔后，膈下可见游离气体。消化道穿孔后往往引起腹膜炎，可导致水电解质紊乱、内毒素性休克，血小板减少产生凝血障碍。后期可引起多系统器官衰竭。治疗包括禁食、胃肠减压、静脉输注高能营养液、纠治贫血和凝血障碍，应用抗生素。抗休克可使用糖皮质激素和正性肌力药。肠穿孔常需要手术治疗。

1. 麻醉前准备和评估

补充血容量，同时要考虑第三间隙损失量。如果补充容量后血压仍然没有得到改善，就需要使用正性肌力药物。术前血气分析，测定血细胞比容、血糖浓度和凝血检查。输注浓缩红细胞，新鲜冷冻血浆，维持 HCT 在 40% ~ 45%。输新鲜血小板纠正血小板减少。纠正酸碱紊乱。

2. 麻醉处理要点

（1）新生儿采用清醒气管内插管，吸入七氟烷或异氟烷维持麻醉。可加用芬太尼，但禁止使用 N_2O，避免增加肠内及腹腔内积气。静注维库溴铵维持肌松。年长儿可用静脉诱导。

（2）重症患儿应动脉置管直接测压，确保动静脉通路顺畅。新生儿特别是早产儿不能用纯氧长时间进行通气，使用空氧混合气体，吸入氧浓度调整至可满足氧供的要求水平即可。

（3）根据患儿状况和 CVP 指导输液，新生儿静脉输注的液体应加温，术中监测体温，做好保温。

（4）进腹后突然减压的过程中，要注意血压变化，补充晶体液和胶体液维持血压。

（5）危重患儿术后送至重症监护病房进行监护和通气治疗。

三、先天性胆道发育畸形

先天性胆道发育畸形有先天性胆囊畸形、胆道闭锁、先天性胆总管囊肿等。其中，胆道闭锁是危及病儿生命的严重疾病，是导致新生儿梗阻性黄疸的常见原因之一。可由肝内外胆管的先天性因素，也可由出生后的炎症等所致。临床表现新生儿进行性黄疸，以直接胆红素升高为主或者混合性高胆红素血症。超声检查和经皮肝穿刺胆道造影有助于确诊。胆道重建是唯一的治疗方法，且手术越早越好。可按病理分型选择术式：①胆总管或肝管闭锁的 Kasai Ⅰ 型和 Ⅱ 型者，行胆总管（肝管）十二指肠吻合术或胆总管（肝管）空肠 Roux-Y 吻合术；②胆总管闭锁、胆囊管、胆囊及肝总管发育正常时，应行胆囊十二指肠吻合术；③肝门部肝管闭锁的 Kasai Ⅲ 型，应采用肝门部肝空肠 Roux-Y 吻合术；④晚期病例以及肝内胆管闭锁者应行肝移植或部分肝移植手术。先天性胆总管囊肿是小儿常见的胆道畸形，约 70% 在婴幼儿期发病，学龄期及成人较少见。腹痛、黄疸及腹部肿块为本病的三个基本症状。手术方法多采取囊肿切除、肝总管十二指肠吻合术或肝总管空肠吻合术。

1. 麻醉前准备

胆道闭锁患儿，应做好新生儿麻醉的各项准备工作，特别检查凝血功能；术前注射维生素 K_1；准备好全血和新鲜冷冻血浆以备输血。胆总管囊肿伴有感染时，用广谱抗生素控制感染，感染难以控制者应先行造口术。出现贫血、低蛋白血症者，术前应输血、血浆或白蛋白。麻醉前应使用抗胆碱类药物。

2. 麻醉处理要点

选用气管内插管全身麻醉。除常规监测外，还应监测中心静脉压，指导输血补液。采用静脉诱导或吸入七氟烷诱导，肝功能受损，肌松药可选用顺式阿曲库铵。

麻醉维持吸入低浓度七氟烷或异氟烷，间歇追加肌松药维持肌肉松弛。术中可能失血较多，选择上肢或颈部粗大的静脉置管。严密监测血压变化，外科操作时可能压迫下腔静脉引起突然低血压，轻度头低位可减轻血压下降的幅度。术中可能发生心率下降等迷走神经亢进的表现，应及时静注阿托品。术中监测体温并注意保暖。因凝血功能低下，术中可能发生凝血障碍，必要时监测凝血功能，补充凝血因子。

3. 术后处理

（1）术后禁食、持续胃肠减压，可能需要较长时间的静脉高能营养治疗。

（2）术后常见的并发症包括出血、上行性胆管炎、门静脉高压。许多患儿发生食管静脉曲张，引起反复出血。

（3）不用水杨酸盐类药物镇痛。

四、先天性巨结肠

由于巨结肠的远端肠壁内没有神经节细胞，处于痉挛狭窄状态，丧失蠕动和排便功能，致使近端结肠蓄便、积气，而续发扩张、肥厚，逐渐形成了巨结肠改变。先天性巨结肠的发病率较高，并有逐渐增加趋势，目前认为是 1：2 000 ～ 5 000，国内资料约为 1：4 000（0.26%）。先天性巨结肠患儿可合并 Down 征（先天愚型）等其他先天畸形。并发症有小肠结肠炎、肠穿孔、水中毒等。

常用的根治性手术有 Swenson 改良法，手术步骤包括开腹，游离直肠，确定切除范围，经肛门拖出结肠和直肠，设计吻合口高度及缝合，还纳吻合口回盆腔，并留置肛管，检查腹腔、缝合盆腔腹膜及关腹。其他术式也基本包括两部分，即开腹后腹腔内操作和会阴部肛门外操作。结肠造瘘术仅应用于非手术治疗无效、又不能实施根治手术时。

1. 麻醉前准备

检查患儿的营养状态，了解患儿有无贫血、离子紊乱及酸碱平衡。患儿因术前禁食灌肠还可能出现低血糖。1 ～ 2 岁的患儿可能因为肥胖导致静脉穿刺困难。

2. 麻醉方法

麻醉方法选择气管内全身麻醉，为使肛门及盆腔肌肉松弛，复合骶管阻滞。多数小儿较肥胖，静脉穿刺较困难，宜用七氟烷吸入诱导，患儿入睡后行静脉穿刺并保持静脉通路通畅。然后，静注肌松药行气管插管。维持用静吸复合麻醉。诱导后，由另一麻醉医师行骶管穿刺，回吸确认无血、无脑脊液，注入长效局麻药。体位常为截石位，偶尔可能术中改变体位至俯卧位，变换体位时应注意防止气管导管脱出。术毕常规吸痰拔管。

3. 注意事项

手术时间长，创口面大，渗血多，术中应确保静脉通路通畅。术后需应用高能营养，加上术中输血的需要，于诱导后可行中心静脉穿刺置入中心静脉导管。注意患儿的保温。

五、肝母细胞瘤

小儿时期肝脏的恶性肿瘤与成人不同，其中最常见的是肝母细胞瘤（hopatoblastoma），占儿科肝脏肿瘤的 25%，发病与先天性肝脏异常如先天性胆道闭锁、家族性胆汁肝硬化、高氨酸血症等有关。肝母细胞瘤多发生在 1 岁以内，1 岁以内的发病率为 45%，1 岁 20%，4 岁以上则少见。母细胞瘤多在肝右叶，1/3 双侧，早期为单一的瘤体，向周围肝组织浸润扩散，致使肝脏呈结节状肿大。并在大范围内侵及静脉和肝血管的分支，胎儿型的瘤细胞近似小婴儿的肝细胞，两者明显不同的是，瘤细胞的胞质中含丰富的颗粒，瘤组织中缺乏完整的肝小叶。

肝母细胞瘤多以上腹部膨满及上腹部肿物而就诊，病儿食欲减退、体重减轻、贫血进行性加重，时有腹痛，但黄疸较少见。有时可以由发热为初发症状。体格检查时可扪及弥漫性增大的肝脏，肿块质地较硬，表面光滑亦可呈凸凹不平的结节状、腹胀，约半数有腹壁静脉曲张。实验室检查：90% ～ 100% 病儿血清甲胎蛋白（AFP）增高，也可见胆固醇、碱性磷酸酶增高、血小板减少、红细胞减少。早期肝脏功能正常，晚期肝脏功能紊乱，白蛋白减少。

肝母细胞瘤的治疗以手术切除肿瘤为主，近年来手术切除率及长期存活率已有明显提高。由于小儿肝脏的再生能力强，只要保存20%以上的正常肝组织就能维持生命，因此应争取肿瘤全部彻底切除。应根据肿瘤的大小、部位选择术式，行肿瘤切除、肝叶切除、半肝切除或扩大的肝切除。过去小儿广泛肝切除在手术期死亡率高于11%，主要死因是术中大量失血，为此国内外许多学者采用各种肝血流阻断技术，以减少术中出血。目前常用和改良方法是常温下阻断第一肝门，在肝下方，肾静脉上方阻断下腔静脉，同时在膈肌下阻断肝上下腔静脉不阻断腹主动脉，此法简便、安全，对血流动力学影响较小，能有效地控制出血。

1. 麻醉前评估

术前应详细了解病情，患儿可一般状态差，常伴消瘦、贫血、膈肌抬高限制腹式呼吸。查体时注意患儿的呼吸型及频率、周身循环状态，腹部触诊注意肝脏的大小、体表静脉环流情况。注意血球压积和低蛋白程度。通过影像学检查了解肝脏肿物的大小及与周围器官的关系。

2. 麻醉前准备

术前下胃管，行胃肠减压。纠治贫血、低蛋白。准备好全血和新鲜冷冻血浆以备输血补充维生素K。

3. 麻醉处理要点

选用气管内插管全身麻醉。吸入七氟烷诱导或静脉诱导，吸入七氟烷或异氟烷维持浅全麻，可复合吸入N_2O或静注芬太尼加强镇痛效果，使用顺式阿曲库铵或维库溴铵维持肌肉松弛。开放上肢静脉和中心静脉，以便快速输血，保证术中输血量和速度与出血相近。术中阻断门静脉及肝动脉的时间常温下不应超过20分钟。监测直接动脉压、CVP、尿量，维持正常的血容量和灌注压。出血量较大时，应监测凝血功能，补充新鲜血浆、凝血因子等。

4. 术后处理

因凝血功能差，手术创面渗血多，术后应注意引流量。密切监测血压、CVP、血常规等，补充继续失血的容量和不足。保留的肝脏过小或因手术麻醉的损伤，肝功能失代偿，可能出现肝昏迷。应监测血氨和肝功能的各项指标。术后镇痛避免使用吗啡。

六、胰岛细胞增多症

胰腺内分泌肿瘤是胃肠道内分泌肿瘤的一部分。胰岛细胞增多能引起相应激素过多的症状，偶有胰腺内分泌肿瘤能分泌一种以上或多种肽激素者，称为胰腺多种激素分泌肿瘤。

胰岛素瘤或称胰岛B细胞瘤，亦称内源性高胰岛素血症，可发生于小儿任何年龄，是临床上最多见的一种胰岛细胞瘤。大多数为良性，恶性者占10% ~ 16%，好发于胰体和尾部，异位胰岛素瘤的发生率不足1%，临床表现为胰岛素过多或低血糖综合征。良性者手术切除可治愈。典型的临床表现称为胰岛素瘤三联征：①饥饿或活动后突然发生低血糖或昏迷；②急性发作时血糖低于2.7 mmol/L；③口服或静脉注射葡萄糖后，症状立即消失。低血糖是各种临床表现的基本原因。对于有症状的胰岛素瘤，一经明确诊断，均应及早手术治疗，以免反复发作的低血糖性昏迷导致脑细胞产生不可逆改变。

胰高血糖素瘤是胰岛A细胞瘤，分泌过量的胰高血糖素。60%以上病例为恶性，诊断比较困难，往往以皮肤病变就诊。早期手术切除后，皮肤损害和糖尿病可迅速消失。

胃泌素瘤来源于胰岛A1细胞，好发于胰头和胰尾部，胰体部少见，也可见于异位胰腺组织中。肿瘤大小不等，大多数小于1 cm；可单发亦可多发，恶性病例60%以上，在明确诊断时已有转移，常见转移部位是局部引流淋巴结和肝脏，个别可转移至腹壁、脾、骨骼等处。胃泌素瘤患儿临床表现主要与大量胃液胃酸分泌有关。表现为消化性溃疡及其并发症的症状。

1. 麻醉前准备

对胰岛素瘤患儿，要了解低血糖发生的次数、时间，了解有无脑组织受损及程度评估，了解肿瘤的部位、大小及手术方案。术前应作血糖测定，并静脉点滴葡萄糖，维持正常血糖。对高血糖素瘤患儿要了解除胰腺外有无肝脏等的转移灶。胃泌素瘤患儿有无呕血、黑便史，严重呕吐、腹泻患儿可导致水和电解质紊乱，术前应纠正贫血和离子紊乱。

2. 麻醉处理要点

选择气管内插管全麻。吸入七氟烷或静脉诱导，静吸复合维持麻醉。手术部位较深，为方便手术可使用肌松药。手术时间长、需胰头部手术的患儿可能出血较多，应开放上肢静脉或中心静脉。胰岛素瘤患儿术中应持续静脉点滴葡萄糖，并根据监测的血糖浓度，随时调整葡萄糖的输入量。一般肿瘤切除后半小时血糖上升，平均每小时上升 1.332 mmol/L。胰高血糖素瘤切除后第二天皮肤病变开始好转，糖尿病症状仍需胰岛素治疗数日。术毕患儿苏醒延迟时，应考虑低血糖或高血糖的因素。

3. 术后处理

术后仍需监测血糖，调整葡萄糖或胰岛素的用量。

七、脾切除

小儿脾切除术已成为小儿腹部外科较常见的手术之一。其适应证包括①脾脏本身的疾病，如：脾脏损伤、游走脾、脾脓肿、脾囊肿、脾肿瘤、门脉高压症充血性脾肿大；②血液病及代谢疾病，如：遗传性球形细胞增多症、原发性血小板减少性紫癜、地中海贫血等。

1. 术前准备

（1）小儿患需进行脾切除的疾病，除本身疾病外，应进行全面检查，评估患儿的全身状态。

（2）脾切除手术中容易引起大出血，术前应做好静脉输液准备，保持输液、输血畅通，须备有足量血液，以应付术中意外需要。

（3）术前下鼻胃管，有呕血史者，注意勿擦破食管静脉。

（4）严重贫血者，术前输血，纠正贫血。

（5）严重低蛋白血症和血小板降低患儿应术前给予适当纠正。

2. 麻醉处理

宜选用气管内全身麻醉。插管操作应轻柔，防止副损伤导致出血。气管导管误入食管，可能导致曲张静脉破裂引起大出血。麻醉维持中，使用肌松药维持良好的肌松，以利于手术操作。巨脾切除的主要危险是失血性休克，应做好快速输血的准备，开放 2 条通畅的静脉或中心静脉，必要时配备自体血回输装置。脾破裂患儿多处于失血性休克状态，应尽早手术止血，麻醉诱导和维持应平稳，使用对循环抑制小的药物。

3. 麻醉后处理

（1）术后做好监测，密切监测血压、脉搏或心率，如遇有血压下降或引流瓶内血液过多，应及时检查、输血；血压持续下降，脉搏加快，有贫血、休克症状者，应再次剖腹探查。

（2）做好术后镇痛，鼻导管吸氧 4 ~ 6 小时，预防腹腔胀气应保留胃管减压。

（3）术后第一天禁食，由静脉补充液体，术后 24 ~ 48 小时后肠蠕动功能恢复开始进流质饮食。

（4）术后应及时检查血常规，包括血小板，一般血小板在术后 24 ~ 48 小时即可显著增加。

八、阑尾炎

阑尾炎为小儿最常见的急腹症之一，病势较成人严重，如治疗不及时可并发阑尾穿孔、腹膜炎，甚至致死。穿孔率可高达 20% ~ 40%，并且年龄越小，穿孔率越高。术前应注意患儿是否存在发热、恶心、呕吐、脱水，或由于呕吐引起水电解质紊乱。由于患儿胃肠蠕动功能紊乱，胃排空不良，加上胃液分泌迅速并聚集在胃中，因此这些患儿均应当作饱胃患儿对待。即使患儿已经数小时没吃喝任何东西（甚至还有呕吐），也不应认为胃是空的。水、电解质紊乱可能是由于呕吐造成的。患儿可能发热，增加了代谢率和氧耗，同时增加了对液体的需要量，体温每上升一摄氏度，液体的需要量增加 10% ~ 12%。

1. 麻醉前准备

（1）仔细评估患儿的全身状况，包括脱水状态、补液情况、电解质、尿量等，静脉补液纠正水电解质紊乱，如有休克，应积极抗休克治疗。

（2）阑尾炎伴有腹胀和肠梗阻，应放置鼻胃管，进行胃肠减压。

（3）术前高热者不用阿托品以免体温进一步上升。

2. 麻醉处理要点

常规监测，开放静脉输液通路。抽吸胃管，尽量排出胃内容物。诱导前备好吸引装置。经面罩吸入纯氧后，静脉依次注入丙泊酚、琥珀胆碱进行快速诱导，行面罩正压通气时避免压力过大，肌颤消失后行气管插管。诱导期间由一助手压迫环状软骨。术中吸入异氟烷、N_2O 维持麻醉，间断静注非去极化类肌松药维持肌松。肠梗阻患儿不用 N_2O，避免肠腔更加胀气。手术结束，待肌松作用消失，患儿完全清醒后于头侧位下拔管。一般状态良好的年长儿童可采用硬膜外阻滞麻醉。

九、腹腔镜手术

小儿腹腔镜技术已发展至可进行多种手术，包括阑尾切除术、幽门括约肌切开术、胃底折叠术、脾切除术、先天性巨结肠根治术、卵巢囊肿切除术、疝修补术、肾切除术和隐睾牵引术等。与开腹手术相比其主要的优点是：减少手术暴露所造成的组织创伤，减小刀口尺寸，从而减轻术后疼痛，有利于早期活动，缩短住院时间。

1. 人工气腹及其对患儿的影响

为了将腹壁与内脏分离，将二氧化碳以一定的压力充入腹腔，造成人工气腹。先进的设备具有自动限制腹内压的功能。腹内压过高可导致患儿一系列的生理学改变。腹内压的大小应在充气设备上显示以便于监测。一般腹内压设定于 8 ~ 15 mmHg 之间。人工气腹对小儿生理功能有下列的影响：

（1）对呼吸功能的影响：腹内压增高可使膈肌向头侧移位，功能残气量减少（小于 3 岁的小儿更低），肺容量减少，胸顺应性减少，潮气量减少，气道压增高，气道阻力增加，胸膜腔内压增高。小儿头低位时影响更明显。而且气道压会随着腹内压的增高而增高。

相同气腹压时，头高位气道压较平卧位下降，而头低位时升高且升高幅度显著，这可能与头低位时腹腔脏器上移压迫膈肌有关。腹内压增加时还可造成生理无效腔增加，通气/血流比值失衡，$PaCO_2$ 增高，间歇正压通气和心排血量减少时更严重。膈肌的上抬使得气管隆嵴向头端移位，可能导致气管导管进入支气管。胃内压增高可能引起反流误吸。CO_2 气腹对婴儿的影响较小儿大。

（2）对循环功能的影响：与成人相比，由于小儿的生理特点，小儿的安全范围较窄，如心排量（CO）要依赖于心率的增加。快速充气可刺激腹膜牵张感受器，兴奋迷走神经，引起心律失常。高碳酸血症和腹内压增高是腹腔镜气腹对循环的主要影响，另外还与患儿的体位、手术时间、注气速度、注气容量、年龄和心血管状态有关。其中高 CO_2 血症可直接抑制心肌、扩张末梢血管，同时刺激中枢神经系统，增加交感活性，增加儿茶酚胺释放，间接兴奋心血管系统。

腹内压对小儿静脉回流的影响与所用压力的大小有关。腹内压 < 5 ~ 10 mmHg 时，腹内容量血管受压可使回心血量增加，CO 增加。腹内压 > 10 mmHg 时，下腔静脉和其他的内脏血管被压迫，腹部和下肢的静脉回流减少，CO 也减少。当血容量减少或头高位时可加重高腹内压的影响。腹腔正压还可经膈肌传至胸腔，使胸腔内压增高，回心血量减少，肺内分流增加，CO 下降，同时影响心肌的舒缩功能。气腹可使主动脉血流、每搏量降低，体循环和肺循环阻力增加。心指数（CI）改变与所用气腹压力有关，有研究显示为 5 ~ 8 mmHg 时，CI 没有明显改变，甚至可以由于分钟通气量不改变所致的轻度高碳酸血症引起的神经体液作用而使 CI 增加。当腹内压为 12 mmHg 时，CI 平均下降 15%。

（3）对颅内压的影响：腹腔镜手术时气腹可引起颅内压升高。可能通过下述机制：①颅内静脉回流受阻；②因 CO_2 吸收引起高碳酸血症，后者再引起颅内血管扩张，脑动脉血流量增加，继而引起颅内压升高；③头低脚高体位加重了颅内压的增高；④在有脑室腹腔分流的患者，分流远端阻塞也许在颅内压升高过程中起些作用。虽然腹腔镜已经很长时间用于小儿，且术后患儿平安无事，但颅内顺应性减少的小儿应为腹腔镜手术的相对禁忌。

（4）气腹对酸碱平衡和内环境的影响：小儿腹膜吸收 CO_2 的速度比成人快。CO_2 弥散入血，使 $PaCO_2$ 升高，形成高碳酸血症。CO_2 的吸收与所用的充气压有关，压力越高吸收速度越快。CO_2 气腹可导致内环境和酸碱平衡紊乱，且对婴儿的影响大于对小儿的影响，但其酸中毒常能在术后 48 小时和

24 小时恢复正常。门静脉高压的小儿更易发生高碳酸血症，所以对于这种小儿行腹腔镜检查时应尽量减少气腹时间和气腹压，调整通气指标以减少高碳酸血症。气腹时间长的患儿由于大量吸收的 CO_2 缓冲在肌肉、骨骼和组织中，这会导致术后早期一个额外的 CO_2 负荷从肺排出，所以呼吸功能较弱的患者应注意。

（5）对体液和内脏的影响：腹腔镜手术较开腹手术的可感和不可感的液体丢失较少，且难估计，通常维持量就可以了。但发生低血压时应怀疑低血容量。增高的腹内压可增加所有内脏的静脉压，减少肝肾及其他内脏的血流量。但小于 15 mmHg 的腹内压对小儿肾功能影响较小。CO_2 还可使腹水酸化，这也是术后疼痛的原因。

2. 麻醉前准备

（1）术前评估：应充分评估患儿对气腹的耐受性，尤其是对有急性创伤、严重呼吸系统疾病、脑顺应性降低、自发性气胸史、先天性心脏畸形的患儿应慎用。麻醉前应积极治疗并发症，补充血容量，纠正电解质紊乱，合并呼吸道感染者应延期手术。

（2）术前置入鼻胃管，行胃肠减压。减少胃容积，预防误吸，还可以降低外套针穿透腹壁时损伤内脏器官的发生率。

（3）下腹部手术患儿应置入导尿管。

3. 麻醉处理

采用以气管内插管控制呼吸的全身麻醉最为常用和安全。静吸复合麻醉或加椎管内阻滞。术中使用肌松剂，便于 IPPV。诱导时避免面罩通气压力过高导致胃胀气。尽量使用较低的气腹压力。有人建议腹内压婴儿 < 10 mmHg，健康小儿 < 12 mmHg。低腹内压可减少气腹对呼吸和血流动力学的影响，还可减少万一发生 CO_2 栓塞的病死率。充气开始应慢，流量应渐进升高至所需的压力，一般以 1 ~ 2 L/min 为宜。气腹后加大分钟通气量，对抗高碳酸血症。通常增加 20% ~ 30% 的分钟通气量就可保持正常的血 CO_2 含量。

术中常规监测呼气末二氧化碳（$P_{ET}CO_2$），以便及时指导通气参数的调整。如用肌松药的话，应监测肌松程度并评估手术结束后的残余肌松。有条件的医院可使用食管超声多普勒对心脏进行评估，对小的气栓也能得到早期的诊断。可用经皮监测 CO_2（$P_{ET}CO_2$）评估 $PaCO_2$ 的水平，较 $P_{ET}CO_2$ 可靠。

静脉通路应尽量开放在上肢，因增高的腹内压可造成下腔静脉不同程度的压迫。尽量选择带套囊的气管插管，避免由于气道压增高引起的气管插管周围的气体泄漏。术中最好避免使用氧化亚氮，以防止其弥散入体腔，使小肠胀气而影响手术操作。术中血压增高、心率增快，应首先排除高碳酸血症，调整 CO_2 分压至正常水平，如仍不改善再用吸入麻醉药或瑞芬太尼加深麻醉。慎用血管扩张药或 β – 受体阻滞剂。

4. 术中注意事项

（1）所有的腹腔镜手术都应有紧急开腹手术的准备。

（2）可能会出现出血，且可能比较难止，因此，要用较粗的穿刺针开放静脉通路，以保证液体和血液的及时输入。脾切除等大手术应中心静脉置管，监测 CVP。

（3）出现难以控制的高碳酸血症时，应注意是否发生了皮下气肿、纵隔气肿、气胸等并发症。一旦确诊，应停止腹腔充气，并查找腹膜外气体来源。

（4）突然出现急剧血压下降、呼气末二氧化碳减少、心律失常、CVP 升高等急性右心衰竭的表现，应考虑为静脉气体栓塞。

5. 麻醉后处理

（1）手术结束时要求术者尽可能排出二氧化碳以减轻疼痛。伤口部位给予局部麻醉。

（2）术中发生皮下气肿等异常情况的患儿，应在麻醉恢复室继续观察至呼吸功能完全恢复。

十、小儿肝移植手术麻醉

肝移植已成为治疗儿童肝功衰竭的有效手段，我国肝移植近年发展较快，但儿童肝移植仍属起步阶段。尽管肝移植有长足的进展，无论在我国还是在国外，仍是一种复杂、昂贵和死亡率颇高的治疗手段，因此，在选择肝移植受体时应极其慎重。由于缺乏合适的供肝，部分活体肝移植成为儿科患者中主要的方式。

儿童肝移植适应证主要有如下五项：①胆道闭锁；②代谢性疾患如：α_1－抗胰蛋白酶缺陷症、尼曼－匹克氏病 B 型、Wilson 病、囊性纤维病、糖原累积症 I 、IV 型、家族性高胆固醇血症、酪氨酸性贫血、戊酮酸血症等；③胆汁郁积性疾患；④急、慢性肝功衰竭；⑤肝脏肿瘤。

原位肝移植手术步骤通常分为三期：

Ⅰ期（无肝前期，肝脏游离期），从手术开始至切除病肝。

Ⅱ期（无肝期），从钳夹门静脉和肝动脉开始，至供肝的腔静脉和门静脉吻合完毕，并准备开放移植肝循环。

Ⅲ期（新肝期，再灌注期），从开放下腔静脉和门静脉阻断钳，移植肝恢复供血开始，直至肝动脉、胆总管吻合及关腹结束手术为止。

1. 术前评估

行肝移植前应对受体进行全面评价,包括完整系统的病史及体格检查;肝细胞功能检查;肝组织活检;并发症及其发作间隔;疾病进展分期等。一般应做如下评价：

（1）心脏评价：许多患有肝脏疾患的患儿同时患有先天性心脏疾患，比如：胆道闭锁患儿可同时有房室间隔缺损，Alagille 综合征常合并有外周肺动脉狭窄，在确定移植受体之前仔细检查患者心脏功能是否适于肝移植是非常重要的。

（2）呼吸评价：一部分患有晚期肝脏疾患患儿可发展成肺动脉分流，后者可伴有或不伴有肺动脉高压，因此发现杵状指等一系列临床体征应引起重视，进一步做相应的肺功能或心导管检查。

（3）神经发育评价：为了评价预后及移植后生命质量如何，有必要确定神经缺陷情况及其是否为可逆性改变，这对于急性肝功衰竭患儿或继发于严重低血糖症、低氧血症后器质性脑损伤患儿尤为重要。心理或发育评价可通过标准的测验进行。

（4）肝脏功能评估：终末期肝脏疾病患儿常伴有低蛋白血症、腹水、电解质紊乱、血氨增高等。肝功能衰竭继发血小板减少和凝血功能障碍，术中可能大量失血。

（5）肾功能评估：肝脏疾病还可引起肾功能不全，患儿表现为急性肾小管坏死和肝肾综合征。肝移植是肝肾综合征唯一有效的治疗方法。

2. 麻醉前准备

（1）有凝血功能障碍的患儿术前用药要避免肌肉注射，可以选择口服咪达唑仑。术前补充维生素 K，并根据情况输注血小板、冷沉淀物等。

（2）术前开始应用大剂量的类固醇激素和环孢菌素进行免疫抑制治疗。

（3）纠正贫血、低蛋白血症及电解质紊乱。

（4）做好患儿和家属的心理准备。

3. 麻醉方法

采用静吸复合麻醉方法。麻醉诱导药物可选用羟丁酸钠、咪达唑仑、氯胺酮、芬太尼等。若患者情况尚可，丙泊酚和依托咪酯是良好的快速起效的诱导药。肌松药选用顺式阿曲库铵、维库溴铵。麻醉维持采用芬太尼和阿曲库铵或维库溴铵间断静脉注射，并辅以低浓度异氟烷吸入。氧化亚氮可能引起胸腔和肠腔胀气、气体栓塞，无肝期将增加肠道瘀血和循环障碍，应避免使用。

4. 麻醉管理要点

（1）无肝前期

①至少开放三条粗大的静脉通路，以备术中快速输血和输液。

②因为术中可能钳闭腹主动脉，有创动脉测压最好选择桡动脉穿刺置管。麻醉诱导后进行中心静脉置管和留置导尿管。放置食管和直肠温度探头监测术中体温变化。

③术中输血输液均需要加温，手术床上需铺加热毯，术中注意保温。

④维持正常的 $PaCO_2$，可使用 5 cmH_2O 的 PEEP 预防肺不张。

（2）无肝期

①阻断肝动脉、门脉及下腔静脉后，静脉回心血量立即下降一半以上，CO_2 明显减少，血压下降。此时需要快速补充血容量，预防低血容量休克及代谢性酸中毒。根据血气结果，及时补充碳酸氢钠。

②阻断后，肠道及下肢瘀血，采用静脉 – 静脉体外转流，可以减少失血量，改善内脏器官血液灌注。但应注意防止发生低温、血栓栓塞和空气栓塞。

③无肝期可发生血糖下降，输注库存血已提供了葡萄糖，但仍然需要监测血糖。

④针对大量出血和大量补液，应注意：a. 血液稀释、纤维蛋白溶解或凝血因子缺乏可加剧出血；b. 加强监测、血气分析、电解质、血小板计数、凝血酶原时间、血糖、血栓弹性图监测（thrombelastography，TEG）；c. 及时补充新鲜血浆和凝血因子。

（3）新肝期：肝上下腔静脉及门脉吻合完毕，开放血流，移植肝血循环重新建立。此时可发生一系列的症状，称为灌注综合征。表现为严重低血压、心律失常甚至心搏骤停，与再灌注时释放至血液内的炎症介质以及肝缺血开放后大量酸性代谢产物进入循环有关。治疗措施：在开放前补充钙离子和碳酸氢盐；补充容量使得 CVP 大于 10 mmHg；使用多巴胺和肾上腺素等血管活性药物。再灌注后可能发生以下生理变化：

①代谢性酸中毒：重建循环后的移植肝细胞内的 H^+ 溢出可使酸中毒加重，应根据血气分析结果，补充 $NaHCO_3$。

②高钾血症：肝脏离体后可大量释放钾，开放血流时大量的高钾血液突然进入循环，导致高钾血症。必须及时纠正高钾血症。移植后对钾有摄取能力，如移植后血钾仍不下降，说明移植肝损害严重。在重建循环后半小时左右血钾高峰即下降。

③体温下降：移植肝重建循环后，体温可下降 1 ~ 1.5℃，1 小时后体温开始回升，必要时可采取复温措施。

④凝血功能障碍：移植肝恢复灌注后发生纤溶亢进，可见手术野广泛渗血，可采取输血小板等治疗措施。

⑤手术后期常见高血压，与容量负荷过度、肾功能受损、环孢菌素和类固醇激素治疗有关。对加深麻醉和抗高血压药物的处理效果不佳。可以使用利尿药和血管紧张素转换酶抑制药治疗。

⑥手术后期注意事项：移植肝血循环完全建立后，回心血量突然增加，CVP 上升，应减慢输液速度，预防循环负荷过重。继续纠正代谢性酸中毒和离子紊乱。继续纠正贫血和低蛋白血症。

5. 术后处理

（1）术后患儿转入 ICU 病房继续呼吸支持，维持循环稳定，调整凝血状态，密切监测肝胆功能的恢复情况。注意腹腔引流量，注意水电解质平衡。

（2）发生出血、胆汁漏、胆道梗阻、肝动脉和门静脉栓塞等并发症，需手术探查。移植肝功能障碍或血管栓塞引起的继发性肝坏死常需要再次肝移植。

（3）肝移植术后免疫抑制剂的应用使得患者对病原微生物的抵抗力下降，应注意无菌操作，以防感染。

第十章

老年患者麻醉

第一节　老年患者麻醉概述

按照国际规定，65 周岁以上的人确定为老年。在中国，60 周岁以上的公民为老年人。随着社会老龄化的日益加重，中国的老年人越来越多，所占人口比例也越来越高，2011 年我国老年人口比重达 13.7%。全国老龄委发布消息称，未来 20 年我国老年人口将进入快速增长期，到 2050 年老年人口将达到全国人口的三分之一。

由于老年人各种细胞器官组织的结构与功能随着年龄的增长逐年老化，因而适应力减退，抵抗力下降，发病率增加。我国老年人易患的疾病依次为肿瘤，高血压与冠心病，慢性支气管炎与肺炎，胆囊病，前列腺肥大，股骨骨折与糖尿病等。而病死率依次为肺炎，脑出血，肺癌，胃癌，急性心肌梗死等。老年疾病的特征是病程长，初期没有明显的症状与体征，不易察觉，症状出现后又呈多样化，同一种疾病在不同的老年人身上差异很大，而且一个老年患者往往同时患几种疾病。

随着社会经济的进步和现代医学的发展，人类的期望寿命大大增加，我国很多大的城市老年麻醉已占麻醉总数的 15% ～ 20%。因此深入探讨衰老的病理生理和药理学变化，了解围手术期的主要危险因素和防治措施，提高麻醉管理技术是做好老年麻醉、保证围手术期安全的重要措施，是麻醉工作者的重任。

第二节　老年患者的生理改变

由于机体受内外环境各种因素的影响，衰老与年龄并不完全同步。同一患者各脏器的衰老程度也不完全相同，个体差异大，一定要具体患者具体评估。

一、循环系统

衰老引起的心血管生理变化对麻醉的影响最大。

1. 心肌间质纤维的增生使心脏顺应性降低，维持心脏收缩的酶和 ATP 逐年减少，致心肌收缩力减弱。80 岁时心排出量可降至 20 岁人的 1/2。即使是无重度心血管并存疾病的老人，其心排血量和射血分数仍维持在正常范围内，但由于其贮备力不足，遇运动、贫血、发热、术中应激反应等时即可出现心排血量下降，心肌供血不足的症状。

2. 随着年龄的增加，副交感神经张力增高和心脏起搏细胞的减少，导致老年心率较年轻人慢，对药物的反应也较差，而心率的减慢又直接影响心排血量。缺氧和高碳酸血症时老年人的心率减慢更显著，常是导致术中心搏骤停的原因。高位硬膜外阻滞时应高度警惕。

3. 老年人衰老过程中，大血管和小动脉弹性逐渐减少或消失，外周血管阻力增加，是导致血压升高和左心肥厚的主要因素。左室压力 / 容量曲线变陡，需更大的充盈压力才能保证每搏量和心排血量，围手术期输液稍逾量或速度过快易发生急性左心衰、肺水肿。血压过高易致脑出血；血压过低，尤其是舒张压过低（< 60 mmg）可致冠脉灌注低下，引起心肌缺血，心绞痛等。

二、呼吸系统

1. 随着年龄的增加，肺纤维组织增生，肋间肌萎缩，椎间隙变窄，导致肺的顺应性下降。

2. 从 20 岁以后时间肺活量每年下降 20 ~ 30 mL，残气量每年增加 10 ~ 20 mL，残气 / 肺总量之比可由 20 岁的 25% 增至 70 岁时的 40%。功能残气量明显增加，解剖无效腔增大，而终末支气管则随肺泡弹性回缩力的降低而早闭。

3. 通气 / 血流比不均，PaO_2 下降，PaO_2 每年可降低 0.31mmHg。

4. 肺胸廓顺应性减弱，气道阻力增加及小气道功能下降等原因使老年人的通气功能显著下降。

5. 最大通气量（MVV）、用力肺活量（FVC）、一秒率（FEV_1%）以及反映小气道功能的呼气中段流量（MMEF），最大呼气容积 – 流量曲线（MEFV）都随年龄明显下降。

6. 肺的气体交换面积减少，肺泡壁毛细血管床总表面积缩小，功能残气量增加。小气道变窄、肺泡萎陷等使老年人换气效率与弥散功能随年龄明显降低。

7. 老年人对短时间缺氧或高 CO_2 血症的通气代偿反应比较迟钝，且随年龄减退。70 岁以上老人对缺氧的通气反应下降 40%，对高 CO_2 血症的通气反应下降 40%。

8. 老年人对缺氧和二氧化碳蓄积的耐受性明显减退。老年患者在使用静脉麻醉药如巴比妥、丙泊酚等诱导时容易出现呼吸抑制且时间较长，可能与对化学感受器刺激的反应性下降有关。

因此围手术期呼吸管理尤为重要，稍有不当即可导致重度低氧和高碳酸血症。

三、神经系统

神经系统包括中枢神经系统和外周神经系统，其老化过程是机体衰老的重要组成部分。

1. 大脑皮层随年龄呈进行性萎缩，脑重量逐年减轻，灰质由 20 岁时占脑重量的 4.5% 降至 80 岁时的 3.5%，神经元的数量在 65 岁时比 20 岁时减少 10% ~ 35%，90 岁时只剩下 1/3。中枢内受体及神经递质也相对应减少，致老年人记忆力减退，反应迟钝。

2. 对中枢神经抑制药物的敏感性增加，如吸入麻醉药的 MAC 从 40 岁起每 10 年下降 4%；静脉麻醉药的诱导量随年龄增加而减少，如丙泊酚的诱导量仅为青年人的一半（1 mg/kg）。

3. 随着年龄增加，自主神经兴奋性降低，机体对儿茶酚胺及抑制 β 肾上腺素能兴奋的能力减弱。导致心血管对应激反应的调控能力降低，术中血压、心率易于波动。

四、消化系统与肝脏

随着年龄的增加，消化系统功能逐渐减弱，但与围手术期和麻醉关系最密切的是肝脏的变化。

1. 老年人的胃肠动力减弱及各种消化酶分泌的减少，致消化和吸收功能减弱。胃排空减弱表现为液体排空减慢，而固体食物的排空与青年人相差不大。

2. 老年人胃酸、内因子等分泌减少，影响了铁的吸收和维生素 B_{12} 的吸收，导致老年人缺铁性贫血。

3. 老年人肝细胞呈退行性变，肝细胞功能及肝血流量亦逐年下降。与麻醉密切相关的是肝微粒体酶系统功能下降，解毒功能降低。经肝生物转化的麻醉药降解减慢，半衰期延长。

4. 缺氧、低血压、输血等均可致肝功能损害，故麻醉管理不但要注意药物的选择，更要注意预防缺氧和维护血流动力学的稳定，保证肝细胞的灌注和供氧。

五、泌尿系统

1. 老年肾脏解剖及功能变化主要包括：

肾脏重量减少，皮质减少，血流量减少。皮质血流量减少，对血管扩张剂反应性下降，肾小球滤过滤下降。肾小管功能如排钠、浓缩及稀释和尿酸化功能受损。

2. 血浆肾素浓度和活性至 70 岁时已下降 30% ~ 50%，且常伴有醛固酮的不足，故老人易发生高钾血症。

3. 衰老使肾小管再吸收功能低下，80 岁老人尿的浓缩功能较年轻人下降 30%。

4. 根据肾功能的改变，在麻醉管理上应注意：

（1）必须加强水电解质平衡的监测，手术时间长或失血过多易致脱水，输液过多又加重心脏负担，不当利尿易致电解质紊乱。

（2）经肾排出的药物半衰期延长，须根据患者的肾功能情况选择麻醉药，避免术后药物残余的潜在危险。

第三节　术前评估

全面了解老年人的生理功能衰退，恰当地估计患者对手术及麻醉的耐受力，做好术前准备，对老年患者是十分重要的。单纯高龄并不是手术麻醉的禁忌证，麻醉的风险往往与其并存疾病的多少及严重程度有关。目前难于提出手术禁忌的年龄界线。但对全身情况异常，并发症较多、较重的老人应仔细评估、衡量。

一、总体评估

老年患者术前访视与评估是实施麻醉手术前至关重要的一环，其目的在于评价老年患者对麻醉手术的耐受力及其风险，同时对患者的术前准备提出建议，包括是否需要进一步完善检查、调整用药方案，甚至延迟手术麻醉，在条件允许的情况下尽可能地提高患者对麻醉手术的耐受力。老年患者术前应当根据 ASA 分级、代谢当量水平、营养状况、气道情况、精神认知状况、言语交流能力、肢体运动状况、是否急症手术、既往病史（脑卒中病史、心脏疾病病史、肺脏病病史、内分泌疾病病史、用药史、既往外科病史等）对患者进行评估。必要时应与多学科医师共同会诊，讨论手术时机、方案以及相应的术前准备。

二、外科手术类型、创伤程度与手术风险评估

手术过程本身可以显期著影响围手术期风险，手术较大的手术包括：重要器官的手术、急症手术、估计失血量大的手术、对生理功能干扰剧烈的手术、新开展的复杂手术和临时改变术式的手术。同类手术在施行急症手术时，急诊手术的不良预后可比择期手术者高 3 ~ 6 倍。

三、术前脏器功能的评估

（一）心功能及心脏疾病评估

判断心功能、掌握心脏血供与氧供状况、了解心脏疾病情况是麻醉前进行心血管系统评价的重要内容。

1. Goldman 心脏风险指数是预测老年患者围手术期心脏事件的经典评估指标。改良心脏风险指数（RCRI）简单明了，在老年患者术后重大心血管事的件的预测中具有重要作用，其内容包括：①高风险手术；②心力衰竭病史；③缺血性心脏病病史；④脑血管疾病病史；⑤需要胰岛素治疗的糖尿病；⑥血清肌酐浓度 > 2.0 mg/dL。如果达到或超过 3 项指标，围手术期重大心脏并发症将显著增高。可以结合 Goldman 心脏风险指数以及患者全身总体状态进行评估。

2. 老年患者心血管功能除受衰老的影响外，还常受到各种疾病的损害，对疑有心血管疾病的患者应酌情进行动态心电图、心脏超声、冠状动脉造影、心导管等检查，EF < 50% 的低心排患者，术前建议进行冠状动脉造影，以明确诊断。

3. 不稳定心绞痛和近期心肌梗死、心力衰竭失代偿期、严重心律失常、严重瓣膜疾病、MET < 4 是老年患者围手术期心血管事件的重要危险因素，术前应对合并心脏病的患者进行必要的处理和治疗。

（二）肺功能及呼吸系统疾病评估

1. 老年患者肺泡表面积、肺顺应性以及呼吸中枢对低氧和高二氧化碳的敏感性均下降，因此在

围手术期易于发生低氧血症、高二氧化碳血症和酸中毒。术前应做肺功能和血气分析检查。术前肺功能与血气检查结果对老年患者手术麻醉风险评估具有重要意义。若 $FEV_1 \leq 600$ mL、$FEV_1\% \leq 50\%$、$FRV_1 \leq 27\%$ 正常值、$VC \leq 1\,700$ mL、FEV_1/VC 比率 $\leq 32\% \sim 58\%$、$PaO_2 \leq 60$ mmHg 或呼气高峰流量（PEFR）≤ 82 L/min，则提示患者存在术后通气不足可能性，易发生术后坠积性肺炎、肺不张，甚至呼吸衰竭。

2. 正常老年人氧分压 $PaO_2 = 104.2 - 0.27 \times$ 年龄（mmHg），故应正确认识老年患者的 PaO_2、SpO_2 水平，尤其逾 80 岁老年患者不可苛求术前达到正常水平。

3. 术前合并 COPD 或哮喘的患者应当仔细询问疾病的类型、持续时间、治疗情况等。患者处于急性呼吸系统感染期间，如感冒、咽炎、扁桃体炎、气管支气管炎或肺炎，建议择期手术推迟到完全治愈 1 ~ 2 周后，因为急性呼吸系统感染可增加围手术期气道反应性，易发生呼吸系统并发症。术前呼吸系统有感染的病例术后并发症的发生率可较无感染者高出 4 倍。

4. 戒烟至少 4 周可减少术后肺部并发症，戒烟 3 ~ 4 周可减少伤口愈合相关并发症。老年患者呛咳、吞咽等保护性反射下降，易发生反流误吸性肺炎。择期手术患者应仔细评估风险，权衡利弊，并行必要呼吸功能锻炼。

（三）脑功能及神经系统疾病评估

1. 患有高血压、糖尿病、周围血管疾病的老年患者极易合并脑血管疾病。对于合并或可疑中枢神经系统疾病者应行头部 CT、磁共振、脑电图等检查。必要时需术前申请神经科医师会诊。

2. 老年神经系统呈退行性改变，表现在日常生活、活动能力降低，对麻醉药品敏感性增加，发生围手术期谵妄和术后认知功能下降的风险升高。

3. 老年人自主神经反射的反应速度减慢，反应强度减弱，对椎管和周围神经阻滞更加敏感。

4. 高龄、教育水平低、水电解质异常、吸烟、苯二氮䓬类药物应用、抗胆碱药物应用、术前脑功能状态差以及大手术等是影响围手术期谵妄的危险因素，因此在危险因素多的老年患者术前用药应当酌情进行调整。

（四）肝脏、肾脏功能及肝肾疾病评估

1. 轻度肝功能不全的患者对麻醉和手术的耐受力影响不大。中度肝功能不全或濒于失代偿时，麻醉和手术耐受力显著减退，术后容易出现腹水、黄疸、出血、切口裂开、无尿，甚至昏迷等严重并发症。手术前需要经过较长时间的准备，方允许施行择期手术。重度肝功能不全如晚期肝硬化，常并存严重营养不良、消瘦、贫血、低蛋白血症、大量腹水、凝血机制障碍、全身出血或肝性脑病前期脑病等征象，则手术危险性极高。

2. 老年慢性肝症患者常出现凝血机制异常，与其常合并胃肠道功能异常，维生素 K 吸收不全，致肝脏合Ⅱ、Ⅶ、Ⅸ、Ⅹ因子不足有关，术前必须重视。

3. 由于血浆白蛋白水平对药效学、药代动力学、胶体渗透存在较大影响，应严格执行中大型手术术前低蛋白纠正标准，降低围手术期并发症发生。

4. 老年患者肝脏重细胞数量减少，肝血流相应降低，肝体积的缩小显著损害肝脏功能。肝脏合成蛋白质的能力降低，代谢药物的能力也有不同程度的减少，长时间使用缩血管药物，可导致肝血流减少和供氧不足，严重时可引起肝细胞功能损害。这些因素对原先已有肝病的患者，影响更为显著。

5. 老年患肾小球滤过率降低，肾浓缩功能降低，导致需经肾清除的麻醉药及其代谢产物的消除半衰期延长。麻醉药对循环的抑制，手术创伤和失血，低血压，输血反应和脱水等因素都可导致肾血流减少，并产生肾毒性物质，由此可引起暂时性肾功能减退。

6. 大量使用某些抗生素，大面积烧伤，创伤或并发败血症时，均足以导致肾功能损害。如果原先已存在肾病，则损害将更显著。

7. 对慢性肾衰竭或急性肾病患者，原则上应禁忌施行任何择期手术。近年来，在人工肾透析治疗的前提下，慢性肾衰竭已不再是择期手术的绝对禁忌证，但总体而言，对麻醉和手术耐力仍差。

（五）胃肠功能及胃肠道系统疾病评估

1. 老年患者常合并有不同程度的肥胖，应当对患者的体重指数、体重变化以及肥胖相关疾病做出相应的评估。

2. 老年人胃肠道血流量降低，胃黏膜有一定程度的萎缩，唾液及胃液分泌减少，胃酸低，胃排空时间延长，肠蠕动减弱。胃内容物误吸是麻醉期间最危险的并发症之一。麻醉前应对患者反流误吸危险做出明确的判断。下列因素如疼痛、近期损伤、禁食时间不足、糖尿病、肥胖或应用麻醉性镇痛药、β肾上腺素能药物或抗胆碱药等，均可延迟胃内容物排空或改变食管下端括约肌张力，增加误吸的机会。食管裂孔疝患者是误吸高危病例，其"胃灼热"症状往往比食管裂孔疝本身更具有意义。

3. 65岁以上的接受中大型手术老年患者围手术期易并发应激性溃疡，建麻醉手术前应仔细询问是否有消化道溃疡病史及近期是否服用可能导致消化道出血的药物，严防围手术期应激性溃疡的发生。

（六）凝血功能评估

1. 术前凝血功能检查，特别是血栓弹力图检查，有助于评估患者凝血功能状态，指导术前药物的使用。

2. 血栓性疾病在老年人群中尤为突出，许多老年患者停用抗凝药物易导致围手术期血栓性疾病的发生，因此停用抗凝药物应当慎重。

（七）内分泌功能及内分泌疾病评估

1. 老年人糖耐量降低，应引起重视。合并糖尿病的老年患者应当注意评估其血糖控制是否稳定、对降糖药物的敏感性、是否合并心血管和疾病、周围神经病变程度以及认知功能状态等情况。另外有部分老年患者合并有隐性糖尿病，术前应常规检查血糖水平。

2. 肾上腺功能抑制与使用皮质激素有关。对使用皮质激素治疗的患者，应询问其用药剂量和最后一次用药时间。肾上腺皮质功能抑制不能预测，取决于激素的用药剂量药效和频度，以及激素治疗时间的长短。泼尼松累积量大于 0.4 g，可发生肾上腺皮质功能抑制，且可延续至停止用药后一年。

3. 甲状腺疾病有甲状腺功能低下和甲状腺功能亢进两类。对控制良好的稳定型的中状腺机疾病患者，允许施行择期麻醉和手术。控制不良的高风险手术，需推迟手术并给予治疗。

（八）免疫功能及组织免疫疾病评估

老年患者免疫反应受到抑制，使老年人易于受到感染。术前应予重视。免疫反应低下与胸腺的退化和 T 细胞的功能改变有关。

第四节　麻醉特点及方式

一、术前用药

1. 老年人代谢率低，各器官储备功能下降，对麻药的耐受性减低，术前用药应减少力成人剂量的 1/3 ～ 2/3。

2. 影响术后认知功能的慎用药物：抗胆碱药物，尤其是东莨菪碱和长托宁；作用于中枢神经系统的药物。

3. 术前使用 β 受体阻滞剂的患者应当继续服用，但要严密监测心率、血压。

4. 术前使用 ACEIs 的患者，应当于术前至少 10 小时停药。

5. 使用植物提取物或中药的患者应当注意测定凝血功能、电解质和肝功。

6. 抗凝药物的使用与停用

（1）发生急性冠脉综合征置入支架洗脱支架后，抗凝药物用药时间至少 12 个月。择期手术应延期至停用氯吡格雷 5 ～ 7 天后，期间酌情使用 GPI- Ⅰ b/ Ⅲ a 受体抑制剂；术后应尽早恢复双药物抗血小板治疗。

（2）对于限期手术如肿瘤患者，在术前停用抗血小板药物期间，可以改用短效抗血小板药物（如替罗非班），或者低分子肝素量行替代治疗。如果有条件，术中采用血栓弹力血流图（TEG）进行血小板功能监测指导出凝血管理；对于急诊手术，应该准备血小板，以应对意外的外科出血。术后应尽早恢复抗血小板治疗。

二、麻醉方法的选择

尽量选用对生理干扰少、安全、便于调节和麻醉效果确切的方法和药物。既往研究认为，全身麻醉与椎管内麻醉对于患者的转归没有差别，但最近的国际共识推荐在能够满足外科麻醉水平的条件下，优选使用神经阻滞技术，包括椎管内麻醉，外周神经阻滞麻醉等方式，以减少老年患者的术后认知功能障碍。对于术前服用抗凝药物的患者，如果没有时间进行抗凝治疗替代转化，可以优选外周神经阻滞技术实施麻醉。如果选用全身麻醉，全凭静脉麻醉在老年患者的术后认知保护方面具有优势，某些特殊手术使用适当浓度的吸入麻醉药具有脏器保护效应。

（一）局部浸润麻醉与区域神经阻滞

这是比较安全的麻醉方法，对老年人的生理干扰小，但只适用于短小手术。老年人的耐药力差，宜用小剂量低浓度的局麻药。老年人血管并发症多，局麻药中应少加或不加肾上腺素。

（二）椎管内麻醉

蛛网膜下腔阻滞较少应用于老年患者，因为其阻滞平面难于控制，易致呼吸抑制和血压波动。

硬膜外阻滞用于老年人优点较多，如不抑制免疫机制，术后呼吸系统并发症和静脉血栓发生率低，而麻醉又较确切、完全。局部麻醉药物优选罗哌卡因。但也应注意以下几点：

1. 老年人骨质增生及椎间隙变窄，常使硬膜外穿刺困难，当直入法不成功时可改为侧入法或旁正中法穿刺，常较易成功。

2. 老年人硬膜外腔静脉丛血管硬化充血，穿刺或置管时易损伤出血，形成硬膜外血肿。当发生硬膜外腔出血时，不宜立即拔针或拔管，应保持引流通畅，并注意观察和及时处理，防止发生截瘫。

3. 老年人硬膜外腔狭窄，椎间孔闭锁，用药量明显减少，药液易于扩散，阻滞范围易过广。60 ~ 80 岁阻滞 1 个节段只需 1 mL，80 岁以后更减少，但应注意个体差异。因此老人应以少量多次注药为安全，不宜单次注药。

4. 由于老年人药效学的变化，使局麻药的作用强度和时间延长，老年人硬膜外腔追加药的间隔时间应延长。

5. 老年人高位硬膜外阻滞时更易发生呼吸抑制，应加强监测管理。应选用对呼吸抑制较小的局麻药如罗哌卡因，辅助药物也应减量。

6. 硬膜外腔阻滞时，由于血管扩张，老年人心血管储备不足，常常较年轻人更易发生低血压。围手术期应适当扩容，必要时用升压药纠正低血压，预防心搏骤停。

7. 不推荐给予任何辅助镇静药物，如果需要推荐给予 α 受体激动剂，如右美托咪定，并注意防止心动过缓和低取压的发生，从小剂量开始可降低不良反应的发生率。

（三）神经阻滞

臂丛神经阻滞是上肢手术的首选麻醉方法。由于老年人呼吸系统病理生理变化及颈短或活动受限，采用腋路法较为安全。肌间沟阻滞则引起气胸或膈神经阻滞的风险更大。

颈丛阻滞，多选用颈浅丛阻滞即可满足手术需要；局麻药中不加肾上腺素。

（四）全身麻醉

随着新一代短效、速效、麻醉药的出现和麻醉机功能和监测技术的不断完善，全麻已逐渐成为当代老年麻醉的主要方法之一。

1. 麻醉诱导

（1）诱导力求平稳，减少气管插管时的应激反应。

（2）老年患者的麻醉诱导原则上以静脉麻醉诱导为主，单次静脉注射、TCI 靶控输注等方式均可采用，但应从小剂量逐渐滴定给予，直至达到合适麻醉镇静深度，麻醉镇静深度监测有助于更好地判定麻醉药物的准确用量。

（3）在诱导过程中，需要密切观察患者的循环，呼吸，氧合以及通气等状况，对于早期异常状况应尽早做出诊断并及时处置，避免严重并发症的发生。

（4）老年患者由于循环的脆弱性，麻醉诱导应选择对循环抑制较轻的镇静药物，如依托咪酯。如果给予丙泊酚，应该小量、缓慢、多次静脉推注，或分级靶控输注，以睫毛反射消失或者麻醉深度监测指标达到插管镇静深度作为麻醉诱导的最佳剂量；在此过程中，任何时刻患者的循环发生急剧变化，应先暂时停止给予丙泊酚，经过输液，给予血管活性药物后，循环稳定后再继续给予直至达到插管镇静深度。

（5）慎用即刻进行气管插管以刺激循环的做法。

2. 麻醉维持

（1）原则上应选时效短、脏器毒性轻，麻醉深浅可调性强、术后苏醒快的药物。

（2）老年患者的麻醉药物选择以不损害脏器功能为原则。

（3）针对脆弱脑功能老年患者，影响神经递质的药物如抗胆碱药物东莨菪碱、长托宁等，以及苯二氮䓬类药物应慎用。

（4）针对脆弱肝肾功能的患者，肌松药物最好选择不经过肝肾代谢的药物，如顺阿曲库铵，中长效镇静药物需要在麻醉深度监测指导下给予，以避免停药后药物蓄积效应导致苏醒期延迟。

（5）对于脆弱肺功能以及高龄患者，最好给予短效镇静镇痛药物维持麻醉，以避免中长效麻醉药物残余效应对患者苏醒期呼吸功能的影响。

（6）丙泊酚、右美托咪定、瑞芬太尼、顺阿曲库铵等均可安全用于老年人麻醉维持，但应从小剂量开始，药量应减少 1/3 ~ 2/3，加强监护，以免药物过量致循环意外。

三、麻醉中管理

（一）输液输血管理

1. 液体类型选择

乳酸林格氏溶液、醋酸林格液体为老年患者围手术期的首选液体类型。人工胶体溶液可以安全使用，如果术前评估为高危肾功能的老年患者，如肾损伤，肾功能不全，甚至因肾衰竭接受肾透析治疗，应该慎用人工胶体溶液。

2. 液体管理策略

（1）老年患者由于全身血容量降低，心肺肾功能减退以及静脉血管张力较差，围手术期容易导致液体输注过负荷，应引起高度重视。

（2）全身麻醉时可预防性连续给予去氧肾上腺素 0.5 ~ 1.0 μg/（kg·min），或者小剂量去甲肾上腺素 0.05 ~ 0.1 μg/（kg·min），降低为维持血流动力学平稳而对液体输注的过度依赖，为限制性液体管理方案的实施提供可能，一般腔镜手术术中维持的液体输注量不超过 3 ~ 5 mL/（kg·h），开放性手术术中维持的液体量不超过 5 ~ 7 mL/（kg·h）。

（3）对于椎管内麻醉，选择单侧腰麻，或者硬膜外麻醉时适当给予麻黄碱有助于防止因交感神经阻滞导致的血流动力学不稳定，由此防止过度输注液体。

（4）如有条件监测 SVV，PPV，LPVI 可施行目标导向液体管理，如果 SVV 或者 PPV 大于 13%，以小容量液体维持，直至再次出现 SVV 或者 PPV 大于 13%；需要重新加快输液速度直至 SVV 或 PPV 低于13%。

3. 术中输血管理

（1）对于老年患者，异体红细胞，以及血浆、血小板的输注，所导致的近期以及远期风险远超临床预期，因此原则上应该尽量限制异体血的输注。

（2）对于非肿瘤外科手术，自体血液回收与输注有助于降低异体血输注所带来的风险。

（3）对于肿瘤外科手术，术中出现大出血状况时，输血的原则以在维持基本全身氧供需平衡的前提下，尽量降低过多异体血的输注。在输注异体血前，应进行血红蛋白浓度监测，以提供输血的客观证据。

（4）在术中大量出血短暂状况下，容易因过度依赖输注压缩红细胞和晶体、胶体溶液而致稀释性凝血病的发生，新的凝血管理指南推荐输注红细胞与输注新鲜冷冻血浆的比例为2：1，在条件允许时进行实时凝血功能监测，如血栓弹力血流图（TEG），或者 Sinoclot 凝血功能监测，将对于降低异体血输注的风险提供指导。

（5）在血容量急剧改变的状况下，患者的血温会出现急剧下降，因此如果有条件应该对输血以及输液进行加温处置，目标是将患者体温维持在36℃以上。低体温会导致患者凝血酶原的活力降低以及纤维蛋白原合成功能抑制，由此增加患者的出血量以及异体红细胞的输注量。

（二）循环管理

1. 维持血流动力学稳定，保证氧供需平衡

（1）老年患者心脏功能脆弱，需要稳定的血流动力学指标以确保心脏处于最佳工作效率，即维持较慢心率以及适当心肌灌注压力。

（2）在术中出现心肌缺血时，需要通过分析原因逆转不稳定的血流动力学状态，单纯给予扩冠药物可能使心肌氧供需平衡恶化。在出现术中氧供需平衡异常时，应从肺功能，血红蛋白含量，心脏前负荷，心率以及心脏收缩功能做全面分析。

（3）对于脑功能不良的老年患者，如合并脑卒中以及 TIA 病史，术中除维持全身氧供需平衡外，需要维持患者的血压在平静状态血压的基线水平 ~ +20% 范围，以防止潜在围手术期脑低灌注性缺血，甚至急性脑梗死的发生，维持血压可选用去氧肾上腺素，或者去甲肾上腺素。

2. 血管活性药物的选择与应用

术前不伴存心脏收缩功能异常的老年患者，术中常用血管活性药物为缩血管药物，如去氧肾上腺素，甲氧明或者去甲肾上腺素，或者短效 β_1 受体阻滞剂，如艾司洛尔等；对于术前伴存收缩功能异常的老年患者，除使用上述血管活性药物外，可能需要给予正性肌力药物，如多巴胺、多巴酚丁胺、肾上腺素、米力农等。

（三）呼吸管理

对于老年患者，应进行术中肺功能保护，减少术后并发症。

1. 对于术前伴有哮喘病史，近期上呼吸道感染（2 ~ 3 周内）等高气道反应性患者，麻醉诱导前可经静脉滴注甲泼尼龙 1 ~ 2 mg/kg，或者琥珀酸氢化可的松 100 ~ 200 mg，预防术中支气管痉挛发生。

2. 机械通气患者实施低潮气量 + 中度 PEEP（5 ~ 8 cmH$_2$O）策略，低潮气量为标准体重 × （6 ~ 8）mL/kg；每小时给予连续 3 ~ 5 次的手控膨肺，膨肺压力不超过 30 cmH$_2$O 也有助于防止术后肺不张的发生。

3. FiO$_2$ 不超过 60%，以防止吸收性肺不张。

4. 呼吸比例 1 ： 2.0 ~ 2.5。

5. 肺部的换气功能的影响不可忽视。衡量老年患者换气功能的指标临床常用的指标为肺氧合指标，如果 PaO$_2$/FiO$_2$ < 300 mmHg，应分别对患者的通气功能，肺血管阻力以及肺动脉压，心脏功能状态进行分析和处理。

（四）残余肌松效应处理

老年患者由于肝肾功能减退，极易出现肌松残余，格隆溴铵等抗胆碱药物能过血-脑屏障的难易程度，从难到易顺序为：格隆溴铵 < 阿托品 < 东莨菪碱 < 长托宁，因此，在条件允许的情况下，可首选格隆溴铵 10 μg/kg，新斯的明 50 μg/kg 拮抗。对高龄患者需加强术中肌松状态监测，尽量使用非经肝肾代谢的药物，提倡肌松药物药效的自然衰减，加强麻醉后恢复室（PACU）对此类患者的监护和处置。

（五）苏醒期的管理

老年患者由于术前并存疾病以及自身脏器功能的衰退，苏醒期处置不当，易发生严重并发症。

1. 苏醒期镇痛

在手术结束前 10 ~ 20 分钟，应逐渐降低麻醉镇静与镇痛药物的输注速率，在此过程中，应给予适

当镇痛药物以防止暴发性疼痛的发生，可给予芬太尼 1 ~ 2μg/kg，或舒芬太尼 0.1 ~ 0.2μg/kg，或瑞芬太尼 TCI 1 ~ 2μg/mL，可复合给予曲马多 50 mg，或者氟比洛芬酯 50 mg，或者帕瑞昔布钠 40 mg；脆弱肺功能或者高龄患者应降低阿片类药物剂量以避免其对呼吸的抑制作用。另外，外科伤口局部浸润 1%罗哌卡因 10 ~ 20 mL 对于减轻患者苏醒期疼痛也十分有效。老年患者苏醒期多模式镇痛有助于提升拔管的成功率。

2. 气管插管拔除

老年患者是否达到拔管制标准需要考虑以下因素：

（1）麻醉镇痛肌松药物的残余效应是否完全消除，在拔管前，观察潮气末二氧化碳波形图可以更好判定镇静、镇痛与肌松有无影响拔管的综合残余效应，规律的呼吸节律和足够呼吸频率能够使 $P_{ET}CO_2$ 达到正常范围 35 ~ 45 mmHg 才可以拔管。

（2）拔管前应该进行充分的气道吸痰，以及肺复张手法，即在吸气相给予不超过 30 cmH$_2$O 加压给氧 3 ~ 5 次，以使在胸廓塌陷状态下不张肺泡完全开放。

（3）拔管前可能出现氧合指数难于达到超过 300 mmHg 的状况，应该分析原因加以处置，需要考虑的因素应包括：

①有无通气功能异常。

②有无麻醉以及外科相关的肺不张，气胸以及血胸，肺血流显著降低等情况。

③心脏是否处于最佳工作状态，有无术中过度输液导致的肺瘀血状况，有无严重低血容量或者低血红蛋白血症存在。应进行病因分析并处置，难于短时间治疗的严重心脏并发症需要将患者送到 ICU 做进一步诊断与处置。

3. 老年患者苏醒延迟可能原因：老年患者苏醒延迟比较常见。

（1）术中镇静过度：没有进行麻醉深度监测，需要等待直至镇静效应消退。

（2）低体温：术中没有进行体温监测以及很好的保温，导致低体温状态。如果存在低于 36℃ 的状况，需尽快给予复温处置。

（3）中枢神经系统并发症：有无术中导致潜在脑损伤或者急性脑卒中的可能。

（4）循环不稳定：特别是低于患者术前基础血压水平 20% ~ 30% 以上的低血压存在，需要进行病因分析，并提升血压。

（5）术前合并代谢及内分泌疾病诱发的术后苏醒延迟，特别是术前合并糖尿病行急诊手术的老年患者，更应注意代谢及内分泌疾病相关苏醒延迟的病因诊断，以便做出及时处置。

（6）二氧化碳潴留：二氧化碳气腹以及老年患者肺功能衰退和可能合并的呼吸系疾病，均可能在拔管期间出现严重二氧化碳潴留，甚至二氧化碳昏迷。在通气不足的状态下，$P_{ET}CO_2$ 不能准确反映 $PaCO_2$。

血气分析以及电解质、血糖检查对于快速诊断苏醒延迟病因可提供帮助。

参考文献

［1］陈志扬. 临床麻醉难点解析 [M]. 北京：人民卫生出版社，2015.

［2］熊利泽，邓小明. 麻醉学进展（2016 版）[M]. 北京：中华医学电子音像出版社，2017.

［3］邓小明，姚尚龙，曾因明. 麻醉学新进展（2017 版）[M]. 北京：人民卫生出版社，2017.

［4］俞卫锋. 临床麻醉学理论与实践 [M]. 北京：人民卫生出版社，2017.

［5］盛卓仁. 实用临床麻醉学（第 4 版）[M]. 北京：科学出版社，2017.

［6］中华医学会麻醉学分会. 中国麻醉学指南与专家共识 2017 版 [M]. 北京：人民卫生出版社，2017.

［7］李立环，彭勇刚. 临床麻醉学热点心血管问题剖析 [M]. 北京：科学出版社，2017.

［8］耿武军. 走进麻醉的神秘殿堂 [M]. 北京：北京交通大学出版社，2017.

［9］于布为，杭燕南. 麻醉药理基础 [M]. 上海：上海世界图书出版公司，2017.

［10］周峰. 麻醉学高级医师进阶 [M]. 北京：中国协和医科大学出版社，2016.

［11］崔苏扬. 脊柱外科麻醉学（第 2 版）[M]. 江苏凤凰科学技术出版社，2016.

［12］艾登斌，帅训军，姜敏. 简明麻醉学（第 2 版）[M]. 北京：人民卫生出版社，2016.

［13］刘菊英，熊良志. 麻醉学临床见习指导 [M]. 北京：科学出版社，2016.

［14］徐铭军，王子千，王国林. 妇产科麻醉学（第 2 版）[M]. 北京：科学出版社，2016.

［15］张鸿飞. 麻醉学要点精编以问题为基础的综合解析 [M]. 北京：北京大学医学出版社，2016.

［16］吴新民. 麻醉学高级教程精装珍藏本 [M]. 中华医学电子音像出版社，2016.

［17］魏萍. 临床医技新编 [M]. 昆明：云南科技出版社，2016.

［18］刘海艳. 临床麻醉技术与疼痛学 [M]. 长春：吉林科学技术出版社，2016.

［19］陈庆国. 现代实用临床麻醉学 [M]. 西安：西安交通大学出版社，2015.

［20］赵方. 临床麻醉学精要 [M]. 北京：科学技术文献出版社，2015.

［21］郑宏. 整合临床麻醉学 [M]. 北京：人民卫生出版社，2015.

［22］张兴安，秦再生，屠伟峰. 静脉麻醉理论与实践 [M]. 广州：广东科技出版社，2015.

［23］严敏. 临床麻醉管理与技术规范 [M]. 杭州：浙江大学出版社，2015.

［24］许振乾. 临床产科麻醉学 [M]. 西安：陕西科学技术出版社，2015.

［25］张珂. 实用临床妇产科手术麻醉学 [M]. 昆明：云南科技出版社，2015.

［26］夏恩兰. 宫腔镜学及图谱 [M]. 郑州：河南科学技术出版社，2016.

［27］吴祥，牛云飞. 麻醉与手术 [M]. 上海：上海交通大学出版社，2014.

［28］孙增勤. 实用麻醉手册 [M]. 北京：人民军医出版社，2016.